脳はどのように学ぶのか

教育×神経科学からのヒント

乾 信之

学術選書 109

KYOTO UNIVERSITY PRESS

京都大学学術出版会

教員養成学部で種を蒔き続けた
二人の基礎医学出身の恩師に本書を捧ぐ

はじめに

教育の現代的課題とは——学校システムの限界

現在の日本の教育問題を考えると、不登校、「落ちこぼれ」、習熟度別指導など山積みである。文部科学省の発表によると、二〇二一年度に三〇日以上登校せず「不登校」とされた小中学生は二四万四九四〇人に達した（この調査は全国の国公私立の小中高校と特別支援学校、各教育委員会に実施した）。これらの背景にある、最も大きな問題は画一的なカリキュラムと一斉授業による学校システムだ。明治以来一〇〇年間、日本全土に鉄道網が張り巡らされ、どんな田舎にも郵便局があることと相まって、国民に「平等」に教育を保障する学校システムが機能していた。その結果、敗戦を乗り越えて一九七〇年代には世界第二位の国民総生産（GNP）の経済大国になり、「成熟社会」の到来がうたわれた。その時点で、日本は追いつき追い越すための国家モデルがなくなり、自らそのモデルを作らなければならなくなった。成熟社会の一つの特徴は人々の関心が多様化したことであり、その消費行動も多様化していった。

同様な兆候はすでに一九七〇、一九八〇年代の学校教育にもみられ、「平等」を標榜した学校教育は多様な子どもたちに対応できず、校内暴力や不登校を作り出した（第10章参照）。一部の教育学者はこの事態を学校内では解決できないと考え、学校「外」教育に活路を見出した。彼らは直接経験を中心とした野外活動による子どもの組織づくりに取り組み、同時に子どもと遊べる教師づくりを展開した。そんな頃、家庭で対処できない家庭内暴力や不登校の青少年の駆け込み寺と化した知多半島の「戸塚ヨットスクール」は、体罰を伴う矯正プログラムによる訓練中に子どもたちが死亡したり行方不明になる事件を引き起こし、大きな社会問題となった。一方、様々な症状を伴う発達障害児の存在が認識され、それぞれの症状に対応した肌理《きめ》細かい教育的働きかけが求められるようになった（第12章参照）。それからすでに半世紀が過ぎ、画一的なカリキュラムと一斉授業による学校教育が限界に達していることに加え、新学期に担任の教員が着任していない事態（第10章参照）や特別支援校の教室不足が公立学校で多発している。さらに、国立の教員養成単科大学がキャンパスの一部を調理師専門学校に貸し、外部資金を得なければならないほど、日本の学校は財政的に追い詰められている[1]。

新しい学校づくり

みんなで同じ内容を同じペースで同じ方法で行う授業では、授業についていけない「落ちこぼれ」

とすでに授業内容がわかっている「吹きこぼれ」が一定数みられ、両者共に学習意欲が低下している。小学校では二〇〇二年から二〇一〇年まで実施された「ゆとり教育」は、週休二日制と連動して授業時間と教育内容を削減し、しかもその削減により教科内容の系統性の欠如を招いた。その結果、多くの「落ちこぼれ」をつくり、その対処法として習熟度別指導が導入され、理解度によって科目ごとにクラスや班に分けられて授業を受けているが、この指導は当初から子どもたちが劣等感と優越感を抱く温床と批判された。また、二〇二〇年から実施されている小学校の学習指導要領では、「主体的・対話的で深い学び」であるアクティブ・ラーニングが導入された。しかし、一斉授業の中に落とし込まれたアクティブ・ラーニングは、「話型」と呼ばれる定型の文章で授業中の会話が進行するような、教師の決めた型通りの対話に陥り、「主体性」と「能動性」が抜け落ちてしまった。

「落ちこぼれ」／「吹きこぼれ」やアクティブ・ラーニングに関する問題を解決するために、一斉授業と画一カリキュラムを改め、協働と組み合わせた「学びの個別化」が企画・実行されつつある。この協働とは同学年同士だけでなく、学年を超えた教え合いもあり、かつての遊びの伝承のような異年齢集団による学習集団の形成を仕組んでいる。学習集団とは学習課題を達成するために学習者同士が相互作用する集団のことであり、この相互作用が「一足す一は二」以上のプラスαをもたらす。このように、自分のペースで、自分に合った教材と方法で学べる学校が例外ながら出現し始めている(たとえば、私立の軽井沢風越学園、公立の東京都千代田区立麹町中学校(2))。

脳の働きから捉え直す——学習効率を求めて

本書の射程は「落ちこぼれ」をなくし、アクティブ・ラーニングを可能にする学校づくりを提案することではなく、「アクティブ」すなわち「能動的な」学びは人間の発達にどのような意味があるのかという「教育原理」や、課題提示の順番が学習効率にどのように貢献するのかという教科教育における「学習指導法」を脳の働きから明らかにすることだ。[(3)(4)]

たとえば、計算の仕方のような認知スキルも、楽器の演奏のような運動スキルも、繰り返し練習することがスキルの習得に必須であることは教育現場で経験的によく知られている。しかし、「異なる課題」を組み合わせて練習する場合は「同じ課題」を繰り返し練習する場合より脳が活発に活動し、高い成績が得られる（第6章「フィードバック」）。つまり、提示される学習課題の順番が学習効果に大きな影響を与えることがわかってきた。一方、脳の働きは場所によって異なり、しかもそれぞれの場所の発育時期が異なるので（第9章「脳の発育は行動をどう変えるか」）、脳のどこがいつ働きだすかを知ることはいつ、どの学習を始めるべきかを知ることになる。また、神経細胞（ニューロン）が大人でも新生され、ウォーキングやランニングによって促進されることが発見された。このことは生涯学習の裏づけとなる。さらに、母語の発達は、就学時期に一致しているが、未来志向性と内省を担う前頭前野の成熟は三〇歳までかかり、中高生の未成熟な前頭前野は進路選択期に対応していない（第10章「不安定な中高生の脳」）。これは生徒指導に必須の知識として教員間に共有されなければならない。

このように、本書の目的は神経科学的なエビデンスの最新のトレンドを提示し、教科教育や教育原理を捉え直すことにある。

本書の構成

本書は12章からなり、その内容は多岐にわたるため、12章を3部に分け、それぞれの部に明確な目標を設定した。第I部は「学習」を脳の働きから捉え直すパート、第II部は「学習の効率性」を脳の働きから捉え直すパート、第III部は年齢が学習に与える影響に焦点を当てたパートだ。

第I部：第1章では、子どもだけでなく大人も脳が経験や学習によって変化することを示す代表的な発見をたどりながら、生涯教育や特別支援教育の可能性を提起した。第2章では脳における学習が神経細胞と神経細胞の接合部であるシナプスで起こり、そこでの信号の伝わり方が記憶と忘却につながることを説明した。第3章では本書での学習の捉え方を提示し、学習段階や学習と記憶の分類を述べた。特に、認知学習が言葉で説明できるプロセスであるのに対して、運動学習は言葉で説明できないプロセスが含まれていることを強調した。

第II部：ヒトが環境から情報を取り出す速さを最大にする四つの機能（注意、能動性、フィードバック、睡眠）を取り上げ[5]、さらにそれらの機能を発揮するのに最適な時期（敏感期）を指摘し、「学習の五本柱」と位置づけた。第4章では学習が選択的注意によって方向づけられ、注意にも能動性が含まれることをみた。第5章では情報を獲得するために、環境に能動的に働きかけることが学びを促進することを主張した。第6章では、すべての学習は感覚系が誤差を取り出して修正するフィードバック（目標とする出力（目標値）と学習者が実際に発揮した出力（実現値）との誤差を取り出し、修正していく過程）から始まることを述べた。さらに、テストもフィードバックとして働くことから、学習におけるテストの役割とその与え方を提起した。第7章では、睡眠中に脳が覚醒状態を示す「レム睡眠」が学習を促進し、記憶を定着させることを述べた。さらに、児童、生徒の朝起きづらい原因がホルモンの一種であるメラトニンの消長にあり、睡眠不足の児童、生徒の学習を改善するために、学校の始業時間を遅らせることを提案した。第8章では、視覚系における「生まれと育ち」の関係から発達の臨界期と学習の敏感期を述べた。さらに、描画にも敏感期があることや、乳幼児期の知覚経験や対人関係が乏しいと、言語や社会性が発達しないことを指摘した。

第Ⅲ部：第9章では、年齢が学習に与える影響の総論として、脳の発育と行動の変化との対応関係を述べた。第10章では、未来志向性と内省を担う前頭前野の成熟は三〇歳までかかるが、中高校生と大学生が脳の未成熟を抱えながら進路や職業を選択することに警鐘を鳴らした。第11章では、乳幼児期のからだの触れ合い（アタッチメント）が自立と学習を促進することを主張した。さらに、アタッチメントと虐待が子どもの脳に与える対照的な影響をみた後、それに対応した情動の神経回路を説明した。第12章では、母語の敏感期は二、三歳までであることを指摘し、聾児は手話を母語として口話を第二言語とすべきことを提起した。また、小学校英語の要点や中学校と高校での文学教材の重要性を指摘した。

以上、この本は脳の働きを踏まえ、かなりの飛躍を伴って人間の発達と教育を論じた。教育は様々な要素が絡み合い、一概に「教育はこうあるべきだ」とは言い切れないが、上述のように豊富な神経科学的知見を拠り所に人間の教育を論じることは重要な視点の一つだ。したがって、本書は教員養成学部、教育学専攻、心理学専攻の学部生、大学院生、教員、幼小中高の教員や子育て中の人たちを対象に神経科学からのヒントを「学び」に焦点を絞って執筆した。このような「教育×神経科学」からのヒントが二一世紀の教育学の一翼を担い、家庭での子育てに役立つことに期待を込めて、この本を世に問うものである。

脳はどのように学ぶのか◉目　次

はじめに　i
教育の現代的課題とは――学校システムの限界　i／新しい学校づくり　iii／
脳の働きから捉え直す――学習効率を求めて　iv／本書の構成　v

第I部　学習とは何か――脳の働きから学習を捉え直す

第1章　経験と学習が脳を変える　3
タクシー運転手は脳のどこが増えるか？　4
楽器やスポーツの練習は脳のどこを変えるか？　8
脳の代償作用――目の見えない人が点字を読むと視覚野が働く　13
脳地図の再配置――幻肢の正体は何か　15
道具を使うと身体イメージが拡大する　18

第2章　学習はシナプスで起こる――信号の伝わり方の変化　25
シナプスの通りがよくなる法則とは――ヘッブの法則　26
シナプス伝達の立役者　29

学習によってシナプスで何か起こるか？　34
ニューロン活動を調節する物質　36
情報の「結びつけ」のメカニズム——発散と収束　38
記憶と忘却の正体　42
頭の記憶と体の記憶　44

第3章　「学ぶ」とは、「教える」とは　49

学習段階——言葉で説明できるプロセス、できないプロセス　50
他者の支援が学習能力を変える　55
学習の終着点からみた記憶の分類　59
「学び過ぎない」学び、「教え過ぎない」教え　62
「スキル」の学習、「わざ」の稽古　67

第Ⅱ部　学習の五本柱——学習効率を求めて

第4章　注意——情報の選択と切り替え　75

二つのタイプの注意　76
注意のバックグラウンド——覚醒　78
注意と覚醒に伴う情報処理速度を測る　82
注意と記憶の一体化　85
コンピュータゲームが注意に与える影響　87
注意欠如多動性障害は新しい認知スタイルか？　89
好奇心はどう増幅されるか？　94
トピック01：テニスはボールの飛び方向に注意を向ける　98

第5章　能動性——動作と認知の結合　101

動くから分かる——俳句、写真、スケッチ　102
直接経験——認識の「先祖返り」　106

「動く」と「動かされる」は神経回路が異なる　112
認知と動作をつなぐ小脳のバイパス　114
「読み書き算盤」の基礎にある動作　117
①系列動作が壊れると物が語れない　117／②「空書」は文字を体感する　120／
③数量は頭頂連合野で処理される　123／④計算は仮想的眼球運動に対応して処理される　126
トピック02：ミラーニューロンが経験と言葉をつなぐ　128

第6章　フィードバック——積極的エラーのすすめ　131

フィードバック概念の誕生　132
運動の学習段階　133
運動学習におけるフィードバック　137
フィードバックを内在した行動計画——TOTE　141
フィードバックとしてのテスト　144
教育心理学の発見——分散授業は集中授業より記憶を促す　146
トピック03：学習計画は順番が肝心　149

第7章　睡眠——記憶の定着　153

睡眠は脳が積極的に生み出した　154
睡眠の深さは脳波で測定される　155
睡眠に関する三つの古典的研究　158
睡眠負債と体内時計とは？　160
学習と記憶を促す睡眠とは——レム睡眠　163
レム睡眠と成績は相関する　170
寝不足の子どもが多すぎる　172
トピック04：始業時間を遅らせると成績が上がる　176

第8章　敏感期——学習に最適な時期　179

胎児の脳は変化に富む　180
視覚系の臨界期からみた「生まれと育ち」　181
描画における「生まれと育ち」　185
幼児の絵に立ち戻ったキュービズム　188

獲得形質は遺伝するのか――DNAの塩基配列以外の遺伝情報 193
生育環境は対人関係の発達に何をもたらすか――ブカレストの奇跡 196
トピック05：知覚―運動スキルの練習開始はいつが最適か？ 202

第Ⅲ部 発達と学習――年齢が学習に与える影響

第9章 脳の発育は行動をどう変えるか 207
三歳までに母語と絶対音感が決まる――ニューロンの刈り込み 208
九、一〇歳には段取りが芽生える――スキャモンの発育曲線 211
何がいつ発育するのか――神経線維の髄鞘化 217
大人でもニューロンは新生する 220
身体活動はニューロン新生を促進する 223
狩猟が海馬のナビゲーション記憶を促した 225

第10章 不安定な中高生の脳――未成熟な前頭前野 229
前頭前野と「こころ」の正体 230

前頭前野の成熟は三〇歳までかかる　235
前頭前野の成熟は進路選択に間に合わない　239
子どもの心の問題に授業と財政配分でどう向き合うか？　244
新学期に先生がいない――過重労働が教師の精神疾患をもたらす　247
トピック06：貧困と階層は脳に何をもたらすか？　253

第11章　子どもの自立と学習を促すアタッチメント　259

親子の「ふれあい」が自立と学習を促す　260
スキンシップの正体――細い触覚線維と島皮質　263
親になると脳はどう変わるか？　268
子どもの虐待は脳に何を引き起こすか？　270
虐待を受けた子は思春期が早まる　273
養育者が乳幼児の前頭前野の肩代わり　275
情動が知情意をリードする　276
前頭前野による情動の条件づけ　280
トピック07：情動が働かないと親も「親に似た顔の人」になる　285

第12章　子どもの言葉の発達と教育　289

言語学習の敏感期とは？　290
耳が聞こえない赤ちゃんも手で喃語を話す　293
敏感期は文法学習にあるが語彙学習にない　294
文字を読む時には左脳が活動する　297
バイリンガルによる脳内変化とは？　300
難読症を改善する　301
耳が聞こえない子の母語――手話　305
①耳が聞こえない子のバイリンガルとは―手話と口語　305／②手話も左脳を使う　309
子どもの第二言語学習　311
①第二言語の文法学習は早いほど身につく　313／②外国語学習適性とは？　317／
③小学校英語で大切なものは何か？　319
文学教材は他者理解を促す　320

あとがき　325／引用文献　341／索引　345　掲載図版一覧　xix

表10-1　全都道府県と政令指定都市68団体の教員不足数　250
表11-1　哺乳類の神経線維の型　264
図11-1　虐待を受けた年齢による海馬、脳梁、前頭前野の容積変化　271
図11-2　外的刺激に対する情動反応の神経制御　278
図12-1　大脳皮質の言語野　298
図12-2　難読症者と健常者が文章を読んでいる時の脳活動領域　304
図12-3　第二言語の文法獲得の敏感期　315

掲載図版一覧

図1-1　パーペッツの回路　5
図1-2　神経細胞（ニューロン）とグリア細胞の概略図　7
図1-3　大脳皮質第一次運動野の体部位再現図　9
図1-4　加圧の進行に伴う手首と肘の位置の知覚変化　20
図1-5　腕の位置感覚に与える視覚と固有感覚の相互作用　22
図2-1　長期増強の連合性誘発の概略図　28
図2-2　神経細胞内の電気的信号の伝導　31
図2-3　グルタミン酸シナプスとGABAシナプス　32
図2-4　ワーキングメモリーへの2つの視覚系からの入力　39
図2-5　鏡映描写テストの装置とパフォーマンス　47
図4-1　覚醒水準とパフォーマンスの関係　79
図4-2　選択的注意における視床―皮質間回路　81
図4-3「目的指向的な注意」を調べるために工夫された空間的手がかり実験　83
図4-4　手掛かりとターゲットの適合性に対する視覚単純反応時間　84
図5-1　大脳皮質間結合　103
図5-2　能動ネコと受動ネコに同一の視覚情報を与える装置　108
図5-3　乳幼児用の視覚的断崖実験の装置　109
図5-4　能動的動作と受動的動作に関わる神経回路　113
図5-5　小脳のバイパス・モデル　115
図6-1　知覚―運動スキルの制御モデル　134
図6-2　TOTE単位　143
図6-3　釘を打つために拡張されたTOTE単位　143
図6-4　読解力に与えるテストの効果　145
図7-1　発達に伴う多相性睡眠から単相性睡眠への移行　157
表7-1　幼児が夜10時以降に就寝する割合　172
図7-2　児童、生徒、学生の睡眠時間　173
図8-1　視覚野における方位円柱と眼球優位円柱　182
図8-2　描画の乏しい地域で描かれた絵　185
図8-3　チンパンジーと幼児によって描かれた絵　187
図8-4　11歳児が描いたサッカー選手　189
図8-5　ピカソの「ドラ・マールの肖像」　190
図8-6　里親に引き取られた孤児の月齢が社会的能力の発達に与える影響　200
表8-1　異なる年齢で水泳の練習を開始した子どもたちがレベル3に達するまでの平均練習回数、年齢、期間　203
図9-1　ヒトの第一次聴覚野、第一次視覚野、前頭前野におけるシナプス密度の発達的変化　210
図9-2　スキャモンの発育曲線　212
図9-3　年齢の変化に伴う髄鞘化　218
図10-1　ワーキングメモリー回路と扁桃体との連絡　233
図10-2　扁桃体の入出力関係　234
図10-3　灰白質と白質の年齢別変化　236

第Ⅰ部　学習とは何か

——脳の働きから学習を捉え直す

分からないことが分かるようになり、できないことができるようになるとき、脳には何が起こっているのだろうか。ここでは言葉や概念を理解する「認知学習」と書字や楽器の演奏ができるようになる「運動学習（知覚―運動スキル学習）」に焦点を当て、学習を「言葉で説明できるプロセス」と「言葉で説明できないプロセス」から考えてみたい。このような学習による脳の変化をみると、教育と学校は人間の脳の配線を変える活動と装置であると実感せざるをえない。親や教師は学習による脳の変化についての最低限の知識をもっていたいものである。

第1章 経験と学習が脳を変える

「指をよく使うと頭が良くなる」、「硬いものをよくかんで食べると頭が良くなる」、「手先をよく使っているとボケない」。昔からしばしば日常会話の話題にのぼる俗説があるが、この三〇年来の脳イメージングの発達に伴い、これらの俗説が神経科学的に正しいことが証明されつつある。さらに、脳イメージングによる観察からは、神経科学的な常識を覆した発見も報告されている。本章ではこれらの研究を紹介しよう。

タクシー運転手は脳のどこが増えるか？

経験と学習が脳に与える影響に関する最も有名な発見は、一五年間にわたって調べられたロンドンのタクシー運転手の脳の形の変化だ。ナビゲーション知識の増加とその運用に伴う海馬の変化が明らかにされている。[(1)] ロンドンのタクシー運転手はその免許を取得するために、ロンドンの中心部にあるターミナル駅から半径六マイル以内にある約二万六〇〇〇本の入り組んだ街路の配置、数千ヶ所ものランドマークの場所、市内の任意の二点を結ぶ最短ルートを覚えなければならない。一般にタクシー運転手を目指す人は三年から四年かけて地図を覚え、市内を走り回り、ロンドン市街のナビゲーション知識を習得する。その間に、彼らは各地区の空間的知識をテストする厳しい試験を何度も受け、その度に限られた人数の志願者だけが次の段階に進む。全ての試験を無事通過した人だけが、ロンドンの有名な黒いタクシーを運転する免許を取得できる。この免許取得を目指した人の約半数は試験に落ちるか、脱落する。

機能的磁気共鳴断層撮影法（fMRI、用語解説1参照）により、ロンドンのタクシー運転手の背側海馬は普通の人のそれより平均五％大きく、乗車年数に比例して拡大していることがわかった。背側海馬は空間ナビゲーションに関わっていることが知られており、運転経験が長いほど、ナビゲーショ

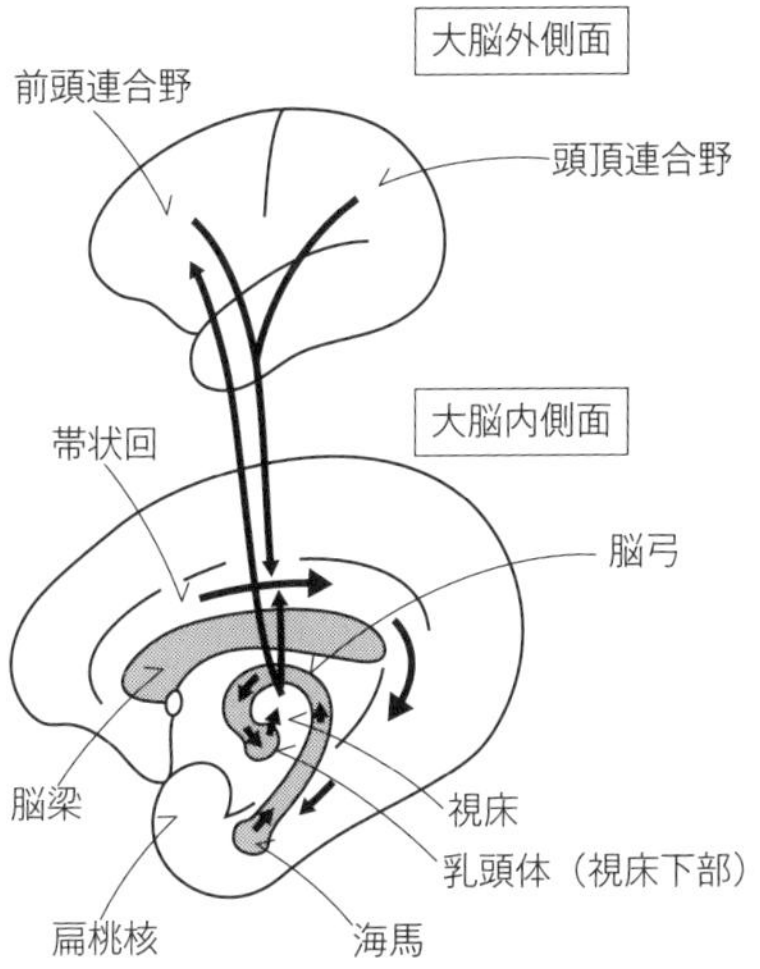

図1-1●パーペッツの回路

ン知識が増大し、海馬の変化をもたらしたと考えられる。それに対して、同じロンドンの市街を走っているが、あらかじめ決められた単純なルートを通っている、バス運転手の脳をスキャンしたところ、海馬の灰白質の密度は普通の人との差がみられなかった。

このような道順の認知記憶は海馬にあり、海馬はパーペッツ（Papez）[2]の回路（図1-1）の中に組み込まれている。感覚入力が感覚連合野に達すると、その情報は前頭連合野（前頭前野）と帯状回へ伝わり、帯状回から海馬へ送られる。海馬の出力は脳弓を通って視床下部の乳頭体に達し、一部は視床（内背側核）を介して前頭連合野へ帰り、他の一部は乳頭体→視床（前核）→帯状回→海馬のループ（パーペッツの回路）へ行く。パーペッツの回路を見ると、感覚情報が循環しながら回路の中で処理され、認知記憶が海馬に蓄えられるようにみえる。

ロンドンのタクシー運転手の場合、海馬の灰白質の密度と体積の増加は成人のニューロン形成によって説明できるかもしれない（図1-2）。しかし、灰白質の密度の増加は新たな樹状突起やシナプスの形成、および新たな軸索分枝の発芽によっても説明できる。さらにニューロンと血管の間に介在してニューロンに栄養を送るグリア細胞（アストロサイト）の数が増えたり、新たな血管が生成されることでも、灰白質の密度は増加するはずだ。同様に、白質の構造変化も髄鞘を形成しているミエリンの厚さやランヴィエの絞輪の間隔の変化など、ニューロンの伝導性を変化させる様々な要因が考えられる（図2-2も参照）。動物を用いた研究では、運動課題に関する訓練を受けると、新たな樹状突起棘や軸索分枝が生じたり、刈り込まれたり（第9章参照）、細胞レベルの変化が生じることが分かっているが、ヒトに対する現在の脳イメージング技法では細胞レベルの追跡は不可能である。

二〇世紀末までは、生後数年で脳は一生使う数の神経細胞をそろえ、成人になれば神経細胞は減少するだけと思われていた。しかし成人の脳も可塑的であり、認知記憶の中枢である海馬や運動記憶の中枢である小脳の神経細胞が成人後も増殖することが分かってきた。前述のように、ロンドンのタクシー運転手の海馬は普通の人の海馬より大きく、成人の脳でも経験や学習によってかなりの可塑性があることが判明している。

【用語解説1】機能的磁気共鳴断層撮影法（fMRI）

fMRI（functional magnetic resonance imaging）はヒトと動物の脳・脊髄の活動に関連した血流動態反応を視覚化する方法で、最近のニューロ・イメージングの中でも最も発達した手法の一つである。脳のある部位が活性化すると、その部位の血流は増加し、その結果、その部位のオキシヘモグロビンの量は、活性化していない部位より増加する。オキシヘモグロビンとデオキシヘモグロビンの比をMRIによって測定し、血流量によって変化する血液中の酸素濃度に依存した信号を取り出すことがfMRIの原理である。fMRIは脳のどこが活動しているかという空間的分解能に優れているが、脳波のような短時間の活動の変化を捉えることは苦手である。

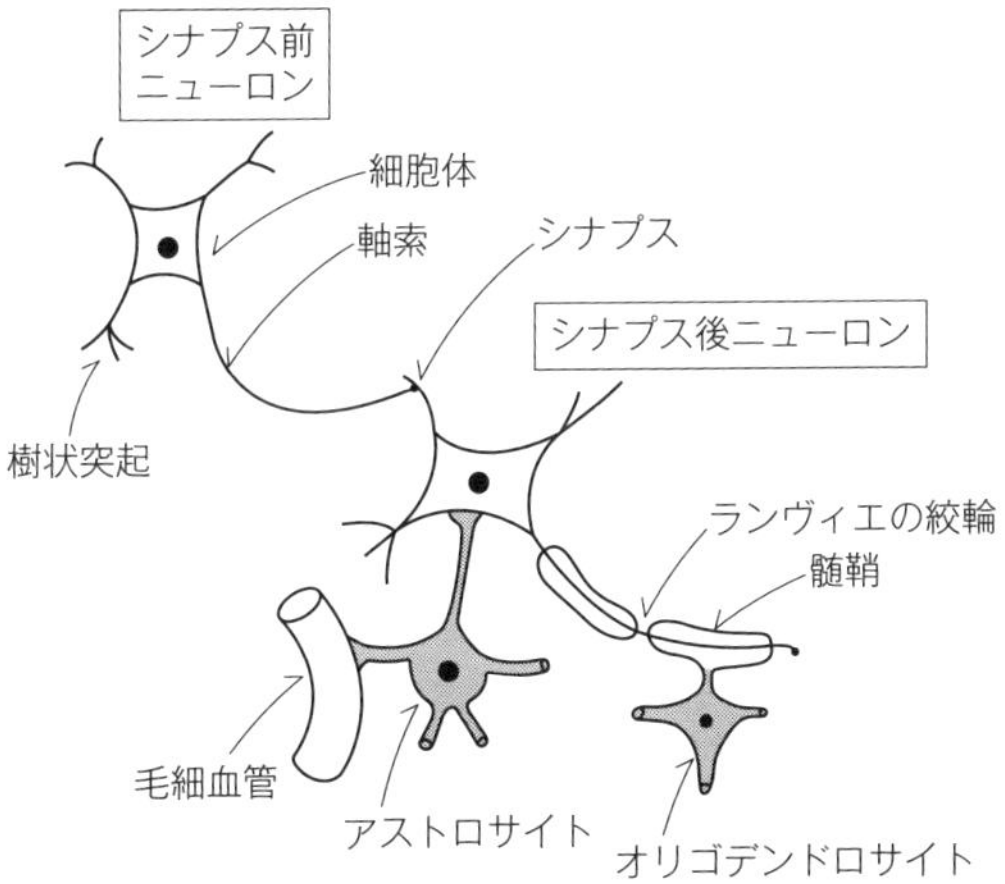

図1-2●神経細胞（ニューロン）とグリア細胞（灰色）の概略図

楽器やスポーツの練習は脳のどこを変えるか？

楽器やスポーツを練習すると、それぞれの楽器演奏やスポーツに特化した器用な動作ができるようになる。このような器用な動作を遂行するために動く手足の骨格筋は大脳皮質運動野と二つのニューロンでつながり、手足の筋と運動野は密接な関係にある。運動野は動作を遂行するために大脳皮質で情報処理された信号を出す出口であり、系統発生でも固体発生でも動作に関する情報処理の痕跡が刻まれている。ここで長期間の運動学習による脳内変化を追跡する前に、運動野の基礎知識をまとめておく。図1-3は運動野の体部位局在性を示している。体部位局在性とは運動野を電気的に微小刺激すると、それぞれの部位に対応した個々の骨格筋が収縮し、運動野に身体部位が一定の配列をもって再現されること（小人間 homunculus）をいう。この図で最も注目すべき点は実際の骨格筋量と対応した広さに再現されているのではなく、器用にコントロールできる筋が広く大脳皮質に再現されていることである。つまり、ヒトの動作の特徴が大脳皮質に刻まれているのだ。手指の筋（特に親指、人差し指、小指）、舌筋、外眼筋（上直筋、下直筋、内側直筋、外側直筋、上斜筋、下斜筋の総称）、咀嚼筋などが広く再現されている。図には眼球が図示されているが、眼球は感覚器官であり、骨格筋ではないので、眼球を随意的に動かす外眼筋を象徴的に眼球で示している。ヒトの手指の器用さはよく知られており、特に親指、人差し指、小指は物を把握し、操作するために主要な役割を演じる。外眼筋も読書のような微細な眼球の動きから、急に注視点を変える眼球の動きまで可能である。舌筋は発話という精緻な動作を担っている。さらに、舌筋と咀嚼筋は協調して、嚥下と咀嚼を円滑に遂行している。それに対して、実際の筋量に反比例して、おしりの大臀筋は大脳皮質にわずかしか再現されていない。つまり、大臀筋は主として股関節を伸展させる筋であり、直立姿勢を保持するために収縮するような単純な働きしかしないからである。

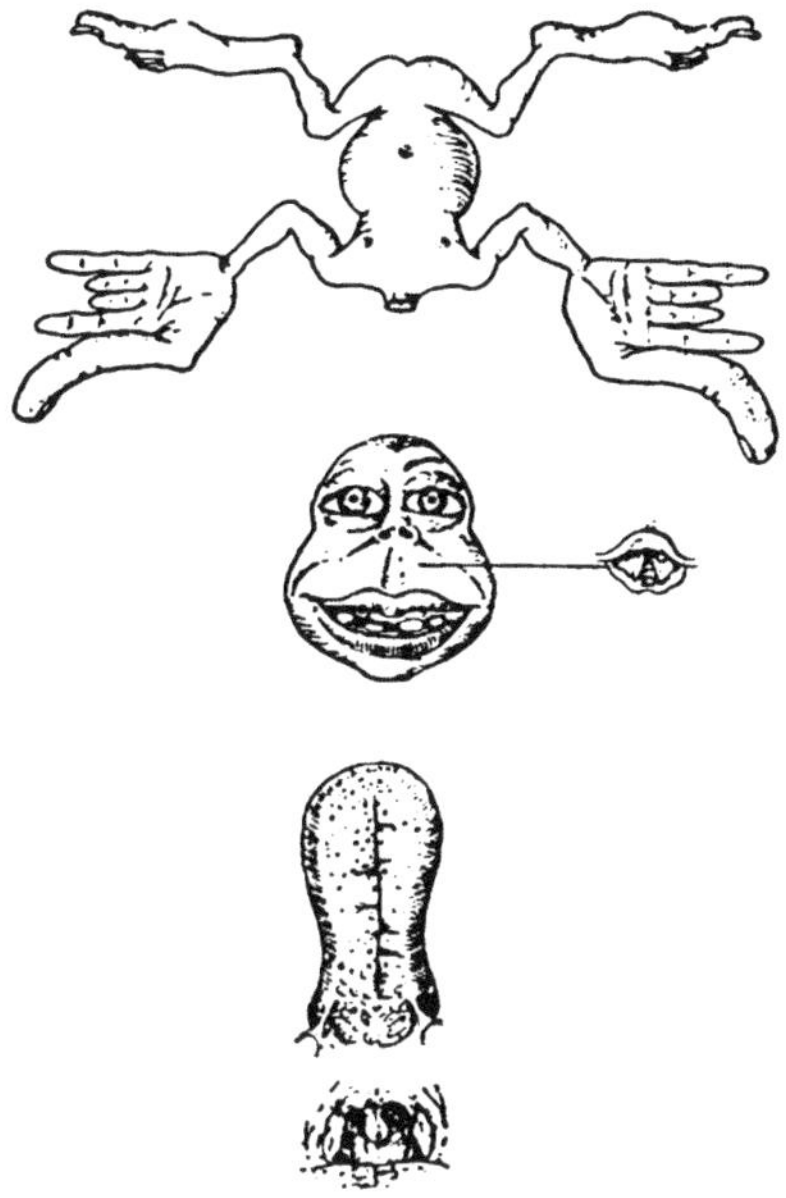

図1-3●大脳皮質第一次運動野の体部位再現図（文献(3)より）

また、皮膚、骨格筋、関節の感覚器からの入力を受ける体性感覚野は運動野より広いが、運動野とほぼ同様な体部位局在性を示す。

これらの知見を基に、「指をよく使うと頭が良くなる」、「硬いものをよくかんで食べると頭が良くなる」、「手先をよく使っているとボケない」などの俗説が生まれた。おそらく、この俗説は大筋では間違っていない。つまり、皮質の広い領域に再現されている骨格筋がよく使われると、皮質の広い領域が活動し、その領域の発達が促進され、老化が遅れると考えられる。

この俗説はヒトの脳画像や動物実験によって証明されつつある。知覚—運動スキル学習によって、大脳皮質の体性感覚野や運動野における身体各部の皮膚や骨格筋の再現領域が成長後でも明らかに変化する。たとえば、楽器の演奏に熟練した音楽家はそれを演奏したことのない人より約二五%聴覚野が拡大している。(4) その聴覚野の拡大は楽器の練習を始めた年齢に相関し、聴覚野が使われる程度に比例して再編成される。さらに、音楽家の脳の変化は音を処理する領域にとどまらず、動作のコントロールや触覚の情報処理に関わる脳領域も使用頻度に伴って変化する。プロのキーボード奏者はアマチュア奏者や音楽に関わっていない人より、運動野、聴覚野、視覚野の灰白質（神経細胞の細胞体がある所）の体積が大きく、その変化の程度も音楽家としてのキャリアの長さに相関していた。さらに、ピアノの練習によって神経細胞の軸索が通る白質が変化し、その効果は練習期間の長さによって異なっていた。その変化は脳梁の前部、感覚野、運動野から伸びる神経線維にみられ、七歳になる前に練習を始めたプロのピアニストで最も顕著であった。脳梁は左右の半球間をつなぐ線維（交連線維）の巨大な束であり、両手運動と両脚運動の協調に役立つ。キーボードや弦楽器の演奏には両手による系列動作（異なる動作がつながっている動作）の練習が必要であり、系列動作を担う補足運動野が半球間で長期間相互作用し、補足運動野間の交連線維が通過する脳梁の前部が拡大したと考えられる。また、プロのバイオリニストは演奏に必要な手先の器用さを獲得するために、体性感覚野で指に対応する部分を大規模に再構成しなければならない。バイオリニストはバイオリンに関わっていない人より、左の手指に対応する体性感覚野の部位が広く、その差異は小さい時から練習を始めた人ほど顕著であった。しかし、弦楽器奏者が弓を持つ右手に対応する皮質部分は変化していなかった。同様に、空手の有段者は初心者や空手に関わっていない人より運動野と小脳の白質が大きく、運動の協調に関与するニューロンの軸索の発達を示している(5)。

これらの知見は熟練者と初心者を比較した横断的研究によって得られたものであり、縦断的研究は少ししかない。発育、発達研究では年齢の異なる個人または群を同時に比較する研究を横断的研究と呼ぶ。一方、同一の個人または群を経年的に追跡する研究を縦断的研究といい、横断的研究より手間暇を要する。たとえば、二〇一〇年のある小学校の学年ごとの身長を調査するのが横断的調査であり、二〇一〇年に入学した小学生の身長を毎年卒業するまで追跡するのが縦断的調査だ。

お手玉遊びの練習に伴う灰白質の密度が縦断的に追跡された(6)。実験には平均年齢二二歳の二四人の成人が参加し、すべての参加者が練習中に六〇秒間以上、三つのお手玉を落とさずに続けられるようになった。練習の前後にＭＲＩで脳組織の変化を計測すると、運動関連皮質ではなく、物の移動を知覚する視覚皮質の一部が拡大した。つまり、手をコントロールするより、三つのお手玉の上下移動を知覚することがお手玉遊びに最も大切であることがうかがえる。さらに、練習を開始して三ヶ月後に同じ場所をスキャンすると、練習前より依然として広がっていたが、練習直後より縮んでいた。このような練習による脳の構造的変化にはいくつかの要因が考えられるが、神経細胞体の大きさやその突起の太さの増加が見出されている。

一方、動物による縦断的研究はヒトのものより多く報告されている。サルが微妙な指先のコントロールを要する運動課題を練習すると、三ヶ月後に指先の皮質再現領域が練習前の数倍にも拡大され、隣接する領域を押しのけて広がった。このような変化は最短でも一一日かかった。同様に、成長したサルが指や手首をよく使う運動を練習すると、指先、手掌、手首の皮質再現領域が拡大し、前腕の領域が縮小した。一方、前腕の回内運動と回外運動を要する鍵回しの練習後、前腕の皮質再現領域が拡大し、指の領域が縮小した[3]。

このように、最も近い過去の動作に伴う感覚経験や運動学習によって、体性感覚野と運動野における身体各部の皮膚と骨格筋の再現地図が容易に変化することが明らかになっている。さらに、このことは生涯を通じて発現することも強調されている。サルによる実験は長期間にわたる特訓を受けたわけであるが、ヒトの日常生活では同じ動作の繰り返しはよくあることである。この可塑性はわざわざ使用依存性変化という術語によって説明され、可塑性が使用頻度に依存していることを強調している。

脳の代償作用――目の見えない人が点字を読むと視覚野が働く

前項でみたように、ロンドンのタクシー運転手は海馬の体積が増加する。また、楽器の演奏やスポーツの練習も脳の様々な領域を発達させる。これらはそれぞれの脳領域の使用頻度に対応した脳の可塑性だ。学習に対するもう一つの脳の特徴として代償作用があり、ある領域に入力するはずの入力が失われると、別の入力が肩代わりする。

古くから知られている脳の代償作用の代表的な例は小脳の運動機能である。すでに一九世紀前半に、小脳の一部を傷つけられたニワトリはバランスを崩すようになるが、数週間後にはバランスがとれるようになることが観察されている。この運動障害からの回復は損傷部以外の正常な部位が代償したためである。小脳皮質には前後（前葉と後葉）に二つの体性感覚野があり、それぞれに皮膚と筋からの感覚情報が入ってくる。どちらかの体性感覚野が壊れても、残っている感覚野によって機能が代償され、運動障害が回復することが多くの動物実験で観察されている。同様に、ヒトの小脳の腫瘍は正常な周辺部が次々と代償するため、なかなか症状が出ず、脳外科医を悩ますと言われている。

一方、前世紀の末期、従来の神経科学的な常識を覆す、脳の代償作用が発見された。目に原因があって盲目になった人は目から外界の入力がないから、大脳皮質視覚野にも入力がない。眼前に様々な視覚刺激が提示されても視覚野は活動しない。しかし驚くべきことに、この人が点字を指でなぞって読むと、視覚野が活動する。[7] もちろん目の見える人が点字をなぞっても視覚野は活動しない。さらに、盲目の人が様々な図形を指で触れ、図形を識別しても視覚野は活動しない。つまり点字を読むことに限って視覚野が活動する。このような視覚野の活動は生後すぐに失明した人に観察されるが、青年期を過ぎて失明した人は、点字の練習をしても視覚野が活動しない。この発見以前、盲目の人が点字を読めるようになる学習過程は体性感覚野と言語野が関係していると思われていた。しかし、視覚情報が入力されなくなった視覚野が新たに習得した点字を読む過程に関係し、ある皮質に入力するはずのものが失われると、別の入力が肩代わりする可塑性が発見された。

同様に、聾者は音が聞こえないから、音に反応する大脳皮質聴覚野は働いていないと思われていた。しかし、読唇のできる聾者の聴覚野は唇の動きに反応する。[4] このように、聾者の聴覚野は無駄にならず、彼ら彼女らが処理し、理解する必要がある唇の動きに反応するようになる。また、手話を使う聾者の聴覚野は、手の動きにも反応するようになる（手話については第12章で詳しく述べる）。

一般に、ある機能と神経路または神経回路は一対一対応であるが、その神経路または神経回路が機能しなくなると、それまで働いていなかった経路や回路が働き始める。さらに、新たに神経路を形成（発芽）することもある。このような神経系の可塑性は特別支援教育や身体障害者のリハビリテーションの有効性を裏づけるものである。

脳地図の再配置——幻肢の正体は何か

戦争、事故、外科的手術などで手足を失っても、あるはずのない手足の痛みや動きを感じる臨床医学的症例は古くから知られている。これが幻肢（phantom limb）と呼ばれる現象だが、幻肢痛（phantom pain）を伴うので長きにわたって神経学の大きな問題であった。ミッチェル（Mitchell）は一八六八年の南北戦争のゲティスバーグの戦闘後に手足を切断された兵士に幻肢が多く認められたことを報告している。幻肢という術語が用いられたのはこの報告が初めてである(8)。

二〇世紀後半になって幻肢が本格的に研究されるようになると、幻肢と幻肢痛は切断部位の神経線維の異常な活動によって起こると考えられた。この考えに基づき、切断部位をさらにその上部で切断する治療が施されたが、幻肢痛は回復せず、この考えは徐々に変更を余儀なくされた。

その後、大脳皮質の体性感覚野の可塑性から幻肢が理解されるようになった。一九八三年、メルゼニック（Merzenich）(8)はサルの体性感覚野の中指の受容領域が中指の切断によって薬指と人差し指の領域に占領されると報告した。さらに小指の損傷後、残りの四本の指を選択的に刺激すると、小指の受容領域が縮小し、その他の指の受容領域が拡大した。さらに一九九一年、ポンズ（Pons）(8)は片方の腕の感覚情報を脊髄へ伝える神経線維を切断して一一年経過したサルの体性感覚野の体部位地図を調べた。腕の刺激に対する体性感覚野の反応は得られなかったが、驚いたことに、腕に対応していたニューロンが顔の刺激に対して反応した。つまり、顔面からの体性感覚野への入力は本来の顔の領域だけでなく、従来の腕の領域にも侵入していることが発見された。ポンズの実験以前には、体部位地図は胎児期に設定されると成人になってから修正できないと考えられていた。

このようなサルの体性感覚野の可塑性にヒントを得て、ラマチャンドラン（Ramachandran）[8]は右手をなくした患者の体表面に簡単な触覚刺激を与え、幻の手の感覚を生じる体表面の部位を調べた。その結果、五本の指がそろった地図が顔面と上腕部の二箇所に存在した。面白いことに、この二つの領域は体性感覚野の手の領域に隣接している領域である。体性感覚野の体部位局在性は図1-3の運動野の体部位局在性とほとんど同様であるから、手、上腕、顔の体性感覚野上での位置関係が図1-3によって確認できる。ある種の脳イメージングにより、この患者の脳地図を作ると、左手に対応する領域とその隣接領域の顔と左上腕の領域が右半球で正常に活性化された。しかし、左半球では失われた右手に対応する領域は活性化せず、代わりに顔面と右上腕に対応する領域が活性化し、右手に対応する領域まで侵入し拡大していることを見出した。

これらの結果から、ラマチャンドランは幻肢が起こる原因を次のように考察した。事故や手術で手を失った人の体性感覚野は手からの入力を受けない。それに伴い、体性感覚野の手の領域に隣接する顔や上腕の領域が侵入し、体部位地図の再配置が起こる。同様に、体性感覚野へ感覚情報を伝える皮質下の中継核でも体部位地図の再配置が生じる。一方、人は目を閉じてじっとしていても自分の四肢の位置関係を感じ、その状態から腕を動かすと、腕の動きを感じることができる。このような身体の時空間的イメージを身体イメージといい、多様な感覚情報の相互作用によって形成された身体イメージは頭頂葉に保持されている。運動を遂行する時、運動野から運動指令が脊髄に下るが、同時に運動野はこの指令を頭頂葉へ送る。これは遠心コピーと呼ばれる。その結果、頭頂葉の身体イメージによって失われた四肢が動いているように感じる。つまり、実際には存在しない四肢が動いているように知覚されるのだ。以上のように、ラマチャンドランは体性感覚野の再構成と遠心コピーによって幻肢のイメージが作られると考察した。

このような体性感覚野の再構成に関してはいくつかの可能性が論議されているが、ここでは最も有力と思われる仮説を一つ挙げることにする。正常な脳では実際には機能していない余分なニューロン結合が多く存在し、この働いていない神経連絡はおそらく手の切断のような場合に働き始める(8)。つまり、正常な脳でも顔からの感覚入力が手の領域にも元々入力しているが、実際の手が存在して手の感覚入力が正常な場合は、顔からの入力は何らかの抑制機構によって抑えられていると考えられる。しかし、手が失われると、この抑制が外れることによって顔の感覚入力が活性化されて手の領域のニューロンを活性化する可能性がある。これは一種の「脱抑制」が働いていると推測される。大脳皮質への感覚入力が減少すると、この感覚入力を受けている抑制性ニューロンの活動は減少し、大脳皮質内の抑制性の神経伝達物質ＧＡＢＡの放出量が減少する（第２章参照）。たとえば、末梢組織に局所麻酔薬であるリトカインを投与すると、すぐに皮質の受容野は変化し、潜在的な神経回路は脱抑制によって顕在化する。歯科治療で局所麻酔される場合、麻酔された部分が実際には膨張していないのに膨張しているように感じるのは、この効果によるものである。

道具を使うと身体イメージが拡大する

野球「小僧」からプロ野球選手にいたるまで、バッターボックスに入ってまでなぜか素振りを繰り返す。実は、この素振りはバットを腕の延長にするために、言い換えればバットを身体イメージに取り込むための所作だ。

日常我々はあまり意識しないが、正確な動作を遂行するためには身体イメージとして四肢の大きさや長さに加え、四肢の位置を知らなければならない。動作系列を組み立てる前に、身体の座標軸が様々な情報から形成され、外部環境の座標軸と比較・照合され、環境の中での自分自身の立ち位置が知覚されるはずである。身体イメージはからだの空間的情報に関する広範囲な知覚現象を指す。ここでは身体部位の位置関係や四肢の関節の位置感覚に限定して述べる。この位置感覚という言葉も解剖学的な感覚器に対応した術語ではなく、いくつかの感覚が複合されて形成される感覚である。関節の位置感覚は、末梢要因としての腱と関節の感覚器の貢献は少なく、伸筋と屈筋の筋紡錘と伸筋と屈筋を覆う皮膚の伸張受容器（ルフィニ終末）からの入力のバランスに基づいている。伸筋はある関節を伸ばすために収縮する筋であり、屈筋はその関節を曲げるために収縮する筋である。筋紡錘は筋の伸展に反応する感覚器であり、ルフィニ終末は皮膚の伸縮に反応する感覚器だ。筋、腱、関節からの感覚は総称して固有感覚と呼ばれ、さらに固有感覚は内耳の三半規管と平衡器を含む。固有感覚は五感に含まれていないが、運動制御には重要な感覚だ。日常生活の多くの場合、四肢の位置感覚は視覚と固有感覚が一致しているが、鏡などで視覚を操作すると、簡単に視覚と固有感覚の不一致が生じる。

身体イメージの主役を演じる筋紡錘の働きを示す実験をみると、閉眼時に与えられる肘の伸筋の上腕三頭筋に対する振動刺激は肘の屈曲の運動錯覚を生じる[3]。これは、振動刺激によって伸筋の筋紡錘が興奮し、伸筋が伸展したように錯覚し、肘が屈曲したような運動錯覚を生じるわけである。同様に、力こぶで知られる肘の屈筋の上腕二頭筋を振動させると、腕が伸展したような運動錯覚を経験する。この時、手で鼻を触れていると、腕の伸展に伴って鼻が伸びたような「ピノキオ錯覚」を感じる[3]。このように、身体イメージは複合的な情報によって処理され、解剖学的に不可能な身体イメージを形成することもある。

著者らは、皮膚と骨格筋に分布している太い末梢神経の麻痺が、どのように身体イメージに影響するかを調べた。長時間正座すると、脚の末梢神経が自身の体重で圧迫されて麻痺する。その状態を実験的に作るために四肢に「カフ圧」(巻いたチューブに空気を送り込んで圧迫する)をかけて末梢神経を圧迫して麻痺させた。閉眼時に手首が伸展位で固定され、上腕部にカフ圧をかけると、手首は屈曲位の方向へ動くように知覚される(図1-4A)。逆に手首が屈曲位で固定されると、手首は伸展位の方向へ動くように知覚される(図1-4B)[9]。しかし、加圧中に手首が中間位に保持されると、手首の位置感覚は中間位に保持されて変化しない(図1-4C)[10]。手首が中間位の場合、屈筋と伸筋の筋紡錘か

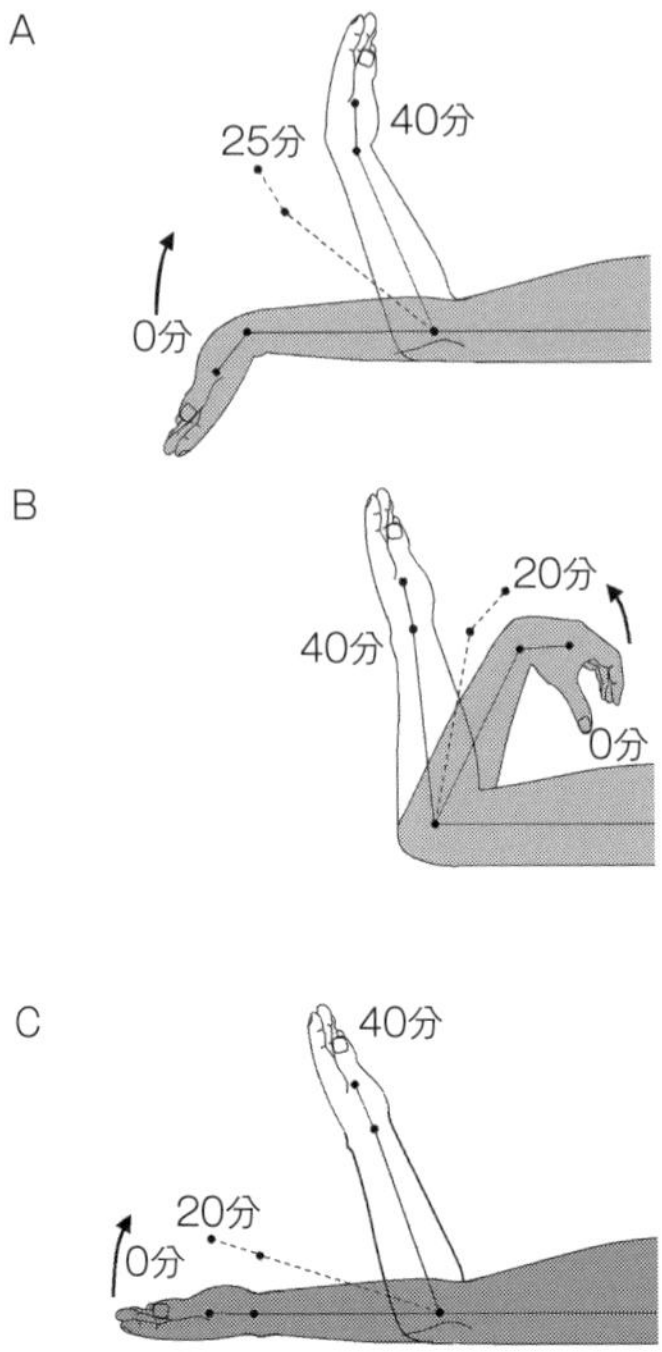

図1-4●加圧の進行に伴う手首と肘の位置の知覚変化(文献(10)より)。灰色の腕は実際の腕の位置を示し、白色の腕は10名の知覚変化の平均値を示す。実線と破線も知覚変化を示す。矢印は知覚変化の方向を示す。A:伸展位から屈曲位への知覚変化、B:屈曲位から伸展位への知覚変化、C:伸展位の肘と中間位の手首の知覚変化

らの求心信号は平衡状態にあるから、加圧による筋紡錘と皮膚の求心信号の消失も同じように進行し、手首の位置変化を感じない。対照的に、手首が伸展位をとる場合、屈筋の求心信号の頻度が高く、伸筋の頻度は低くなるから、加圧による求心信号の低下はおそらく屈筋の方が伸筋より相対的に大きくなり、手首は屈曲位の方向へ動くように知覚される。一方、手首が屈曲位をとる場合は逆の現象が起こる。つまり、伸展された筋と皮膚の方が高い頻度の求心信号を発し、その低下によって、手首の位置変化を感じる。この実験では手首の知覚される最終的な位置は加圧される直前の実際の手首の姿勢に依存しており、身体イメージは運動の開始点と終点を決めるために伸筋と屈筋の長さの情報を参照している。さらに、ピノキオ錯覚とは異なり、手首の知覚位置の変化は解剖学的に不可能な姿勢を含まず、この姿勢の錯覚は脳の中の身体地図（身体イメージを引き起こす神経系の働き）または身体表象に制限されている。

さらに、著者らは肩関節の位置感覚に与える視覚と固有感覚の相互作用を調べた[11]。ヘッド・マウント・ディスプレイを付けた実験参加者の右腕が体幹から前方水平に伸展しているようにディスプレイ上に三〇分間提示されている間、実際の右腕が外転方向に0°、30°、60°になるように固定された（図1-5）。実際とディスプレイ上の腕の位置の差が大きいほど、知覚される腕の位置はディスプレイ上の位置の方へ大きく近づいた。その差が90°に三〇分間保持された時（図1-5A）、知覚される腕の位置は一五分までディスプレイ上の腕の位置へ徐々に接近し、その後実際とディスプレイ上の位置の間の

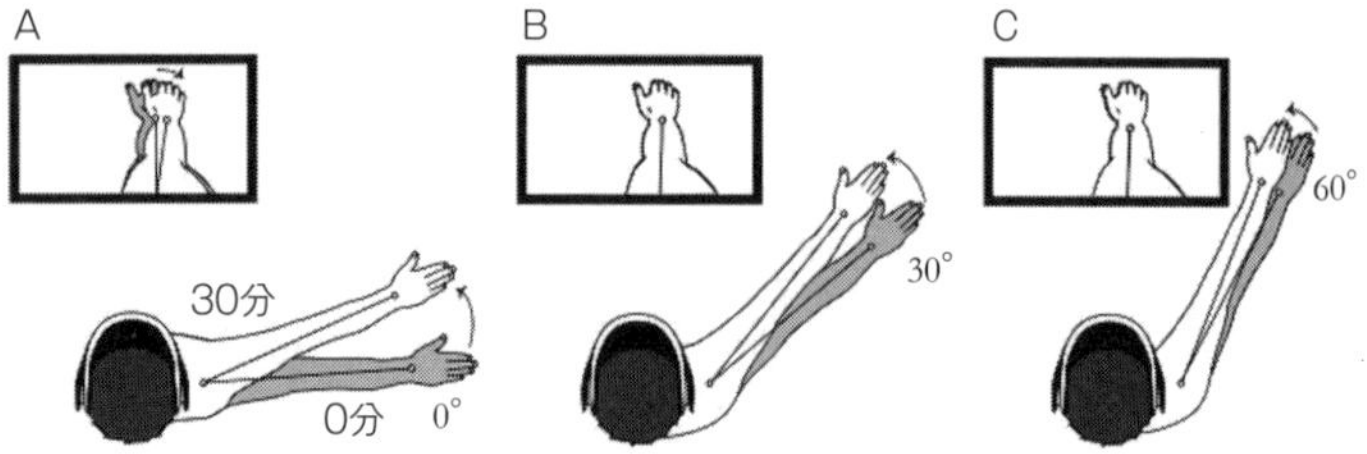

図1－5●腕の位置感覚に与える視覚と固有感覚の相互作用（文献(11)より）。A、B、Cの上図：灰色の腕はディスプレイ上に提示された腕の位置であるが、白い腕は知覚された腕の位置である。A、B、Cの下図：灰色の腕は実際の腕の位置であるが、白い腕は知覚された腕の位置である。

値で安定した。この結果は中枢神経系における固有感覚的評価が視覚的評価に一致するように適応することを示している。また、この結果は水平面の方位における腕の位置が固有感覚よりも視覚で優位にコード化されることを示している。一方、実際とディスプレイ上の腕の位置の差が90°の時（図1－5A）、ディスプレイ上の腕の位置は実際の腕の位置に時間経過に伴ってゆっくりと接近するように知覚された。このことは実際とディスプレイ上の腕の位置の差が大きい時、視覚的評価が固有感覚的評価に一致するように適応されることを示している。

神経生理学的に、頭頂連合野は体性感覚野の情報（身体の座標軸）と視覚野の情報（外部環境の座標軸）を統合し、身体イメージを形成する。たとえば、入来ら[12]はサルに熊手を持って手の届かない所にある餌をとる練習をさせた。練習の結果、手の皮膚感覚とその手の上に限局した視覚刺激の両方に反応するサルの頭頂連合野のニューロンは、熊手の先端の視覚刺激にも反応するようになった。しかし、熊手を使うのをやめると数分で元に戻ってしまった。この結果は熊手の先に手のイメージが延長したことの客観的証拠である。本項の冒頭で述べたとおり、バットの素振りは、入来の実験から考えると、バットの先端まで手や腕のイメージを延長させるために行っているようにみえるのだ。また、鉛筆や箸は毎日使っているから指の延長として動くようになっている。さらに、自転車や自動車の運転の練習には身体イメージを車に延長する一面があり、熟練した運転手は長いトレーラーを巧みに交差点で右折させる。

第2章

学習はシナプスで起こる——信号の伝わり方の変化

分からないことが分かるようになり、できないことができるようになる道筋をたどってみよう。原っぱの同じ所を毎日多くの人が通ると、いつの間にかそこに道ができるように、人が同じことを繰り返すと、脳内につながりができ、太い道筋になる。このような変化の正体は、ニューロンとニューロンの接点であるシナプスにある。本章ではこのような神経科学的な視点から、経験と学習の仕組みを掘り下げたい。

シナプスの通りがよくなる法則とは――ヘッブの法則

脳は乳幼児期に遺伝と環境の影響によって形作られる。我々の脳はヒトの脳としての共通点を多数有するが、それでも各自の独自性をもつ。各自のシナプス結合は血縁関係のない人よりその関係のある人に似ているという点で遺伝による影響を受けるが、各自が環境に働きかける経験や学習によってシナプスを通る信号の伝わり方が変化し、各自の個性を確立していくのである。

シナプスという術語を作ったのは近代神経生理学の祖であるシェリントン（Sherrington）である。一九四〇年に上梓された彼の著書の中には、シナプスを介した神経回路網の形成とその働きが比喩的に次のように述べられている。「人間の脳は織機のように、無数のシャトルが目にも留まらぬ速さで動き、模様を織り上げていく。その模様には意味があるが、一つに決まっているわけではなく、浮かんでは消えてゆく。」[1] つまり、人の神経回路はそのつながり方を絶えず変化させており、神経細胞をヒトになぞらえると、バスケットボールやサッカーでの高速度で変化するコンビネーション・プレーを思わせる。このように、学習の神経生理学的な基盤では脳のニューロン同士が信号のやりとりを通してシナプス結合の仕方を変化させている。これをシナプスの可塑性（plasticity）といい、その際の行動上の変化を学習と呼ぶ。つまり、見た目の変化やパフォーマンスの変化が学習であり、その変化を支えているのが、シナプスの変化である可塑性である。「可塑性」の国語的な意味は粘土などを押すと形が変化することだ。実際、シナプスでも神経伝達物質交換の変化を経て形の変化がみられる。

現段階では学習を生理学的に説明する場合、パブロフ（Pavlov）[2]の条件反射から始まり、ヘッブ（Hebb）[3]の法則を経て、シナプスのグルタミン酸受容体の作用によって理解されている。旧ソ連の生理学者のパブロフは消化の生理学研究の延長線上に条件反射を見出した。彼は消化生理学でノーベル賞を受けており、唾液や胃液の分泌を定量的に測定する技法をもっていたことが条件反射の発見につながった。パブロフはイヌに餌を与える直前に笛、ベルの音、弱い電気ショックといった餌と無関係な刺激を与えて唾液の分泌を調べた。彼はそれぞれのイヌに与える刺激を決め、同じイヌに同じ刺激を餌の時間毎に複数回繰り返し与えた。このように条件づけを終えてから、今度は餌をやらずに無関係な刺激を提示するだけでも、イヌは唾液を分泌した。イヌはその刺激が餌のサインであることを学習し記憶した。それは唾液腺の活動が口の中の餌だけでなく、脳によっても部分的に制御されているからだ。イヌのような複雑な神経をもつ哺乳類だけでなく、単純な脊椎動物でも条件づけはみられる。たとえば、クラウンローチという熱帯魚は餌と餌箱を振る音を結びつけ、音を聞いただけで餌を期待して泳ぎ回る。また、ショウジョウバエも犬よりはるかに単純な神経系しかもっていないが、条件づけが成立する。ショウジョウバエを管でつないだ匂いの異なる二つの部屋に入れると、両方の部屋をランダムに行き来する。しかし、片方の匂いと同時に電気ショックを与えてから管に入れると、その匂いを避けて反対側の部屋に行く。つまり、ショウジョウバエは匂いと電気ショックを学習によって結びつけることができたと言える。

次に、ヘッブはパブロフの条件反射にみられるような学習には、シナプスにおける伝達効率があると考えた。一九四九年、彼は記憶がシナプス結合の強化によって形作られると仮説を立て、「隣接する細胞Aと細胞Bが同期して興奮を繰り返した場合、両者の結合度は向上する」と述べている。図2-1はヘッブの可塑性シナプス（神経細胞間の連合）を説明するための略図である。シナプス後細胞Bが近くの細胞A・細胞Cとシナプス結合をもっているとする。細胞Aと細胞Bのシナプスに高頻度の反復刺激が加わると、細胞間のシナプスは活性化される。この時、細胞Cに弱い刺激を反復すると、この弱い刺激はそれ自体では発火を誘発できないが、細胞A—B間の高頻度刺激と同時に与えられると、細胞C—B間のシナプスも活性化される。

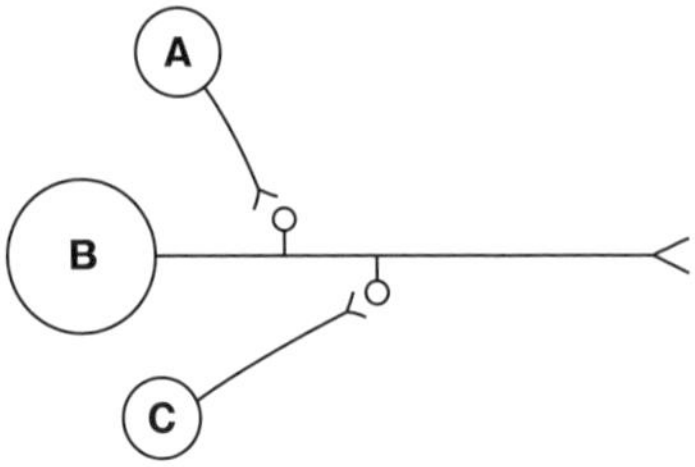

図2-1●長期増強の連合性誘発の概略図

シナプス伝達の立役者

ここでは以降の話を理解するために、ニューロン内とニューロン間の信号の伝わり方の最低限の知識をおさえておきたい。一つのニューロンの中の信号は電気的に「伝導」し、シナプスをまたぐ信号は化学的に「伝達」され、後者の伝達は前者の伝導よりも化学物質を介する分遅くなる。

あるニューロンが他のニューロンによって興奮させられると、活動電位が生じる。この電気的変化は軸索が細胞体にくっついている所で始まり、軸索の終点である終末まで伝わり、逆に伝わることはない（図2-2）。電気的変化を生じるのに十分な入力がない時、ニューロンは「静止」している。静止状態にある時、細胞膜の外側は陽イオン（Na^+）が比較的多く集まり、外側は内側よりプラスに荷電して分極している。ニューロンに十分な入力が集まると、活動電位が生じ、終末に向かって軸索を伝導していく。この活動電位は膜のイオン透過性を変化させ、Na^+が細胞内に流入し軸索外側がマイナスに、内側が相対的にプラスに荷電することによって発生する。この内外荷電の逆転が起こると、イオンが軸索の脱分極した部分とその隣接部位間を流れる。そしてその隣接部分は次々と脱分極し、終末に達してニューロンとニューロンのすき間（シナプス間隙）に神経伝達物質が放出される。実際には無髄神経線維（用語解説2参照）は末梢ではほぼ完全にシュワン細胞に包まれているが、両者のすき間がかなり広いためイオンの拡散が可能であり、図2-2Aのように次々と脱分極が起こる。しかし、無髄神経線維は全表面が次々と脱分極しなければならないので興奮の伝導速度が遅い。

一方、有髄神経線維（用語解説2参照）は髄鞘がイオンを通さず、わずかにランヴィエの絞輪のみが脱分極する。興奮が絞輪に達すると、脱分極を起こし、イオンの透過性が高まってNa^{+}が細胞内へ流入し神経線維膜の内外荷電が逆転するが、次の絞輪では元の状態を保っている。つまり、二つの絞輪部はちょうど電池の二極に相当する役割を果たし、神経線維内外を合わせて一個の局所回路が成立する（図2-2B）。この回路をイオンが流れ、次々と絞輪は脱分極し、これを跳躍伝導と呼ぶ。有髄神経線維の髄鞘は速い伝導速度をもたらし、さらに絞輪のみが脱分極するので再分極に要するエネルギーも少なくてすむ。そして、イオンの流れは神経線維の直径のみに影響されるので、興奮伝導速度は太い線維が速く、細い線維が遅い。

次に、シナプスを挟んだ前後のニューロンは、それぞれシナプス前ニューロンとシナプス後ニューロンと呼ばれるが、活動電位がシナプス前ニューロン内を終末まで達し、神経伝達物質がシナプス間隙に放出されると、その化学物質がシナプス後ニューロンの活動電位（興奮性シナプス後電位：EPSP）を発生させる。そのためには神経伝達物質がシナプス後部に速やかに到達し、活動電位が起こるようにシナプス後ニューロンの電気状態を変えなければならない。この条件を備えているのがアミン系の興奮性神経伝達物質、グルタミン酸だ（図2-3）。

一方、抑制性ニューロン、特に抑制性介在ニューロンは短い軸索の終末からGABA（γ-アミノ酪酸の略）を放出するものが多い。グルタミン酸と対照的に、GABAは抑制性神経伝達物質であり、シナプス後ニューロンの活動電位の発生する可能性を減らす（抑制性シナプス後電位：IPSP）。

グルタミン酸とGABAの二つによって、脳内神経伝達のかなりの部分が説明できる。すべての神経伝達物質はシナプス後ニューロンの受容体と呼ばれる分子にくっついて作用する。受容体は神経伝

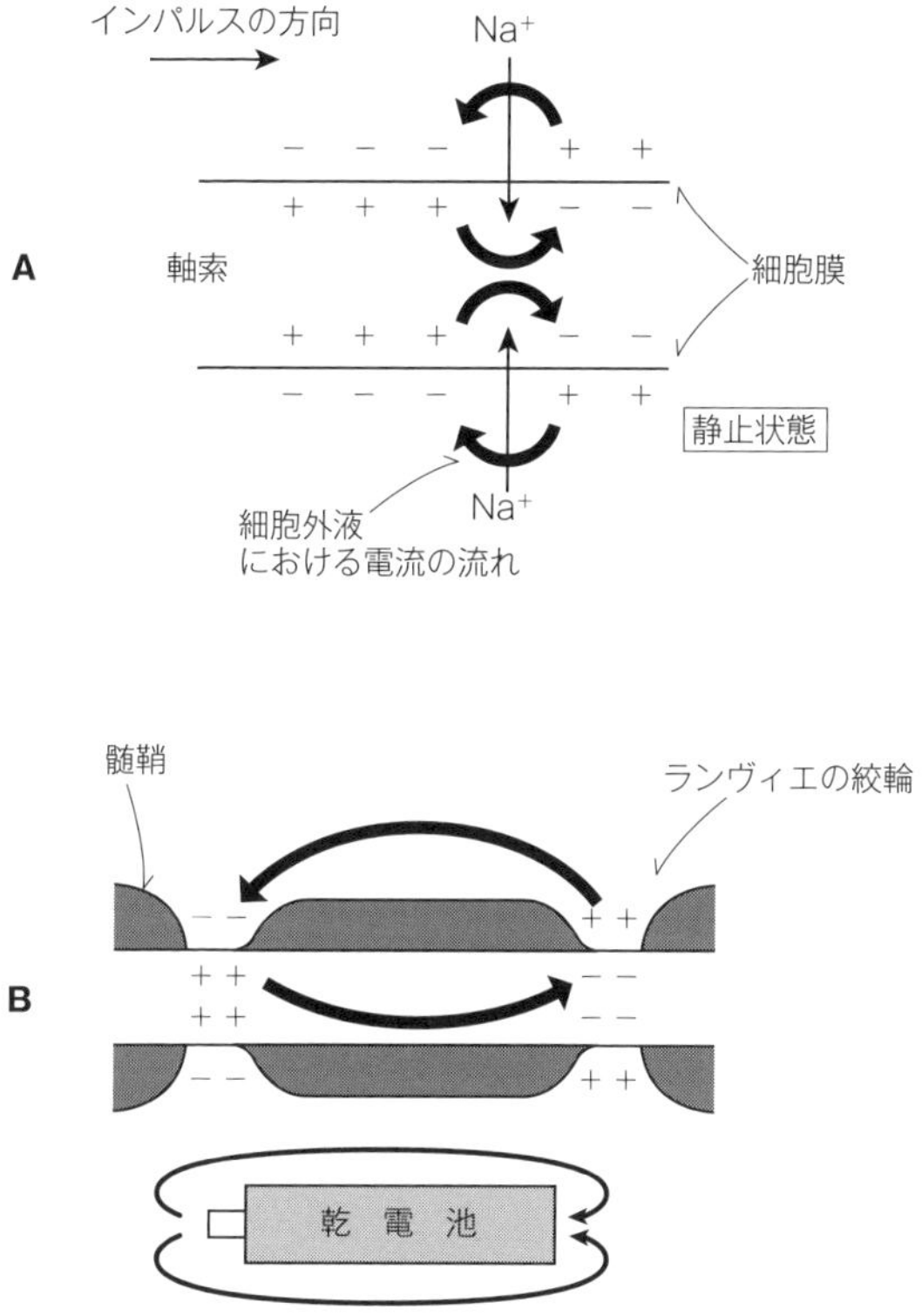

図2-2●神経細胞内の電気的信号の伝導。
A：無髄神経の伝導、B：有髄神経の跳躍伝導

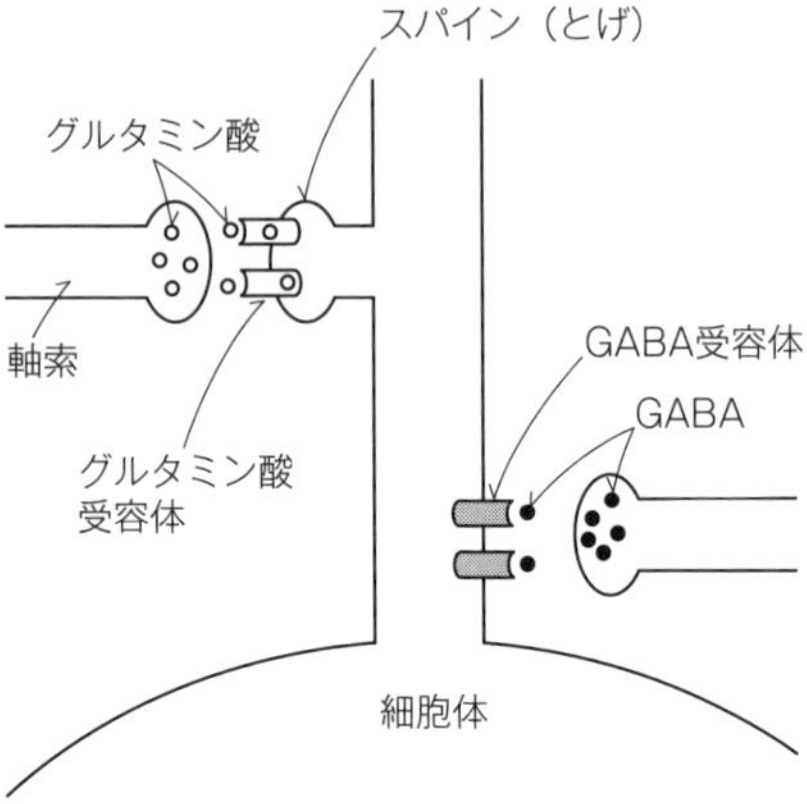

図2－3●グルタミン酸シナプスとGABAシナプス

達物質を選択的に認識し、それに結びつく。グルタミン酸受容体はグルタミン酸を認識してそれと結合し、GABAを無視する。同様に、GABA受容体はGABAを認識してそれと結合し、グルタミン酸を無視する。

次に、グルタミン酸とGABAがそれぞれの受容体と結合し、どのように興奮と抑制が作り出されるのかをみてみよう。

すべての細胞は膜で完全に包まれ、この膜が個々の細胞の境界を定めている。細胞外液には様々な化学物質が含まれ、その多くが電荷をもって細胞の機能に影響を与えている。細胞膜は細胞の内側と外側の化学物質を分けている。細胞が入力の影響を受けていない静止時には細胞内の化学組成の電荷は外側に比べてマイナスである。静止状態のニューロンの内側は外側と比べて約六〇ミリボルト電位が低い。つまり、ニューロンの静止電位は約マイナス六〇ミリボルトである。しかし、あるニューロンが他のニューロンから興奮性入力を受けると、膜電位はグルタミン酸の作用によってプラスへ反転する。グルタミン酸受容体の分子は、細胞膜の内外に存在す

【用語解説２】無髄神経と有髄神経

神経細胞から出ている長い突起は神経線維であり、軸索とも呼ばれる。軸索の周囲はシュワン細胞に取り囲まれて神経鞘（シュワン鞘）を作る。後に軸索とシュワン鞘との間に髄鞘ができたものを有髄神経線維といい、髄鞘のできないものを無髄神経線維と呼ぶ。シュワン鞘があるのは末梢神経だけであり、そのうち脳幹から出入りする嗅神経、視神経、動眼神経などを含む12対の脳神経と脊髄から出入りする感覚神経と運動神経を合わせた31対の脊髄神経が有髄であり、自律神経は無髄である。一方、中枢神経はシュワン細胞がない代わりにグリア細胞の一種であるオリゴデンドロサイト（図1－2参照）が神経線維の髄鞘を形成し、白質の神経線維がこれに属する。シュワン鞘も髄鞘もない裸の神経線維は中枢神経の灰白質によく見られる。

神経伝達速度の向上を可能にする絶縁体である髄鞘が形成されることを髄鞘化と呼ぶ。このプロセスではシュワン細胞とオリゴデンドロサイトが軸索に一巻きするごとに、細胞膜と細胞膜の間の細胞質が押しのけられる。シュワン細胞とオリゴデンドロサイトの成熟に伴って、リン脂質の二重膜が軸索の回りに次々と重なり、バームクーヘンのようになり、イオンを通さなくなる。

る。シナプス前終末から放出されたグルタミン酸がシナプス後受容体の細胞外部分と結合すると、受容体の通路が開き、細胞外液中の陽イオンが細胞内に入り、細胞内外の化学的バランスが変化する。シナプス後ニューロンで十分な数のグルタミン酸受容体に同時にグルタミン酸が結合すると、内側の電圧が十分プラスになり、活動電位が発生する。

対照的に、GABA受容体にGABAが結合すると、GABA受容体に開いた通路から陰イオン、特に塩化物イオンが流入し、細胞の内側はさらにマイナスになる。こうなると、他のニューロンの終末から放出されたグルタミン酸が、シナプス後ニューロンの陽イオンの濃度を変化させて活動電位を発生するのが不可能になる。したがって、活動電位の発生は興奮を起こすグルタミン酸と抑制をもたらすGABAのバランスにかかっている。

GABAの抑制がないと、ニューロンはグルタミン酸の影響下で活動電位を発火し続け、ニューロンは損傷し、卒中を含む血管障害やてんかんに関与する。また、うまみ調味料などに使用される食品添加物であるグルタミン酸ナトリウムは体内のグルタミン酸を増やし、頭痛や耳鳴りの原因になる場合がある。逆に、向神経薬の薬理作用にはGABAの調節を利用したものがあり、抗不安薬にはグルタミン酸を制御するGABAの自然な作用を増強したものがある。

学習によってシナプスで何か起こるか？

人が同じことを繰り返すと、脳内のつながりが円滑になる。同じ刺激が反復されると、シナプス後ニューロンが活動（興奮）するようになり、わずかな刺激で興奮が増強される。ここでは、このようなシナプスの変化を詳しくみてみよう。

シナプス前ニューロンの電位的興奮がシナプスまで伝わると、このニューロンはグルタミン酸を放出する。このグルタミン酸に対して、シナプス後ニューロンは二つの受容体をもっている。一つはAMPA受容体と呼ばれ、この反応は単純であり、グルタミン酸と結合したこの受容体の個々の分子は、シナプス後ニューロン内のタンパク質複合体を活性化し、発火に貢献する。したがって、十分な数のAMPA受容体分子がグルタミン酸と結合し、細胞内の複合体の感度も十分に高ければ、細胞は発火する。

もう一つの受容体はNMDA受容体と呼ばれ、その反応はかなり複雑であり、この受容体をもつニューロンがすでに発火しているかいないかによって異なる反応をする。ニューロンが活動していなければ、NMDA受容体は近くにグルタミン酸が存在しても何もできない。しかし、ニューロンが活動していると、NMDA受容体はグルタミン酸に反応し、同じシナプスのAMPA受容体を調節し、一定量の入力（グルタミン酸）が引き起こす出力（信号）の量を増やす。つまり、ヘッブの法則で予想されたように、AMPA受容体の反応効率が上がる。NMDA受容体はシナプス後ニューロンがすでに活動し、シナプスも活動している時（グルタミン酸が存在する時）、AMPA受容体の感度を上げる。このようなメカニズムによって、シナプスの伝達効率が変化する。これが学習の生化学的正体だ。(4)

ニューロン活動を調節する物質

日常会話でも興奮した時に「今、アドレナリンが出ている」という表現や、スポーツ選手がけがをした直後、「今はアドレナリンが出ているから痛みは少ないが……」という表現がしばしば聞かれる。発展著しい神経化学分野の成果がしばしば口の端に上るようになっているので、ここでは最低限の神経系における化学物質の働きを正確におさえておきたい。

グルタミン酸とGABAはニューロン間の信号をやり取りする代表的な神経伝達物質であるが、シナプス後ニューロンが発火するかどうかには、グルタミン酸とGABAの作用だけでなく、そのほかの化学物質も関わっており、それらを神経調節物質と呼ぶ。神経伝達物質の働きの特徴は点対点の局所的な効果と速効性にあり、シナプス前終末を出てからミリ秒単位の時間でシナプス後ニューロンに電位変化を起こし、その作用はミリ秒単位の時間で終わる。それに対して、調節物質はゆっくりと作用してその作用が長く持続する。

調節物質にはペプチド類、アミン類、ホルモン類があり、神経回路での関与の仕方によって興奮性にも抑制性にも作用する。ペプチドは脳内のいたるところにみられ、ゆっくりと作用する調節物質の総称である。ペプチドは多くのアミノ酸からなり、グルタミン酸やGABAより分子が大きい。ペプチドはグルタミン酸やGABAと同じ軸索内にあることが多く、活動電位が軸索を伝わってくると、伝達物質とともに放出される。ペプチドは専用のシナプス後受容体と結合し、伝達物質の作用を強めたり弱めたりする。ペプチドには様々な種類があり、人体の多様な働きに関与している。よく知られるペプチドはエンドルフィンとエンドケファリンであり、痛みやストレスが引き金となって放出され、専用の受容体と結合して痛みの感じ方や気分を変える。定期的にジョギングを行う人が感じる恍惚感はエンドルフィンとエンドケファリンによるといわれている。

モノアミン類は一個のアミノ基をもつアミン化合物であり、セロトニン、ドーパミン、エピネフリン、ノルエピネフリンが含まれる。モノアミン類を産出する細胞はほとんど脳幹にあるが、これらの軸索は脳の広範な領域に伸びており、少数のニューロンが多くの場所のニューロンに非特異的に影響を与え、睡眠と覚醒の切り替え（モード変換）に関与している（第7章参照）。アセチルコリンもモノアミンであるが、結合する受容体によって作用が速い伝達物質として働いたり、作用が遅い調節物質として働いたりする。前者の代表例として、骨格筋と心筋の収縮に関わっていることが知られる。

ホルモンは副腎、脳下垂体、性線などから血中に放出されて脳に運ばれ、ニューロンのホルモン専用の受容体と結びつき、グルタミン酸やGABAの効果に影響を与える。たとえば、ストレスを受けると、副腎から出るコルチゾールは記憶や情動に関わる様々な神経回路の情報処理に影響を与える。性ホルモンも神経伝達に影響を与え、女性は一ヶ月の間にエストロゲンのレベルが変動して気分を変

えるといわれている。(5)

情報の「結びつけ」のメカニズム――発散と収束

ほとんどのニューロンは軸索が一本しかないが、中には軸索が何回も枝分かれし、枝分かれごとに終末をもつニューロンもある。その結果、一つのニューロンから送り出された情報が多くのニューロンに影響を与える。この現象を発散と呼ぶ。一方、一つのニューロンは同時に多くのニューロンから入力を受け、これを収束と呼ぶ。

実際の脳の神経ネットワークは孤立していないので、シナプス伝達によって他のネットワークと相互作用する。たとえば、リンゴが丸くて赤い染みではなく、リンゴとして見えるためには、感覚刺激について様々な情報が統合されなければならない。このような情報処理を「結びつけ問題」と呼び、「ニューロンの同期性」で説明され、相互に接続している二つの領域の細胞が同時に発火すると、領域にまたがる可塑性が統合される。目の前の物の形と色が統合されるには、その形と色を処理する細胞が同時に活動しなければならない。ヘッブの可塑性によって、色の領域の細胞と形の領域の細胞が同時に活動して結びつけられ、次に類似した刺激が起こると、同じ細胞やシナプスが活性化する。

さらに、ヒトとその他の霊長類が自己を組み立てる時に重要なメカニズムは様々なシステムから情報を統合する領域である「収束ゾーン」の存在である。ラットよりサル、サルよりヒトに多くの収束ゾーンがみられる。同じ収束ゾーンに出力を送る二つの領域で同時に可塑性が起こると、収束ゾーンでも可塑性が生じる可能性が高い。このような複数のシステムの情報を統合するためには同期発火と調節物質も収束ゾーンに影響を与える。脳幹のモノアミン細胞は広範な領域に信号を送るが、モノアミンの影響を受けるのは活動している細胞だけである。このように、モノアミンは可塑性を促進し、領域を超えた可塑性を統合する。

システム間で収束が起こる前に、システム内で収束が起こる。たとえば、皮質視覚野の「何」経路（図2-4）は、階層的に情報処理され、後の処理段階は前の処理段階に依存し、処理段階を経るにしたがって、情報の表象は複雑さを増していく。ここで、「表象」を手短に説明する。たとえば、脳は運動の経験と学習を通して、自らが発した運動指令とその結果生じる動作や外部環境の変化との関係を運動表象（運動プログラム）として獲得する。そして、認知構造、内部モデル、運動プログラムも

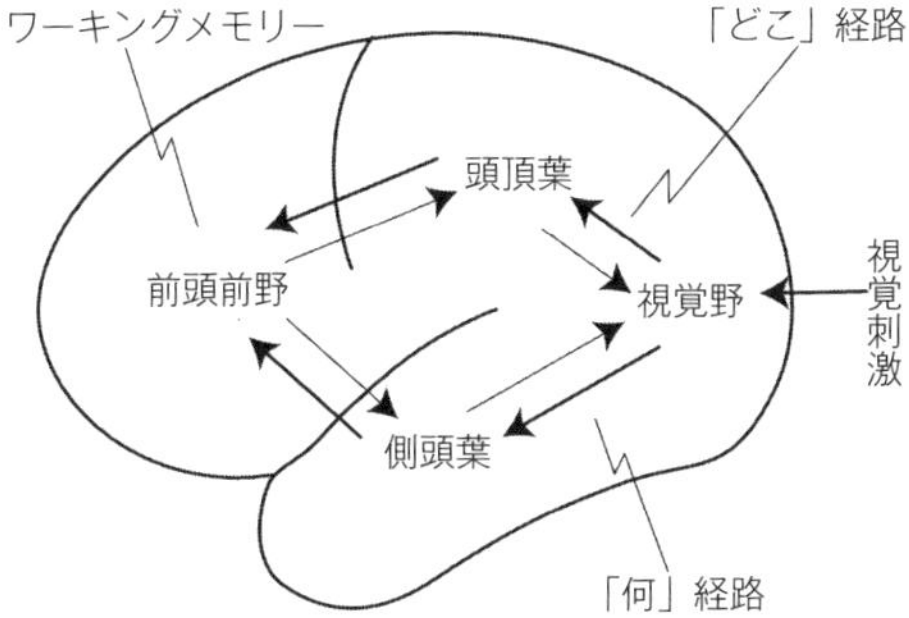

図2-4●ワーキングメモリーへの2つの視覚系からの入力

表象の一種である。表象はかつて外界を正しく反映し、永続的に存在し、必要に応じて呼び出せると考えられていた。しかし、情報処理システムの中では、既存の表象は外部の情報と相互作用しながら、適宜修正されて新たな表象に更新されると考えられている。

階層的な情報処理に話を戻すと、視覚系の最初の段階では各細胞が光刺激の小さな断片の輪郭や線分の傾きに反応し（図8-1参照）、刺激の形を構成する輪郭の全てが多くの細胞にまたがって再現される。次の段階では細胞が前段階の細胞からの入力を受け、視覚対象のより大きな部分を再現することができる。このような収束を経ることが階層的な情報処理であり、最終的には個々の細胞が視覚対象の全体像を表象することになる。

この最終段階の細胞はかつて「おばあちゃん細胞」と呼ばれ、一つの細胞がおばあちゃんの顔のような複雑な刺激を表象すると想定された。しかし、現在では「アセンブル」と呼ばれるシナプスで接続された細胞の小さなセットが、下位レベルの細胞から収束された入力を受け、顔や複雑な光景の視覚対象を表象すると想定されている[5]。つまり、我々の心と行動の根底にあるのは単独の細胞ではなく、アセンブルであると考えられている。このことは、「おばあちゃん細胞」に代わって、「教皇」細胞と「枢機卿」細胞にたとえて説明されている。脳の情報処理は教皇のように単独で最終判断を下すのではなく、枢機卿のようにグループで判断する。言い換えると、いくつかの細胞の相互作用によって最終的な情報処理が行われる。収束ゾーンは複数の領域からの入力を受け、各領域で処理された情報を統合する（ボトムアップ処理）。一方、収束ゾーンは入力を受けた領域に影響を与える（トップダウン処理）。このような収束ゾーンの代表例が前頭前野であり、ワーキングメモリーとして様々な系からの情報を統合し、比較、対照、認知を行うために一時的に蓄えるのはボトムアップ処理である。逆に、ワーキングメモリーの処理の結果を利用し、注意の方向を制御する（第4章参照）のは実行機能と呼ばれるトップダウン処理である（第10章参照）。

収束がシステム内で完了すると、システムにまたがる収束が始まる。ジョーンズとパウエル（Jones and Powell）[6] はサルの大脳皮質で二つの皮質かそれ以上の皮質から収束する入力を受ける領域を数箇所特定した。彼らによって特定された収束ゾーンは後頭頂領域、海馬周囲領域、前頭前野などである。これらの領域は様々な種類の情報を収束しているので、脳の最も高度な認知機能に関わっていると考えられる。前頭前野は思考、計画、意思決定の根底にあるワーキングメモリーに関与している。後頭頂領域はヒト以外の霊長類では空間内での動きの認知に重要な役割を演じており、ヒトでは左半球が言語理解、右半球が空間認知に関わっている。側頭葉内側部記憶システムの一部は皮質感覚野と海馬の間に介在し、海馬が長期記憶を作り出すために感覚刺激同士の関係を形成する材料を提供する。海馬は収束ゾーンであるが、様々な感覚システムからの入力を統合するだけでなく、他の収束ゾーンからの入力も受け取り、超収束ゾーンと位置づけられる。

記憶と忘却の正体

シナプスの中には信号の伝わり方が変わらないものと変わるものがあり、信号の伝わり方が変わり、しかもその変化が長期間にわたる時、記憶と忘却につながる。自動車のアクセルのように、興奮の信号がそのまま伝わり、その興奮が持続することが記憶であるが、ブレーキのように、興奮の信号が抑えられて伝わり、その抑制が持続することが忘却だ。

ヘッブの先見的な仮説から四半世紀後、一九七三年にブリスとレモ(Bliss and Lømo)[7]はウサギに麻酔をかけ、微小電極を使って海馬に向かう神経線維を電気的に刺激すると同時に、海馬の中にあるニューロンからの電気的反応を記録した。海馬に向かう神経線維を刺激すると、予想通り海馬の細胞が電気的に反応した。さらに、海馬に向かう神経線維を繰り返し刺激すると、海馬の電気反応が大幅に大きくなり、その反応が長く持続し、元に戻るまで長い時間がかかった。刺激を繰り返すと、神経線維と海馬ニューロンとの信号の伝達効率が高まり、それらの間のシナプス結合が強化された。初期の実験ではその強化が三〇分から一〇時間持続したため、ブリスとレモはこれを長期増強と名づけたが、いまでは数日や数週間、場合によってはもっと長期間続くことがわかっている。長期増強は海馬だけでなく、大脳皮質一般に広く見られるシナプスの可塑性である。

一方、長期増強とは逆に、特定の様式で入力線維に刺激を加えたり、複数の入力線維を適切な組み合わせで刺激することにより、それらの刺激後にシナプスの伝達効率が長期間にわたって減弱する現象がみられ、これを長期抑制と呼ぶ。つまり、長期増強が正の可塑性変化であるのに対し、長期抑制は負の可塑性変化だ。そして、増強性の伝達効率変化しか起こらないと、シナプス伝達は飽和してしまうから、減弱性の変化が「忘却」に当たる機能として重要になる。さらに神経回路網の観点からみても、あるシナプスの減弱的変化は近隣のシナプスの伝達効率を相対化し、伝達効率のシナプス間のメリハリをつけ、忘却だけでなく学習と記憶も促進すると考えられている。

長期抑制は最初ヘッブの仮説に基づいて研究された。図2-1のニューロンA、B、Cを例に考えると、AとBが同期して活動している最中に、Cが活動を休止するか、CがAとBと同期せずに活動すると、CとBとの伝達効率は減弱すると仮定された。この仮説は一九八〇年代から一九九〇年代にかけて海馬ニューロンで実証された。長期増強は一〇〇ヘルツの反復刺激を数秒与えると誘発されるが、対照的に長期抑制は一〜三ヘルツの低頻度で一五分くらい与えると誘発される。長期抑制も長期増強と同様に海馬だけでなく、前頭前野皮質のニューロンでも見出されている[7]。

日本では伊藤正男[8]を中心に、小脳での長期抑制が運動の学習と記憶の生理学的根拠として詳細に研究された。小脳皮質の出力細胞であるプルキンエ細胞が二つの入力（苔状線維入力と登上線維入力）からほぼ同時に信号を続けて受けると、苔状線維入力からプルキンエ細胞へのシナプス伝達効率が低下する。これが長期抑制であり、登上線維は強力な興奮性入力であることから、これと連合した苔状線維入力が抑制されるという負の連合を生じる。

大脳と小脳の最も重要な機能的違いは、大脳皮質の出力は全て興奮性であるのに対して、小脳皮質の出力は全て抑制性であることだ。かつて、シェリントンは興奮を塑造（moulding）、抑制を彫刻（sculpturing）にたとえた。[9] つまり、大脳は形（神経回路）のない所から新たな形を創り出す働きがあるが、小脳は大脳が創り出した形を作り直すことがその働きであると考えた。前述の大脳皮質での長期増強は「塑造」に対応し、小脳皮質の長期抑制は「彫刻」に対応する。第5章で述べるように、小脳は大脳皮質間にバイパスとして入り込み、様々な変化に適応させる較正装置として働く。小脳の長期抑制が較正として働くことは、シェリントンの「彫刻」という意味づけの現代的言い換えだ。さらに長期増強は認知記憶に対応し、長期抑制は運動記憶に対応する。つまり、前者は頭の記憶であるのに対して、後者は体の記憶だ。[9]

頭の記憶と体の記憶

運動記憶の話をする前に、記憶が物語の展開に重要な役割を演じる小川洋子の小説『博士の愛した数式』[10]を原作とした映画（小泉堯史監督、二〇〇六年）の話から始めよう。主人公の数学者の記憶は自動車事故が原因で八〇分しかもたない。しかし、主人公が野球をする場面があり、阪神タイガースのかつてのエース江夏投手の熱烈なファンである彼もかなり野球が上手い。つまり、この主人公は認知記憶を損なっているが、運動記憶は正常だ。しかし、この映画では記憶といっても認知記憶と運動記憶を区別して話が展開されるわけではない。この映画の本筋とは関わらないが、私はこの映画が記憶を認知記憶としてしか扱っていないことに、原作者と映画に対して「的外れ」の不満を抱いてしまった。

記憶に関する神経学の研究では、右の小説の主人公よりもさらに短い一五分しか記憶がもたない患者が重要な発見をもたらした。この患者は海馬を損傷して認知記憶が失われたが、運動学習による運動記憶が保持され、認知記憶と運動記憶が異なる系であるとの発見をもたらした[11]。

一九五三年、このてんかん患者はモントリオールの神経研究所で治療目的のために左右の側頭葉の内側部と海馬の除去手術を受けた。術後、痙攣の回数は減ったが、顕著な記憶障害が起きた。手術前の記憶は正常であるが、術後の記憶は十五分くらいしかもたなかった。しかし、運動スキルの学習は健常者と変わらなかった。運動スキル学習の検査によく用いられる鏡映描写テストがこの患者に課された。鏡映描写テストは図2-5Aのような二重の星を、図2-5Bの装置で前面の鏡に映し出す。実験参加者は鏡に移った二重星を見ながら、図2-5Aの矢印の所から出発して二重線の中におさまるように鉛筆でなぞって星を描いていく。自分の手と腕は鏡を通して見ることになる。図2-5Cは一日一回六〇日間の健常者八〇人の成績であり、図2-5Dは患者の三日間の成績である。[11]その結果、左右の手は共に試行数の増加に伴ってエラーが減少し、この結果は健常者と変わらなかった。ここで重要なことは、二日目の最初の成績が一日目の最後の成績と同じであり、同様に三日目の最初の成績が二日目の最後の成績と同じことだ。つまり、前日の運動学習の成果が記憶されており、運動にも記憶があることが行動指標によって証明された。しかし、認知記憶がなかった証拠に、彼は二日目と三日目の鏡映描写テストの際に、前日そのテストをしたことを記憶していなかった。

認知記憶が損なわれているが、運動記憶は正常であるというこの患者のケースを受けて、認知記憶と運動記憶が担われている神経回路に注目が集まった。認知記憶は第1章で述べたように海馬にあり、海馬はパーペッツの回路（図1-1）の中に組み込まれている。一方、運動記憶は小脳だけになく（図5-4参照）、大脳基底核も関わっている。さらに、認知記憶と運動記憶は一次的に異なる神経回路であるが、両者が二次的に小脳を介したバイパスによって相互作用していることも第5章でみる（図5-5参照）。

そして、運動記憶系と認知記憶系を考慮しながら、次のような検査が行われた。大脳基底核に問題があるパーキンソン病患者と小脳変性患者に系列運動学習課題を課し、この運動学習における大脳基底核と小脳の役割を調べた。[12]この課題は複数の視覚刺激に対応する反応キーがあり、刺激の提示され

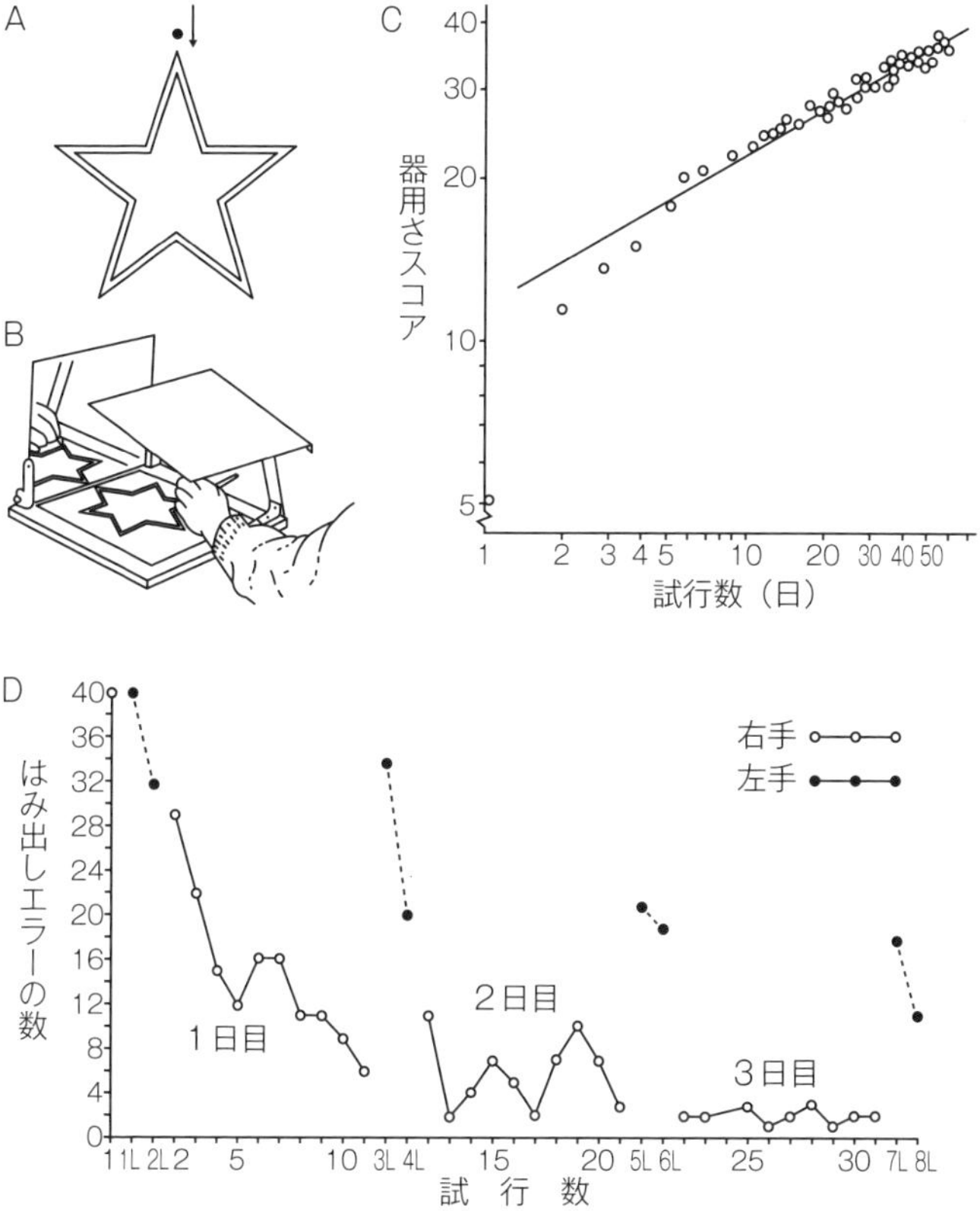

図2－5●鏡映描写テストの装置とパフォーマンス（文献(11)より作成）。Ａ：鉛筆でなぞる星形、Ｂ：テストの装置、Ｃ：２ヶ月間にわたる80名のテスト成績（縦軸の得点＝1000 /（所要時間＋はみだし回数））、Ｄ：認知記憶のない患者のテスト成績

る順番は予め決められているので、系列刺激の提示が繰り返されると、健常者は反応時間を短縮する。しかし、パーキンソン病患者と小脳変性患者では健常者ほど反応時間の短縮が観察されなかった。

また、アルツハイマー病患者とパーキンソン病患者に協応検査課題を課し、運動学習における認知症と大脳基底核の役割を調べた[12]。この課題は両手で持った取手を操作し、その装置の中央に取り付けられた鉛筆を動かし、図形をトレースしていくものである。その結果、アルツハイマー病患者はトレースに長い時間を要したが、繰り返し課題を行うことによって所用時間を徐々に短縮した。三ヶ月後に再検査すると、さらに所要時間を短縮した。一方、パーキンソン病患者は一時的に所要時間を短縮したが、三ヶ月後に再検査をすると、再び長い時間を要した。つまり、アルツハイマー病患者は両手の協調動作を学習し、記憶しているが、パーキンソン病患者は一時的な運動学習ができても運動記憶までには至らなかった。このように、認知症患者は運動スキルを学習して記憶できるが、大脳基底核に問題のある患者は運動記憶が困難だ。

第3章　「学ぶ」とは、「教える」とは

学習とは新しい知識や技能が後天的に習得されるものであるが、「学習」と「学び」という言葉には微妙な違いがある。「学び」が「学習」よりも柔らかい感じがするだけでなく、「学び」が意味するのは学び手が主体的かつ能動的に行う学びの対象への働きかけだ。それに対して、「学習」は第三者が学習者の課題解決過程を観察している意味合いをもつ。

一方、「経験」は学習よりも日常的によく用いられる言葉である。「経験」とは実際に見たり、聞いたり、触ったり、試みたりすることであり、経験した結果、身についた知識や技能も含まれる。したがって、学習は概念的には経験に含まれ、知識や技能を身につけることを強調した術語である。

学習段階――言葉で説明できるプロセス、できないプロセス

課題を繰り返しやってみてもすぐに学習の成果が上がるわけではない。しかし、課題を繰り返していると、突然分からなかった課題がわかるようになり、できなかった課題ができるようになる。学習成果は課題に要した時間に比例して上がるのではなく、段階的に向上する。

学習段階の一例を挙げると、第一段階は課題を解決する手順が「分からない」し、課題を解決「できない」段階だ。第二段階は手順が「分かる」けれども、課題が「できない」段階だ。第三段階になると、「分かる」ことと「できる」ことが両立する。認知学習は第二段階がなく、筆算の仕方が「分かる」と、そのまま第三段階の筆算が「できる」状態に到達する。しかし、運動学習では動作の手順が分かってもできない時期があり、これが第二段階に相当する。さらに、運動学習には段階がもう一つあり、動作が自動化すればするほど、動作の手順が「分からない」のに「できる」ようになるという段階、すなわち第四段階がある。認知学習では「分かる」ことが「言葉で説明できる」プロセスに対応しているが、運動学習では「分かる」ことが必ずしも「言葉で説明できる」プロセスに対応せず、言語にできない「分かる」世界が存在する。つまり、運動学習は言語化によってこぼれ落ちた、言葉にできない世界にその本質がある。哲学者はこの「言葉にできない世界」を「暗黙知」と呼び、古く

から興味をもってきた[1]。

それでは学校教育で運動学習を含む音楽、美術、体育の実技教科と技術家庭科の実習では、教師は「分からない」が「できる」ことで課題を教えたことになり、子どもたちはそれで課題を学習したことになるのだろうか。スイミングスクールやピアノ教室では「できる」だけでよいが、学校教育は「できる」だけでなく、「分かる」立場をとらざるをえない。したがって、技能を含む教科教育は必ずしも言葉で説明できなくても、熟練者の「分かる」世界を明らかにしなければならない。

熟練者の動作は速く正確でなめらかである。つまり、熟練者は誤差修正に関わらずに運動を行い、習得した運動記憶に基づき、予測に先導された動作を遂行する。熟練者の動作は自動化しているから言葉で説明しづらくなるとよく言われる。その中身は熟練者が初心者に比べて中枢での処理時間が非常に短く、自分の動作の情報処理過程を意識的にたどれないからだ。第四段階の「分からない」はそういうレベルからみた「分かりづらさ」である。それでは熟練者は自分自身の動作をどう理解しているのだろうか。すでに熟練者の動作を説明した中にその答えはある。熟練者は自分の動作の「なめらかさ」を感じ、自他の動作を「予測」できる。他者の動作の予測は自分の運動記憶に基づいて他者の動作を「なぞる」こと（シミュレーション）によって得られる。さらに、熟練者は動作遂行中の自己と環境に対して「適切な注意の分配」ができ、新たな課題に対して、習得した「技能の柔軟な適応」ができる[2]。

分析哲学のライル（Ryle）[3]は知識を「事柄（の内容）を知ること」（knowing that）と「方法を知ること」（knowing how）に分けたが、言語化ができない「分かる」プロセスは「方法を知ること」と重複する。ライルは「事柄を知ること」をあまり分析せず、「方法を知ること」がそれ自体十分知的といえる条件を明らかにしようとした。状況や文脈の変化に応じて、常に高い技能を示す動作は、それについての説明や言葉による表現とは無関係に知的である。ライルは頭の中の知的操作である計算や論理的推論も、元は動作として表出させた「技能が内面化」したものであり、結局は「方法を知ること」の問題とみなせると考えた（第5章「『読み書き算盤』の基礎にある動作」参照）。ライルが「方法を知ること」を強調した背景には、全てを言葉で教え、学ばせようとした「頭でっかちな」主知主義への批判が含まれている。

脳は認知学習でも運動学習でも、自らが発した出力とその結果生じたパフォーマンスや外部環境の変化を関係づけ、この関係性を内部モデルとして獲得する。[4]この内部モデルの獲得こそがライルのいう「技能の内面化」だ。内部モデルという記憶は学問分野によって表象、認知構造、プログラムなどと言い換えられ、このモデルを使って近未来がシミュレートされて予測される。内部モデルとシミュレーションの関係は、天気予報が過去の膨大なデータから、近未来の天気図をシミュレートすることとよく似ており、内部モデルを使って近未来がシミュレートされなければ、滑らかな会話もスポーツも成り立たない（「技能の内面化」については第5章で神経回路から説明される）。

運動学習も最初は言葉によって動作の手順を理解する認知学習が含まれているが、その手順をからだの動きに変換すると言葉で表現しづらくなる。認知学習は大脳皮質で処理されているので言語で表現できる。しかし、運動学習では動作の手順が大脳皮質で企画されるが、その手順がからだの動きに変換される過程で、意識がある大脳皮質での情報処理が無意識な皮質下の大脳基底核や小脳へ移行し、言語化が不可能になる。大脳皮質もどの筋肉をどのくらいの力でどのようなタイミングで動かすかを言葉で表現できるほど、からだの動きを事細かに処理していない。つまり、大脳皮質は骨格筋のことを知らずに、動作パターンを知っているだけかもしれない。このような情報処理過程を全く考慮せず、運動の学習と記憶は俗に「からだで覚える」と表現され、「運動記憶」という術語が現在でも人口に膾炙されることはほとんどない。

それでは運動の学習と記憶から教科教育をみるとどうなるのだろうか。ライルの「技能の内面化」から考えると、実技、実習、実験を含む教科は運動の学習と記憶が認知、すなわち「知ること」を促進するという観点を重視すべきである。この観点に立てば、学校体育に大きな位置を占めている「体力づくり」は変更を迫られるだろう。体力づくりである筋力や持久力の強化は骨格筋と呼吸・循環系の機能に関与している。体力トレーニングはその時間に正比例して効果がみられるが、ある一定の水準まで達すると頭打ちになり、トレーニングを怠れば元に戻り、筋力や持久力は記憶されない。一方、運動スキルはすでに述べたように段階的に向上していく。運動スキルの練習は神経系の働きに基づい

【用語解説3】体力づくり

戦後の学習指導要領の変遷をみると、体育科以外の教科では1958年の生活教育から系統主義的教育への改訂（五八改訂）が最も大きな変化であった（第5章参照）。一方、体育科では五八改訂に加え、1968年の改訂によって学校全体で体力づくりを促進する「体力主義体育」が台頭した。1960年代には肥満児問題にみられるように「体格は伸びたが、体力がない」という青少年の体力問題と共に、1964年の東京オリンピックで中心競技である陸上競技と競泳で惨敗し、体力主義体育が体育の授業以外にも学校に導入された。たとえば、1限目と2限目、3限目と4限目の休憩時間を10分から5分に短縮し、2限目と3限目の休憩時間を20分とり、全校児童、生徒を運動場に集め、持久走、縄跳び、サーキットトレーニングなどの「業間体育」が行われた。このような体力主義体育は「身体の教育から身体活動による教育へ」と、「訓練から学習へ」という戦後体育の発展を阻害するものであった。

て記憶されているので、習得後に練習をしなくとも、パフォーマンスはあまり低下しない。

次に、スキルは最適なパフォーマンスを求めるから、その動作に目標値があるが、体力は最大値を計測し、動作そのものには目標値がない。動作目標がなく、学習・記憶がないところに教育はないので、体力づくりは学校教育にふさわしくない。しかし、現代人はあまりにも骨格筋を使わず、心身に不具合を来している。子どもたちはほとんど身体活動をしない群とスポーツ障害を引き起こすほど身体活動量の多い群に二極分化して久しい。したがって、学校体育でも最低限の体力づくりとその知識の指導が期待されている。一方、サッカーやバスケットボールを体験すれば分かるように、運動スキル学習もかなりの運動量を伴い、体力づくりを特別に設定する必要がないという考え方もできる。

なお、著者は学校での「学習」という術語の使われ方を整理する必要があると考えている。教科名に「学習」を安易に付けるケースがしばしばみられ、教科と学習内容を不明確にしているからだ。たとえば、国語「学習」と言った場合、国語科における認知学習の一つである言語学習を意識しているだろうか。同様に体育「学習」という学習はなく、体育科における運動学習または知覚—運動スキル学習という方が正しい。

他者の支援が学習能力を変える

前項の冒頭で述べた学習の四段階は個人内での学習過程であるが、旧ソ連のヴィゴツキー(Vygotsky)[5]は他者に支援された学習に着目し、「発達の最近接領域」という概念を提起している。ヴィゴツキーは子どもがすでに到達している発達水準と、もうひとつ教師の指導、援助の基で可能になるより高度な問題解決水準、つまり教育的働きかけによって背伸びできる水準を想定し、この二つの水準の距離を発達の最近接領域と呼んだ。たとえば、二人の子どもにテストをすると、二人共に知能年齢が八歳と判定された。次に、教師が手助けすると、一人は九歳のレベルまでしかいかなかったが、もう一人は一二歳のレベルまで達した。この場合、九歳と一二歳のような近未来の発達水準と現在の発達水準の差が最近接領域だ。近未来の発達水準の違いをもたらした学習能力を考えると、「できる／できない」の二項に含まれない学習能力が存在することに気づく。この学習能力は現時点では他者に支援されたものであるが、近未来では自分自身に属し、ヴィゴツキーは発達と学習過程を自他関係の中で理解することを強調している。

一九八二年、横浜の小学校教師長坂敏彦が行った算数の実践は「発達の最近接領域」を想起させる。割り算も習っていない小学二年生が、小学六年生でも正答率が一割程度という左の算数の難問を解けるようになった[6]。

おやつをかいにいきました。
あめだまを　5つかうと　まだ20円のこっていました。
そこで、あめだまを　ぜんぶで7つかうことにしました。
すると4円しか残りません。
あめだまは1個いくらですか。

長坂は三つの段階を設定して二年生に問題を解かせた。第一段階では問題文を読んで解かせた。第二段階では買う人になって考えさせた。第三段階では「お店屋さんごっこ」をして売る人になって考えさせた。その結果、第一段階で正解できた子は三五人中一人しかいない。第二段階で正解した子は九人いた。第三段階では新たに一九人が正解した。さらに驚くべきことに、問題として要求されていない「最初にあったお金は六十円」まで自然と分かった子が六人もいた。

この実践に先立つ一九四八年、旧ソ連の心理学者イストミナ（Istomina）は、三歳から六歳の子どもにおいて、物事を「覚えよう」として覚えることの発達を調べた。子どもは幾つかの品物のリストをゆっくりと読み上げられ、それを暗記するように言われた。その結果、子どもは一つか二つしか覚えられなかった。次に、イストミナは、子どもに「幼稚園ごっこ」をやらせた後に、「お店屋さんごっこ」へ移行し、そこで買ってくる品物を覚えさせた。そうすると、子どもは自発的にリハーサルをしたり、声を出して覚えたりしながら、二倍近い品物を記憶した。このように、子どもは「お店屋さんごっこ」という社会的文脈が与えられた時に認知活動を活発に開始し、かなり背伸びした能力を示した[6]。

次に運動学習の事例を「発達の最近接領域」の観点からみてみよう。小学校体育の教材に「折り返し走」があり、これはスタートラインの前方二〇〜三〇メートルに旗を立て、その旗を回って帰ってくる走運動である。低学年以下の子どもは直走部と同じ速度で折り返し部に走り込み、大きく膨らんで走ってしまい（オーバーラン）、走行距離が長くなり、所要時間も長くなる。それに対して、中学年以上の子どもは折り返し部に走り込む前に速度を落とし、オーバーランせずに短い走行距離を走り、所要時間も短い。これは前者が折り返し動作を予測せず、速度を落とさないためにかえって時間を要するが、後者は折り返し動作を予測し、折り返し部に入る前に速度を落とすから、所要時間が短くてすむためだ。このような後者の予測は経験や学習によって蓄積された運動記憶によるシミュレーションの結果だ。しかし、折り返し走を扱った授業では、小学低学年の子どもも折り返し部の前での走速度のコントロールを指導すれば、円滑なからだの方向転換ができるようになる。

また、走り幅跳びでは着地動作、踏切動作、空中動作の順に発達するといわれている。踏切時に振上げ脚を引き上げる動作は男子では幼児期にすでに獲得しているが、女子では一一歳頃までかかる。しかし、女子でも教えられて練習すれば幼児期から振上げ脚の引き上げができるようになる。また、踏切時の腕の使い方は走行中のように前後に振るか、十分に腕を引き上げる。このような踏切動作は加齢と伴に獲得されているが、男女共に幼児期から練習によって改善される。しかし、空中で腕を上方に伸ばすような空中動作は小学生では練習によっても改善されにくく、空中動作のバランスは着地動作にも影響し、小学校高学年になっても両足着地ができずに走りぬける児童が多い。したがって、踏切動作は発達の最近接領域の対象になるが、空中動作はその対象にならない。

最近接領域の考え方で重要なことは、学習が発達の後を追うのではなく先導する未来性だ。さらに、最近接領域とは単に現在の水準を量的に引き伸ばすことではなく、現在の水準に新しい方向づけと価値づけをもたらすことである。(7) 教師の方向づけと価値づけが、折り返し走の実践では走運動でなく予測動作にあることに注目したい。また、長坂とイストミナの実践の勘所は認知学習を「お店屋さんごっこ」という社会的文脈によって活性化したことだ。

学習の終着点からみた記憶の分類

「習得」という言葉が示すように、学習過程はその終着点として記憶が想定されている。学習の成果は神経系に記憶されるので簡単には忘れない。大多数の日本人にとって、小学校で習得した掛け算の九九は運用の頻度に相まって強固に記憶されている（認知記憶）。また、あるスポーツを練習すると、そのスポーツの動作パターンが脳に記憶されるのに伴い、そのスポーツに特化した四肢の骨格筋が発達する。その練習をしなくなると、筋は衰えるが、動作パターンの記憶（運動記憶）は残る。その際、動作パターンの記憶に基づいて動作を遂行しようとすると、衰えた筋はその記憶についていけず、肉離れを起こす。中高年のバスケットボールやバレーボール経験者が昔とった杵柄で華麗なプレーをしようとすると、しばしばアキレス腱を切ってしまう。この事例は運動が骨格筋ではなく、中枢に記憶されることをよく示している。

記憶は学習よりも細かく分類されているので、記憶の分類から学習の違いを理解しておこう。記憶は「言葉に置き換えられる」陳述記憶と「言葉に置き換えられない」非陳述記憶に大別される。さらに、陳述記憶（認知記憶）は意味記憶とエピソード記憶に分かれ、非陳述記憶は手続き記憶と情動記憶に分かれる。意味記憶は言葉や人名を覚えていることだ。エピソード記憶は体験した出来事を覚えていることであり、大人になっても小学校の頃に先生にほめられたことをその場面の状況とともに鮮明に覚えているものだ。それに対して、手続き記憶（運動記憶）は水泳や楽器の演奏を覚えることであり、ある年齢になると筆跡をもつこともこの記憶だ。脳は動作の繰り返しを通して、自らが発した出力（運動指令）とその結果としての入力（感覚情報や外部環境）の変化との関係を学習し、この関係を脳に「内部モデル」として獲得する。(8) この内部モデルのうち、特に運動の時間構造の記憶に基づくものが運動プログラムだ。運動プログラムはさらに「感覚情報を選択して反応を計画するもの」と「運動の各部分部分を寄せ集め、その時間関係をコントロールして一連の運動にまとめているもの」に大別される。(2) 情動記憶は情動と何も関係ない感覚情報と恐怖や喜びが条件づけで結びつき、その感覚情報が手がかりになり、それに対応した情動が起こるものだ。たとえば、学校で嫌な体験が度重なると、学校という環境が嫌悪感を喚起し、この情動記憶が不登校の引き金になる。そして、陳述記憶は大脳皮質と海馬に蓄えられ、手続き記憶は大脳皮質に加え、大脳基底核と小脳が参加し、情動記憶は扁桃体と海馬が関与する。

一方その他の記憶として、陳述記憶と非陳述記憶に含まれないワーキングメモリー（作業記憶）があり、前頭前野で営まれている。これは短期の記憶であり、瞬時に蓄えられ、すぐに消えていく記憶である。たとえば電話をかける間だけ電話番号を覚えているような記憶がワーキングメモリーだ。また、会話する時には、相手の言ったことを短期間記憶していなければ会話は成り立たない。

このようにみてくると、ほとんどのエピソード記憶と情動記憶は一回の体験を学習・記憶したものであるが、意味記憶と手続き記憶は繰り返し学習した結果、記憶されたものである。脳が記憶にたよらず、外部情報からのフィードバックだけで行動をコントロールするとすれば、感覚入力の誤差を小さくするだけに全力を傾け、目の前の現状だけを処理するのに精一杯になり、未来など思いもよらない。しかし、脳が手続き的記憶に基づいて行動をフィードフォワードにコントロールすることにより、我々は未来を手に入れる[9]。手続き的記憶が運動司令を作り出し、運動司令が下位中枢に下ると同時に感覚系にそのコピー（遠心コピー）を送り、遠心コピーはイメージの元になる。外界の動き、すなわち感覚入力の処理速度と同程度の速さでイメージが作られれば、脳内と外部環境の動きに差が起きないが、イメージが速ければ脳内と外部との差が生じ、それがおそらく未来という時間意識すなわち主観的未来を作り出す。そうすると、手続き的記憶は主観的「未来」の源泉であり、エピソード記憶は主観的「過去」とみなせるが、意味記憶は時間性がなく、「現在」と言えるだろう[9]。

「学び過ぎない」学び、「教え過ぎない」教え

学校でも家庭でも教育の難しさの一つは、学びに対する子どもたちの自律性や主体性をどのように育てるかだ。この自律性や主体性は手取り足取りで教えると削がれる。どこまで教え、どこから子どもに考えさせるか、試行錯誤させるかが教授—学習過程の勘所になる。

学習の初期にはフィードバックは不可欠であり、このフィードバックも「教え」の一手段である（第6章参照）。フィードバックを与え過ぎると、フィードバックに頼り過ぎて学習効果が損なわれる。運動学習の際、試行ごとにフィードバックを与える一〇〇%群と半分の試行しかフィードバックを受けない五〇%群は習得過程でほぼ同程度のパフォーマンスを示した。しかし、二日後に行われた保持テストでは五〇%群のパフォーマンスが一〇〇%群のそれよりも高かった[10]。フィードバックの頻度が多いことは、「教え過ぎ」とも言い換えられ、教授—学習過程では「教え過ぎない」ことも重要な視点だ。

フィードバックによる誤差の修正に加え、「学習に間隔をあける」ことが学習を促進する。これは教育心理学の大きな発見だ。確実に言葉や歴史的事実を長期間記憶したいならば、覚える時間を何回かに分け、フィードバックとしてのテストを挿入し、テストの間隔をだんだん延ばしていくのがよい

（第6章参照）。

脳イメージングによると、学習の間隔を空けないで、同じ課題を繰り返す場合、その課題が引き起こす脳活動は徐々に減少していく。反復される情報が徐々に新奇性を失うと考えられる。一方、学習の間隔を空けると、反復される情報の新奇性が保たれ、脳活動は増加する。[11] 加えて、学習と学習の間に「間」を置くことは、この間に情報の整理を促し、草木の剪定のように、何が主要で、何が末節かを選別していく。学びと学びの間の「間」の最たるものは睡眠であり（第7章参照）、この「間」は「学び過ぎない」ことの重要性を教えている。

「学び過ぎない」ことと「教え過ぎない」ことの文脈をたどると、大江健三郎が対で頭に置いていたという unlearn と unteach という言葉が思い浮かぶ。[12] 英英辞典によると、前者は自分が習得したことを捨てることであり、後者は人に既存の知識を忘れさせるか、または捨てさせることである。たとえば、現在我々はDNAが遺伝情報を担い、一つの卵が分裂を繰り返し、二本足で直立して歩くヒトへ成長することを知っている。しかし、DNAと二本足で直立するヒトとの間にはあまりにも大きなギャップがあり、我々人類は一個の卵からひとりのヒトへの成長過程を理解していると思っているが、実はそうではない。既存の知識を当たり前のこととして受け入れ、納得してしまうと、知ることは深化しない。unlearn は既存の知識を一旦傍に置いてみて、その知識を疑い、異なる視点からみて、相対化することを意味している。また、学際的な考え方も unlearn に一脈通じる。私たちは物事を「分けて」、それぞれに名称をつけ、理解した気になっている。そうすると、それぞれの物事が一人歩きし、あたかも違う物事のようになってしまう。しかし、一旦分けた物事の中にも共通点がみられ、それらをひとまとめに扱うこともできる。この観点から、本書で扱う運動学習の対象はスポーツだけでなく、書字、描画、発話、唱歌、楽器演奏、裁縫、料理、木工、実験などが含まれる。さらに運動学習が知覚―運動スキル学習と言われるように、運動学習は認知学習と重なる所もあり、動作と認知の一元論に行き着く。一方、このようなunlearnを促すために意図され、仕組まれた教えがunteachだ。

しかし、学ぶ過程と教える過程における「学び過ぎない」ことと「教え過ぎない」ことの効果は、発達段階によってかなり異なる。異なる発達段階として、小中高の授業と大学のゼミ活動を比較してみよう。

小中高の授業で児童、生徒に事柄1、2、3、4、5を教える場合、教師は1、2、3か1、3、5だけを教え、子どもたち自らが残された事柄を考え出せるように教材の配列やインストラクションを工夫しなければならない。徹底して教えない、こんな授業がある。(13) ヒーリー(Healy)はロサンゼルスの下町にある公立高校の数学教師であり、受講生の学力にはかなりばらつきがあり、大学進学を希望している者や高卒で社会に出る者もいる。ヒーリーの授業の初日、生徒たちはトランプカードの数字でグループに分けられる。各グループには「探求シート」が渡され、それには幾何学の基本命題が一つだけ書かれており、それについてグループ内で討論し、大切だと判断したことをシートの余白に書いていく。命題はたとえば、「平行線は決して交わらない」や「三角形の内角の和は一八〇度である」だ。この授業には教科書はなく、幾何学支援ソフトが入ったコンピュータ一台とそのマニュアルが置いてあり、生徒はこれを教師の指導なしに自由に使える。宿題はその日のグループ討論で問題になった定義を調べたり考えたりすることであり、翌日、宿題は集められ、ランダムにグループ間に配られる。それから、グループで討論して「グループの定義」を出し、それをクラス全体で討論して「クラスの定義」を導き出して、「クラスの教科書」に載せる。クラスの定義が正しいかどうかは幾何学支援ソフトで確かめる。

この授業では教師は幾何学をほとんど教えないで、生徒たちの自主的な活動に任せた。それではヒーリー先生は何もしなかったのだろうか。そうではなく、ヒーリー先生は生徒に聞かれても「わからない」振りをし、教師への依存心を排除し、生徒たちが頼れるのはクラスメイト同士だと思い込むように仕組んでいった。先生はさりげない応答の中で、各自の役割を作り上げるように促し、各自がクラス全体の学習目標を達成するために相互作用するように支援した。これは教育学でいう「学習集団の形成」の成功例であり、ヒーリー先生は生徒が相互作用する仕組みを生徒が気づかないうちに作り上げていった。

一方、大学生のゼミ活動や大学院以上の研究の初心者は、研究室の指導者や先輩の生活態度そのものが暗黙の「教え」になり、課題解決の手順を学ぶ。自然科学の研究室は全ての人が自然の前で対等であることを前提としつつ、職人の世界の技の伝承のように徒弟制度に似た、「見よう見まねで」とか「習うより慣れろ」といった「知」の伝承のスタイルを含んでいる。動物実験による神経生理学の研究室の活動は、文献の読み方に始まり、麻酔や手術の仕方、電極の作り方など、論文に表現されない研究の勘所が満載であり、それらが徒弟制度に似たスタイルで伝えられる。

また、自然科学ではしばしば、既存の知識を金科玉条の如く絶対不変のことと考えるのではなく、先入観を排してデータをみるべきだと言われる。たとえば、タンザニアで野生キリンの子育てを調べた齋藤美保[14]は、動物の行動を擬人的な視点で一方的に解釈することを極力避け、先入観を排して観察したデータを虚心坦懐に捉えようとした。彼女は個体識別の際、電子機器に頼らず、手書きのスケッチを重視し、徒歩で観察する手法に意義と強みを見出した。このような斎藤の「学び過ぎない」研究姿勢は、彼女の指導教員である伊谷純一郎の「教え過ぎない」指導方針に支えられている。齋藤は「とりあえず現地に行って面白いものを探してこい」という伊谷の一見乱暴な言葉でタンザニアへ送り出される。この場合、伊谷は初心者の齋藤に対し、教えていないようにみえるが、タンザニアという場所とフィールドワークという方法である「教え」の大枠を設定し、齋藤に大きな自由裁量の余地を残し、齋藤が自ら学んでいると思えるように「教え過ぎない」教えを仕組んでいる。あたかも、齋藤は伊谷「牧場」に放牧されて成長しているようだ。この際、指導者は研究的に意義があるが、未だ研究されていない分野を把握しておくことが、「教え過ぎない」教えの前提となる。そうでなければ、指導者は学生や院生の「ブレ」を修正できない。そして、研究的に意義があることを「面白い」と表現し、その表現自体が教えなのである。

「スキル」の学習、「わざ」の稽古

スキル学習であるピアノの練習と対比されながら、徒弟制度である日本舞踊の稽古が認知科学的に分析されている。(15) ピアノの練習では、右手の動き、左手の動き、両手の動きの順に、初心者の既習の知識に応じて指導される。それに対して、日本舞踊では最初から師匠の所作全体の模倣に入る。

ピアノ演奏をはじめ、西洋の芸術には学習段階という考え方があるが、日本舞踊にはそれがない。西洋の芸術では、一つの「わざ」の体系は要素に分解され、習得の容易なものから難しいものへ配列されている。しかし、日本舞踊の場合、弟子が一つの作品の模倣が完成したと師匠に判定されると、次の作品の模倣に入る。この際、次の段階に「進む」という意識は師匠にも弟子にもなく、学習段階という捉え方が日本舞踊にはない。日本古来の「わざ」の教え方は、容易なものから難しいものへ段階的に設定するのではなく、むしろ初心者に難を体験させ、弟子自らが学習の段階や目標を作り出すように追い込んでいるようにみえる。

さらに、ピアノの練習と日本舞踊の稽古では評価の仕方が大きく異なる。ピアノの場合、バイエル、ソナチネ、ソナタなど練習曲の段階が明確に区別され、それに対応して目標が設定されているので、評価も明確な形で得られる。しかし、日本舞踊の場合、師匠の評価は「ダメだ」「それでいい」とはっきりしているが、弟子には「わざ」の良し悪しの評価基準がみえない。師匠は漠然とした形でしか評価を与えないため、弟子が師匠の意図を汲み取って自律的に目標を作り出し、師匠の評価の非透明性が弟子に稽古を持続させるように仕組まれている。

この評価の非透明性は、日本映画の黄金期である一九五〇年代の巨匠と呼ばれる監督にもしばしばみられる。日本舞踊の師匠と同様、映画監督は俳優に演技の良し悪しを明確に伝えるが、その評価基準を提示しない。溝口健二監督は映画撮影に際し、俳優に演技指導をせずに「ダメ出し」を連発し、「あなたは役者でしょう、それなら演技ができるはずでしょう、僕は監督だから役者の真似なんかできませんよ」と突き放す。しかし、出来上がったフィルムを見ると、そこに写っているのは俳優ではなく、本物の女であり、男であったと当時溝口の助監督であった新藤兼人[16]は書き残している。おそらく、溝口は俳優が監督の意図を汲み取って自律的に演技を創造するために事細かな演技指導を意識的にしなかったと思われる。これは最もハイレベルな「教えない」教えのスタイルであり、監督が俳優の能力を高く評価し、俳優も監督の期待を裏切らない創造性をもっていなければ成り立たない。

このように日本古来の「わざ」の習得は、「模倣」「非段階性」「非透明性」に支えられ、西洋の芸術の段階的学習論と大きく異なる。西洋は何かにつけて対象を部分に分解し、部分を組み立てて全体を捉えるので、練習も部分から始まり、全体へとまとめていく。対照的に、日本舞踊は対象を部分に分解せず、対象全体を一つとみなし、一つのものとして稽古を通して身につけていく。このように説明すると、西洋の芸術は分習法で練習し、日本舞踊は全習法を採用しているように思える（用語解説4参照）。しかし、全習法は部分の相互作用を前提としているが、日本舞踊の稽古には部分が存在せず、全体があるだけである。日本舞踊はひたすら全体の模倣に励み、師匠の見えない判断基準を模索することになる。[15] このように、日本舞踊の稽古は西洋の段階的学習論と異なり、舞踊を部分に分解してしまうと、舞踊の重要なものが欠落することを恐れているかにみえる。おそらく、日本舞踊の重要なことは「間」であり、部分から全体を組み立てていくプロセスでは「間」が獲得できないことを恐れているのだろう。

一方、日本舞踊の師匠が弟子に与える指示の仕方は、運動学習における教師のインストラクションの与え方に多くの示唆を与える。師匠は踊りの急所やどうしても弟子がうまく動けない時に、簡潔な独特の言い回しで弟子に指示を与える。腰や膝の動きを指示する時、「腰の高さは何センチぐらいに」とか「膝を何度ぐらいに曲げて」というような観察語は決して使わず、「腰をもっと入れて」とか「膝を柔らかく」という生成語を用いる。観察語とは外側から観察した、自然科学で使われる言葉である。それに対して、生成語とは「どんなつもりでやるとよいか」というような、動きを作り出す

【用語解説４】全習法と分習法

スポーツの練習方法には古典的に全習法と分習法がある。全習法は全体をひとまとめに練習するが、分習法はいくつかの部分に分けて練習する。たとえば、テニスであれば、いきなりゲームをするのが全習法であるが、グランドストローク、サービス、ボレーを分けて練習するのが分習法である。さらに分習法には純粋分習法（Ａ→Ｂ→Ｃ→Ｄ→Ａ＋Ｂ＋Ｃ＋Ｄ）、漸進的分習法（Ａ→Ｂ→Ａ＋Ｂ→Ｃ→Ａ＋Ｂ＋Ｃ→Ｄ→Ａ＋Ｂ＋Ｃ＋Ｄ）、反復的分習法（Ａ→Ａ＋Ｂ→Ａ＋Ｂ＋Ｃ→Ａ＋Ｂ＋Ｃ＋Ｄ）などがある。

運動学習における全習法と分習法を使い分けるためには、スポーツの中の動作を要素に分析し、その要素間の相互作用の度合を同定することが必要である。言い換えれば、スポーツの中の動作から、系列的動作とかプログラムされた動作とそうでない動作を選別し、前者は全習法、後者は分習法で行われるべきだ。たとえば、バレーボールの三段攻撃やハードル走の練習では系列運動の学習が強調されている。ハードル走の練習は１台だけを切り離して練習するのではなく、数台のハードルを跳び越す練習をしないと、各運動要素（ハードリングとインターバル）間の相互作用を練習できない。

側の「心づもりする（留意する）」言葉だ。つまり、「……しようとしてみる」とか、「……のつもりになる」というのが生成語であり、跳び箱の指導の時、「着手をからだからつき離すようにする」は生成語によるインストラクションであるが、「腕を支点とした体重の移動」は観察語によるインストラクションである[6]。

このような日本舞踊の指示の仕方は、実技指導における教師のインストラクションが生成語であるべきであることを教えている。動きを自然科学的に記述する生理学や運動力学は、実技指導をする教師側の知識であり、教授法を支える科学であるが、学習者に教える教授内容ではなく、観察語は子どもたちに伝わりにくい。それを克服するために、教師は自分自身がもっている動作に伴う動きとからだの感覚を学習者にも同様に喚起するために、動作を比喩的に表現する「わざ言語」を工夫すべきであり、[15]教科教育の研究者はそれを体系化しなければならない。たとえば、家庭科では食材を包丁で切る場合、食材をおさえる手の構えは包丁で指を切らないために「ネコの手」のようにといわれる。また、体育科では「ハードル走は跳ぶのではなく跨ぐのだ」とか「砲丸投は投げるのではなく突くのだ」といった「わざ言語」がすでに使われている。「わざ言語」は動作を事細かく指示するのではなく、学習者が自ら考える自由裁量の余地を多く残し、「教え過ぎない」教えを支えている。

第Ⅱ部　学習の五本柱——学習効率を求めて

第Ⅰ部では学習の神経科学的実体がシナプスでの信号の伝達効率の変化（可塑性）にあることをみた。しかし、他の生物もシナプスの可塑性をもっているので、人類が生物界で並外れた学習能力をもっていることはその可塑性だけでは説明できない。同一人物でも状況や学習方法が学習効率に影響を与える。認知神経科学者のデュアンヌ（Dehaene）[1]はヒトが環境から情報を取り出す速さを最大にする四つの機能（注意、能動性、フィードバック、睡眠）を指摘したが、本書はそれに学びつつも特に「読み書き算盤」の基礎にある能動的な動作を強調した。さらにそれぞれの機能を発揮するのに最適な時期（敏感期）があり、第Ⅱ部ではこれらを合わせて学習の五本柱と位置づけた。何かを学習する時、その敏感期を逃さず、学習者の四つの機能を促進するようにできれば、必ずや学習の速さと効率を最大にできるはずである。

第4章

注意——情報の選択と切り替え

注意は感覚刺激の洪水が脳へ並列的に入ってくる入口で働き、何に注意を向けるのかを決め、限られた感覚刺激に優先順位をつける。たとえば文章を読む時、個々の語彙の正確な意味に注意を向けるか、文脈の理解に注意を向けるかによって、読み方が大きく異なってくる。また、テニスのグランドストロークを練習する時、打ったボールの飛ぶ方向か自身の腕の動きか、どちらに注意を払うと高いパフォーマンスが得られるのだろうか。このように、何かを学ぶ時、何に「注意」を向けるかによってその学習課題が異なってくる。

二つのタイプの注意

小学校で新しい計算方法（たとえば、割り算）について初めて授業を受けることを想定してみよう。子どもたちはかなりの緊張を伴って、計算の手順を理解するために様々な感覚刺激の中から教師の声、手元のタブレットや黒板の情報を選択しなければならない。

算数の授業で計算の手順を理解するために、教師の声に耳を傾けて必要な情報を得ることは、「目的指向的な注意」だ。一方、授業中に自分の名前を呼ばれれば、その声の方向に顔を向ける。これは「感覚刺激に駆動された注意」だ。注意はこのようにトップダウンの目的指向的注意とボトムアップの感覚刺激に駆動された注意に分類され、これら二つは独立したメカニズムである。授業中、離れた席の私語でも聞こえてくることがある。驚くべきことに、少し離れている小声の発話でも、聞き耳を立てれば、その発話の内容を理解できる。これは目的指向的な注意の中でも特に選択的注意と呼ばれ、スポットライトやサーチライトにたとえられる注意の働きである。

注意とは膨大な情報の中から必要なものを抽出する行為であり、注意の選択性は言い換えると注意の方向づけだ。動作は系列的に出力されるのに対し、様々な感覚刺激は並列的に入力される。この時、感覚刺激は平等に処理されず、必要な感覚刺激だけを処理して情報に加工される。このような感覚刺激の情報処理の取捨選択は注意によってもたらされ、注意は情報処理容量の限界を超えない歯止めとなっている。

注意によって適切な感覚刺激を選ぶことは、膨大な感覚刺激の中にパターンを見出し、感覚刺激から情報へと加工していく起点となる点で、深く学習に関わっている。たとえば、自動車運転の初心者は車の操作に注意を払うとともに、時々刻々変化する車を取り巻く環境の状況変化にも注意しなければならない。運転に習熟してくると、運転は自動化してほとんど注意を必要とせず、環境変化に対する状況判断に主として注意を払うようになる。しかも、毎日の通勤道路であれば、状況判断もかなり予測を伴い、注意も選択的に作用するようになる。

教師の主要な仕事の一つは学習者の注意を適切に方向づけることである。たとえば、学校で授業を受けている時、子どもたちの注意は教師の声、板書の内容、手元のタブレットなどに向けられている。彼ら彼女たちに入ってくる感覚刺激は視聴覚だけでなく、服を着ているので触覚もあるし、椅子に座っているのでおしりに対する圧覚もある。しかし、授業という場面設定から発する行動目標や教師の働きかけに基づき、子どもたちの注意は触覚刺激や圧覚刺激に向かわず、視聴覚刺激に向かい、視聴覚情報として意識にのぼるわけである。このような注意の方向づけによって選択的注意がもたらされる。

注意のバックグラウンド――覚醒

言うまでもなく、注意は寝ていては働かない。注意を働かせるために、それぞれの注意に最適な「覚醒」水準が保たれなければならない。ここでは注意のバックグラウンドである覚醒についてみてみよう。覚醒水準とは目覚めの度合いである。覚醒水準を司る脳幹網様体は感覚刺激なら何にでも反応することから、覚醒には選択性がないと言われる。大学の少人数の講義に遅刻して教室に入った直後の場面を想像してみよう。遅刻者は教員と受講生の全員の視線を受け、空いた座席を見つけて着席しなければならない。遅刻者はどの空席に座るかを決めるために、心拍数や呼吸数を増加させ、瞳孔を散大させる覚醒反応を起こし、その場の情報を収集する。この覚醒反応は系統発生的に最も古い注意システムの発動であり、野生動物が捕食者から身を守るために感覚刺激のわずかな変化から捕食者の接近を察知して逃走する時の反応と同様だ。

覚醒水準とパフォーマンスとの間には逆U字関係が成立し（図4-1）、それぞれの課題には最適な覚醒水準があり、それより高すぎても（あがりの状態）、低すぎても高いパフォーマンスは得られない。強い力を要する運動課題は、力を要しない認知課題よりも高い最適覚醒水準が必要だ。また、微調節が必要な運動課題はそうでない課題より低い最適覚醒水準である。たとえば、砲丸投げや短距離走は日常生活にない高い覚醒水準が要求される。一方、計算や読書は低い覚醒水準で十分であり、興奮し過ぎると情報処理がおぼつかない。楽器の演奏や野球の投球は両者の中間の覚醒水準が必要であり、あまり高すぎると手元が狂うことになる。それぞれの課題に適した覚醒水準は学習や経験によって獲得されていく。

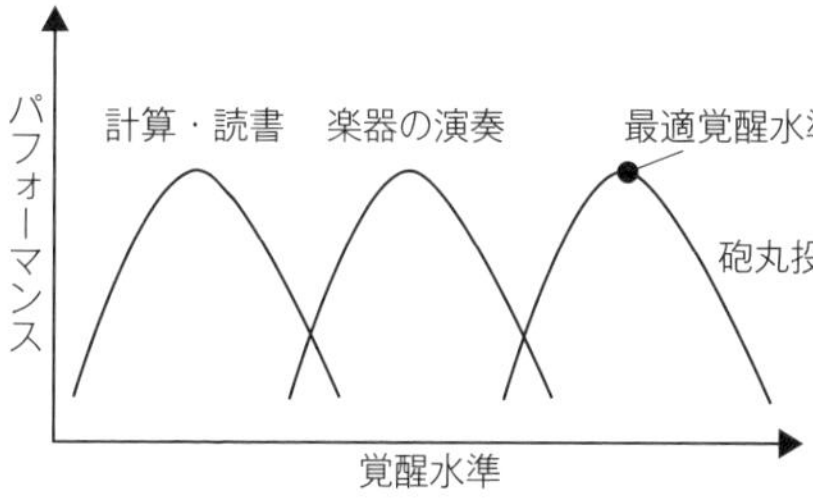

図4-1●覚醒水準とパフォーマンスの関係

このような覚醒水準に関与する中枢は脳幹網様体である。一九四九年、脳幹から大脳へ信号を送り出して覚醒を作り出す上行性脳幹網様体賦活《ふかつ》系が見出された。「賦活」とは activation の訳語であり、自律的な興奮とか活性化を意味し、網様体の働きを表す歴史的な術語だ。現在では覚醒機能は網様体という広範囲ではなく、網様体の中に局在するいくつかのニューロン群(神経核)の活動によるものと理解されている。それぞれの神経核では異なる神経調節物質が神経細胞内に存在するが、それらの化学物質はセロトニン、アセチルコリン、ドーパミンのようなモノアミンであり、脳のモード変換に関わる「モノアミン作動性システム」と「コリン作動性システム」が存在している(第7章参照)。

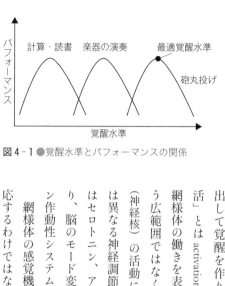

網様体の感覚機能は選択性がない、つまり特定の感覚刺激のみに反応するわけではないという意味から非特殊系とも呼ばれる。末梢の感

覚器から大脳皮質へ達する経路は二通りある。たとえば、皮膚からの信号は脊髄に入り上行して中脳で二つに枝分かれする。一つの枝は視床の特殊核に入り、ここから大脳皮質の体性感覚野へ達する。もう一つの枝は中脳の網様体に入る。網様体は皮膚感覚だけでなく、すべての感覚刺激に興奮し、この興奮は視床の非特殊核を経てすべての大脳皮質へ送られる。そして、特殊核からの信号が大脳皮質に達しても、網様体と視床の非特殊核が働かなければ感覚刺激は知覚されない。比喩的にいうと、視床の特殊核からの感覚路は「Eメール」だが、非特殊核からの感覚路は「館内放送」だ。

同じ感覚刺激が繰り返されると、特殊系は変わらず興奮しているが、非特殊系である網様体は活動しなくなる。このような適応過程は「慣れ」と呼ばれる。しかし、感覚刺激の種類が変わると、網様体は直ちに再び反応する。このように、網様体は新たな感覚刺激の評価をするために活動して覚醒水準を上げるが、意味のない陳腐な感覚刺激と評価すると、この感覚刺激に対する網様体の活動は急速に低下する。たとえば、大学生が五つの暗算を何回か繰り返すと、初回だけ各暗算に対応して心拍数が平均五五拍から八五拍に上昇するが、二回目からは心拍数の上昇は見られず、慣れによって元の心拍数に戻る。

さらに、覚醒と選択的注意の関係を神経回路から踏み込んで説明すると、選択的注意は脳幹網様体、視床、大脳皮質の間の神経回路で営まれている。大脳皮質と視床との間にはいくつかの二重の結合があり、この視床―皮質間フィードバック回路によって感覚刺激は意識される知覚に処理される（図4

-2）。この回路に介在する視床非特殊核の抑制ニューロンが、ある視床特殊核ニューロンにより活性化されると、他の特殊核ニューロンを抑制し、最初の特殊核ニューロンだけが興奮を保つ。この特殊核ニューロンに対応する大脳皮質の一部だけが活性化し、他の皮質は活動を抑えられる[2]（周辺抑制）。つまり、興奮した視床ニューロン群がサーチライトのように照らしている大脳皮質の領域だけが高い活動水準を保ち、視床—皮質間フィードバック回路と網様体が協働して注意の方向をコントロールしている。このように、網様体は感覚刺激を契機に上行性の覚醒信号を上位中枢へ送る。そして、網様体と視床—皮質間フィードバック回路の相互作用によって、様々な感覚刺激の中から自分に意味のある刺激に注意が向けられ、感覚刺激が知覚情報に変換されていくのである。

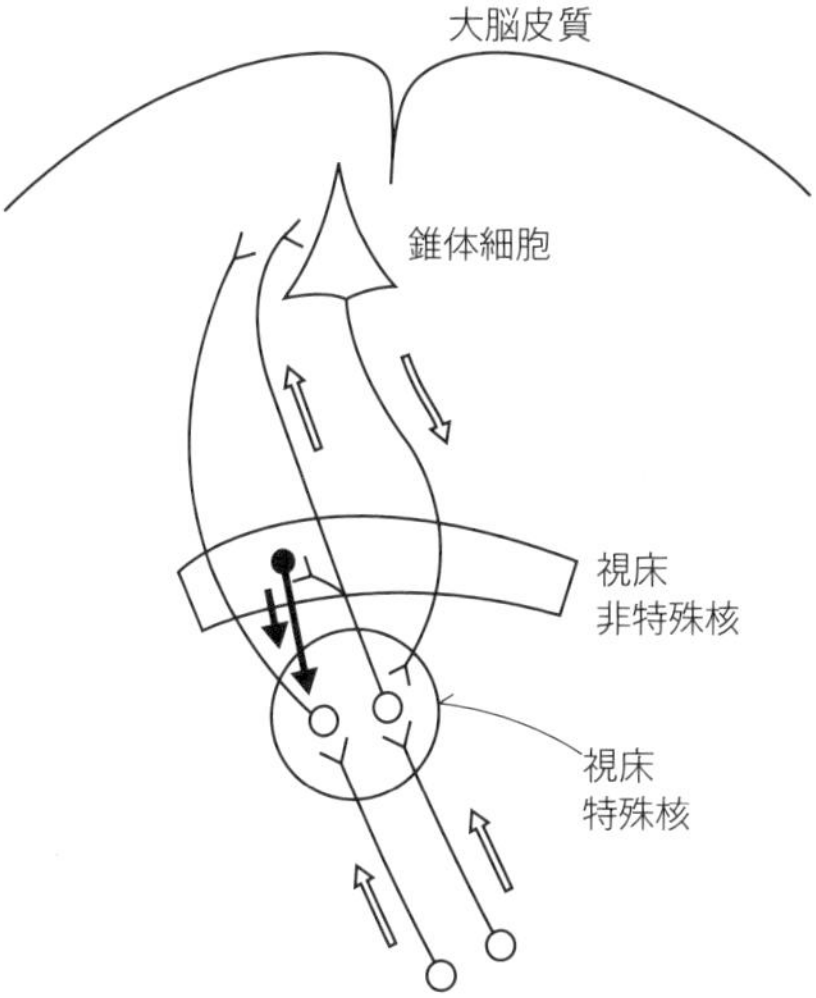

図4-2●選択的注意における視床—皮質間回路。黒丸は抑制ニューロンを示す。

注意と覚醒に伴う情報処理速度を測る

すでに述べたように、注意は二つのタイプに分類され、それらは覚醒によって支えられている。一九七八年、注意研究の第一人者であるオレゴン大学のポズナー（Posner）[3]が行った実験を紹介しよう。この実験では、二つのタイプの注意と覚醒水準の上昇を要する三つの課題を設定し、課題中に提示された視覚刺激に対する反応時間を測定し、異なるタイプの注意と覚醒水準に伴う情報処理速度を比較した。

第一の実験では、実験参加者はパソコン画面に小さな四角いターゲットが見えたらすぐにボタンを押すように求められた。ターゲットが提示される前に警告信号が出ないので、これは「感覚刺激に駆動された注意」が必要な課題である。第二の実験では、ターゲットの提示に対してボタンを押す前に、三角形の警告刺激が出るが、どこに出るかはわからない。警告刺激は参加者の覚醒水準を上げることになる。第三の実験では、「目的指向的な注意」を調べるために、ターゲットが提示される数秒前に矢印が画面に提示され、この矢印は警告刺激であると同時に、ターゲットが提示される位置も示される。参加者は注意をコントロールし、ターゲットが出ると予想される画面の位置に注意を向けることになる[4]。その結果、第一実験より第二実験、第二実験より第三実験で反応時間が短縮された。

第三の実験を詳しくみてみよう。手がかりの矢印が三種類設定される（図4-3）。ターゲット提示の位置が正確に予測できる矢印の場合、「適合した試行」と呼ばれ、ターゲット提示の位置が正確に予測できない矢印の場合、「不適合な試行」と言われる。さらに、ターゲットが左右の位置に現れる確率がそれぞれ五〇％である矢印の場合、「曖昧な試行」と呼ばれる。試行の中、参加者は次のターゲットの位置を予測するために矢印の手がかりを用いて学習する。三種類の試行において、ターゲットに対する反応時間をみると（図4-4）、「適合した試行」は「曖昧な試行」より反応時間が短く、正確な注意の方向づけはパフォーマンスを促進した。対照的に、「不適合な試行」は「適合した試行」より反応時間が長く、不正確な注意の方向づけはパフォーマンスを低下させた。

　さらにオーストラリアで、注意欠如多動性障害（ADHD）の症状をもつ子とそうでない子が異なるタイプの注意を

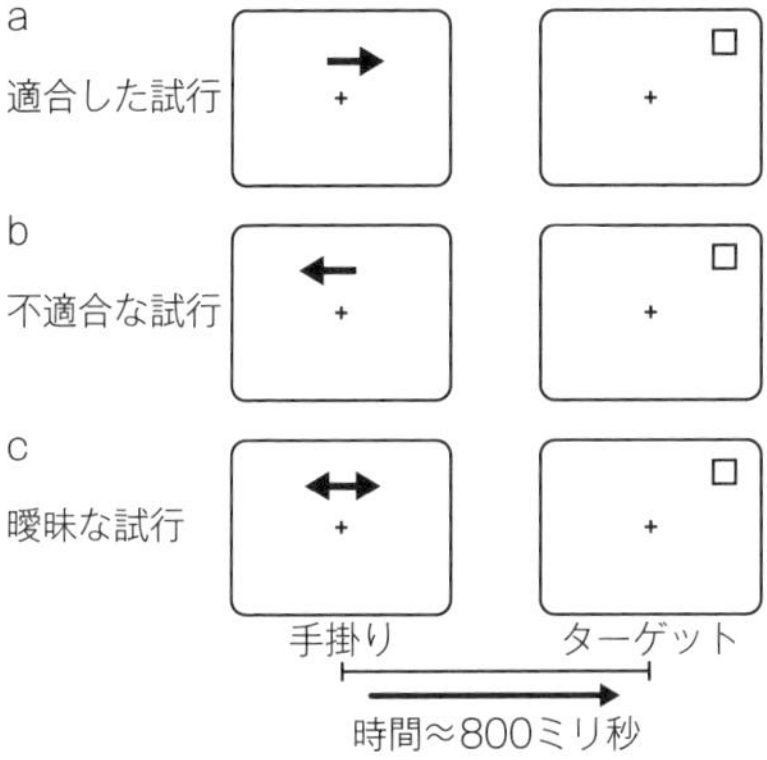

図4-3●「目的指向的な注意」を調べるために工夫された空間的手がかり実験（文献(4)より作成）。正方形はターゲット、矢印は手がかりを示す。

a：ターゲットの正確な位置を示す矢印。

b：ターゲットの反対の位置を示す矢印。

c：ターゲットが左右の位置に現れる確率がそれぞれ50％を示す矢印。

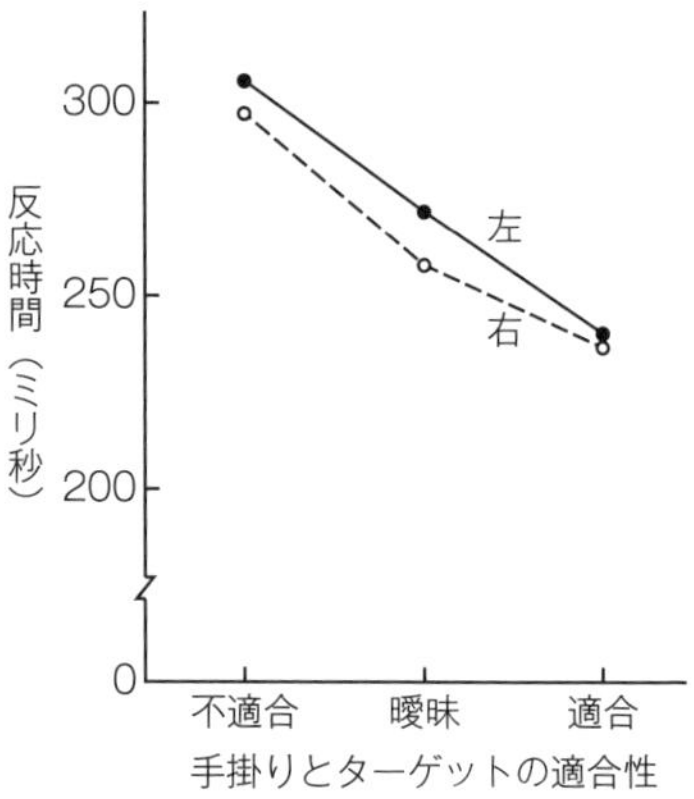

図4－4●手掛かりとターゲットの適合性に対する視覚単純反応時間（文献(3)より作成）。左右は実験参加者が注視しているターゲットの提示されている方向を示す。

どのように働かせるかを調べた実験がある。この実験ではソニーのプレイステーションを利用し、異なるタイプの注意に対応する二種類のゲームが採用された。ポイント・ブランクと呼ばれるゲームは、いろいろなターゲットを狙い撃ちするゲームである。できるだけ早くボタンを押して反応する必要があり、これはおおむね「感覚刺激に駆動された注意」に依存している。一方、クラッシュ・バンディクーと呼ばれるゲームは、有袋類のネズミの一種であるバンディクーを操縦し、決められたジャングルの道を、罠を避けながら課題をこなして目的地に達するものであり、「目的指向的注意」が要求される。実験の結果、ポイント・ブランクでは両者の子どもの差はなかったが、クラッシュ・バンディクーではＡＤＨＤの症状をもつ子はそうでない子より成績が低かった。[5] したがって、二つのタイプの注意に対して、脳内の異なる領域が異なる注意の情報処理課程を担っていると考えられる。

それでは二つのタイプの注意においてはどこの皮質領域が活動するのだろうか。ポズナーの注意の実験の時に脳イメージングでスキャンすると、目的指向的注意に対して頭頂葉と前頭葉の上部の活動が見出されている。一方、感覚刺激に駆動された注意に伴う活動領域は目的指向的注意に対して活動する領域の下方に見出されている[5]。このような実験結果から、注意はタイプごとにかなり独立しており、一つのタイプの注意に問題が起こっても、他のタイプの注意に影響を与えないことが分かっている。

注意と記憶の一体化

目的指向的注意は、たとえば電話をかける時に番号を入力し終えるまでの数秒間、電話番号を覚えておくようなワーキングメモリー（短期記憶＋操作）と情報処理でも神経回路でも部分的に重複している。ここでは目的指向的注意とワーキングメモリー（第10章参照）との関係をみてみよう。

一九七〇年代、神経生理学者はマカクザルを使ってワーキングメモリーの研究を始めた。マカクザルはチンパンジーより知的とはいえないが、ワーキングメモリーの容量がヒトの一歳児と同程度と考えられている。マカクザルのワーキングメモリーの研究には、ポズナーの注意の第三実験（図4-3参照）に類似した眼球運動遅延反応法がよく用いられ、これは簡単に「ドット課題」と呼ばれている。

ドット課題では、サルがモニター画面中心の十字マークを凝視するように訓練される。十字マークを凝視していると、一つのドットが画面の周辺に瞬間的に提示される。数秒後、十字マークは消え、サルはすでに消えているドットの位置に凝視位置を移動させる。その間、サルはドットの位置をワーキングメモリーとして記憶しなければならないので、ドット課題の肝は現在見ているものではなく、記憶された情報に基づいて反応することだ。このドット課題とその派生バージョンを使った実験が半世紀にわたって行われ、脳内のどのような情報がワーキングメモリーによって符号化されるか調べられた。その結果、記憶に基づいた遅延反応時の前頭前野ニューロンの方向選択性が明らかにされた。また、遅延期間の長短に伴うニューロン活動の変化が観察され、遅延期間の長短はニューロン活動の方向選択性に影響を与えず、ニューロン活動の持続時間のみを変化させた[6]。

一方、ドット課題とポズナーの第三実験を比較すると、ポズナーの実験では矢印が提示されてターゲットが現れる方向を予測させた。この時、実験参加者はすぐに消える矢印の方向に注意を向け続けなければならないので、この課題は位置情報をワーキングメモリーに保持する必要があり、この点がドット課題と同一である。このように、目的指向的注意には記憶も含まれており、ポズナーの第三実験にはワーキングメモリーが必須だ。

このことは脳のイメージングによっても裏づけられている。サルで使われたドット課題をヒトに応用し、参加者に四五分間にわたってスキャナーの中でドットの位置を記憶させ、その間脳の画像を一秒間隔で四十五分間撮影し続けた。その結果、頭頂間溝に近い頭頂葉、前頭葉の上前頭溝と中前頭溝に活動した領域を見出した。つまり、この二つの領域はポズナーの実験によって見出された目的指向的注意によって活動した領域と同じ領域である。このように、ワーキングメモリーと目的指向的注意は情報処理面でも神経回路でも重複している。

コンピュータゲームが注意に与える影響

親や教師は、最近の子どもたちがテレビに時々視線を移しながら、タブレットでコンピュータゲームに興じる姿を見ると、注意散漫や集中力の低下をどうしても憂慮してしまうだろう。しかし、コンピュータゲーム、特に生と死をかけた設定のアクションゲームが、注意を促進する有効な手段であるという報告もある。(5) アクションゲームが暴力的であればあるほど脳の覚醒系が強く働き、一〇時間もプレーすれば視覚的探索が改善され、標的に対する集中力が強化される。さらにコンピュータゲームをプレーしているうちに、操作能力を落とさずに超高速で判断できるようになることも、コンピュータゲームが集中力を促進する根拠とされる。コンピュータゲームの負の側面である社会的孤立や依存症の恐れに留意しつつ、ゲームが注意の強化につながる方策を取りたいものである。

一方、コンピュータゲームは脳の発達に障害を及ぼし、子どもの暴力的な行動を制御不能にするという危惧もしばしば聞かれる。この危惧を確かめるために、「脳トレ」ブームの立役者として有名な神経科学者の川島隆太の実験をみてみよう[5]。川島らはコンピュータゲームで遊んでいる時、休んでいる時、一桁の数字の足し算を繰り返している時の三条件で子どもの脳の血流を調べた。このゲームはスポーツがテーマであり、任天堂のゲームソフトの中でも一般的なものだ。

その結果、ゲーム中に活動した大脳皮質は視覚野と運動野のみであったが、算数課題では前頭前野が活動した。つまり、ゲームは「感覚刺激に駆動された注意」に関連し、感覚刺激に対する反応の速さが要求されたが、ワーキングメモリーはあまり必要なかった。対照的に、算数の課題にはワーキングメモリーが必要であった。

この実験から導かれる唯一の結論は、スポーツがテーマのコンピュータゲームは前頭前野を活性化しないことである。しかも、川嶋らは実験参加者の行動の変化を観察していないし、注意とワーキングメモリーのテストも行っていないから、コンピュータゲームで遊ぶことが暴力的行動につながるという証拠は何もない。しかしながら、コンピュータが私たちの情報処理と行動に与える影響に注視し続けなければならないのは事実である。二〇世紀には私たちの生活に与える自動車の影響が多く語られたように。

注意欠如多動性障害は新しい認知スタイルか?

現代人の日常生活においてパソコンや携帯電話はもはや手放せない存在だ。しかし、便利さに慣らされて目を閉ざしがちではあるが、その性質は極めて非人間的なものである。パソコンの普及は私たちに新たな頭の使い方を強い、特に異次元の速度を日常生活にもたらし、人間を取り巻く環境と人間の内的世界に計り知れない変化を起こしているはずであるが、その全容はつかみ切れていない。

現代社会におけるコンピュータは少なくとも管理社会の強力なツールとして既に機能している。ここではデジタル社会が人間、とりわけ子どもの内的世界に与える影響を考えてみたい。生まれた時から身の回りにデジタル機器がある子どもたちは、パソコンを使いこなし、パソコンで問題を解き、他者と交信し、ゲームに興じる。学校でもパソコンが導入され、大量多様な情報に簡単にアクセスでき、パソコンのなかった時代と異質な知的世界が子どもたちの脳内に形成されつつある。本来、情報とは感覚刺激が自分にとってどういう意味をもつかがわかって初めて、その刺激が情報になるものである。ネットサーフィンによって得られた情報は本来の情報と異質なもののように思える。オランダの教育学者フェーン(Veen)は、コンピュータ世代の子どもたちをリモコンで次々ザップする(チャンネルを変える)人類を意味する「ホモ・ザッピエンス(Homo Zappiens)」と名づけている。さらに、社会評論家のトムリンソン（Tomlinson）は現代のデジタル社会の速度について、単に速度が速くなったのではなく、ものごとの「即時性」、つまり「あちらとこちら、今とその後」の差が限りなく縮まったと強調している[7]。

このような時代の時間感覚から考えると、「間」をもって物事に対処する姿勢が失われ、新たな認知スタイルが新たな精神障害を産むという帰結は想像に難くない。注意欠如多動性障害（ＡＤＨＤ）は、精神医学の歴史では一九世紀後半にすでにみられていたが、一定規模で確認されはじめたのは、この四〇年のことである。当初は子どもと若者に多かったが、最近では大人の症例も増えつつある。ＡＤＨＤはじっとしていられず動き回り、絶えず手を動かしたり足を組み直したり、衝動的即時的要求を自制できず、常に新たな刺激や衝撃を求める症状を特徴とする。つまり、ＡＤＨＤは辛抱強さを欠き、注意が散漫である。極端に短縮された時間を生き、集中力が持続せず、一つの課題や活動に継続的に注意を向けられない。この患者の脳は注意力や抑制を司る右側の前頭前野皮質が平均より小さいと脳画像によって報告されている。さらに、この疾患は遺伝的なものであり、幸福感、動作、注意力を司るドーパミンの分泌量が不十分であると報告されている。しかし、生理学や遺伝学だけではＡＤＨＤが突発的に増加した理由はわからない。なぜ一九八〇年代頃からＡＤＨＤの子どもが急増したのか。なぜ大規模な症状が最初に確認されたのが、時間の高速化が最も進んだ米国だったのか。

ＡＤＨＤの治療はドーパミンの分泌を促す薬の投与であるが、脳内のドーパミン量は大脳基底核の報酬系の働きによって左右される。たとえば、ヒトでも動物でも課題を達成した後に報酬が与えられると、脳は次を期待していっそう多くのドーパミンを分泌しはじめる。したがって、課題を上手くこなすヒトの脳は、より多くのドーパミンを放出することになる。一方、ADHDの子どもは情緒不安定によってドーパミンの分泌量が抑えられているが、落ち着いて集中力を維持する取り組みを心がけることにより、投薬しなくても症状が和らぐ可能性がある。

宗教に対する信仰心がADHDを改善する事例が報告されている。情報にならない大量の感覚刺激にさらされた子どもたちにとって、宗教は生き方の指針と枠組みを与え、感覚刺激を取捨選択する優先順位を与える(7)。

ポズナーは、注意力の持続時間が短い子どもが集中力の改善のために開発されたコンピュータゲームを練習し、そのゲームの習得に伴って注意の持続時間が延長するかどうかを調べた。五日間にわたって、実験に参加した子どもたちは監督者に見守られながらゲームに集中するように言われた。その結果、当初は集中が持続せず、ドーパミンの分泌量が少なかったが、次第に改善されてドーパミンが分泌されはじめた(7)。

この実験の勘所は参加者の子どもがゲームに集中しているだけでなく、実験者が子どもに対して継続的に関心を向け、現代のデジタル社会に欠けている「見守られている時間」を設定したことだ。現代の保護者は、多忙な毎日を送り、常にマルチタスクに追われ、断片的な時間の中に生き、子どもに継続的に関心を向けることができずにいる。同様に、子どもたちも次から次へと習い事や余暇活動に連れ回され、テレビやパソコンに「子守」されることが多く、親たちと同様に細分化された時間の中に暮らしている。現代の子どもたちの環境は、コンピュータゲーム特有の超高速の暴力的な動きや、大音量で流れるテンポの速い音楽に取り巻かれ、断片的な時間が絶えず子どもたちの意識に侵入してくる。ここで注目すべきことは、ＡＤＨＤの症状がデジタル社会の時間パターンに酷似していることだ。現代のデジタル社会では、多くの感覚刺激で注意が散漫になり、複数の仕事を同時進行させるため、ひとつのことに集中して注意を向けられず、私たちはパソコンにも瞬時の応答を求める。「問いと答えの間」をなくした今の子どもたちが、辛抱強く問題を解決する能力を養えるとは到底思えない。じっとしていられず、常に新しい刺激を求めるＡＤＨＤの症状は現代人の生活態度に見事に一致している。したがって、子どもたちのＡＤＨＤの注意欠如は、親たちの生活様式の反映といえるのではないか。子どもたちは社会での立ち位置や情動のコントロールを、親や身近な大人たちとの関係を通して培っていく。大人が日常的にストレスを抱え、「間抜け」な時間処理にさらされていると、それを感じ取った子どもたちは、行動だけでなく、情動や生理学的な側面にも多大な影響を被るだろう。

子どもが影響を受けるのは、親の生活スケジュールだけではない。大人たちの心の中で流れている時間のありようからも影響を受け、それが子どもの動作の速度や、精神的な緊張と弛緩、情動の反応の仕方に反映される。親がテレビのチャンネルを次々変え、スマホでメールを送っているかと思えば、パソコンで作業をしているような日常を送れば、子どもたちも同様な習慣がつき、このような活動で細分化されたリズムそのものが身につくだろう。ミラーニューロンを持ち出すまでもなく、親の生活様式から発せられた信号が子どもの感受性に富む感覚器から取り込まれ、大人の生活リズムが子どもの心身のリズムを形成していくことは想像に難くない。言い換えると、可視化される大人の時間性が、子どもの内的時間として取り込まれ、大人の内的な時間に無意識に起こった変調が、子どもの病的症状として表出されるのである。

このようなデジタル社会とADHDとの関係は、極端な見方ではなく、多くの研究者の共通認識である。ADHDを病気ではなく特殊な脳の情報処理、すなわち新たな認知スタイルの一つと考えはじめた精神医学者も少なくない。病気とは見なされないとしても、これはやはり子どもたちに現代の時間の細分化と加速の代償を支払わせているように思えてしかたがない。

もともと、子ども時代はゆっくりと時間が流れる時期である。大人からみれば理解できないが、子どもは時間が止まったように飽きずに砂場や庭に穴を掘り、泥をこねるのが大好きだ。大人からみれば何も起きていないように思えるが、子どもは好奇心の赴くままに探索し、砂や土が変幻自在に形を変えるのに興じる。このような能動的な身の回りへの働きかけを通して、自分を取り巻く世界を知り、いろいろな物に手で触れ、目で観察し、自分なりの仕方で物事を組み立て、組み替え、目の前にないものを想像できるようになる。目的も計画もない時間の中で、子どもは友達と遊び、他者との関わり方を養っていく。少なくとも、学齢期に達するまではゆったりとした時間を体感することが人間の発達にとって必須である。さらに、九、一〇歳までこのようなゆったりした時間を経験することが理想的だろう。学校教育が始まると、否応なくデジタル情報にさらされ、「間抜け」に陥ってしまうので、子どもたちにゆったりとした時間を保証することが教育の現代的な課題と考えられる。

好奇心はどう増幅されるか？

学生はしばしば明日の試験のために眠気に逆らって夜遅くまで試験勉強をする。また、勤め人は明日までに仕上げなければならない仕事のために徹夜するかもしれない。このように、友人や家庭、会社から認められたい社会的欲求が大脳皮質を興奮させるメカニズムはどうなっているのだろうか。

網様体は感覚刺激によってボトムアップ的に興奮させられるだけでなく、大脳皮質からの下行路によってトップダウン的にも興奮させられる。(8) 上記のような社会的欲求に従う大脳皮質の賦活は大脳皮質からの下行路を介して網様体を興奮させるメカニズムによってもたらされる。心配事があると眠れないのも同じメカニズムだ。

睡眠中、感覚刺激は大脳皮質に達し、大脳皮質はある程度網様体からも賦活される。このような過程によって、驚くべきことに、感覚刺激の意味を読み取るという高次な情報処理がなされ、その感覚刺激がその人にとって重要であれば、大脳皮質から信号が網様体へ送られて覚醒をもたらす。これは深い睡眠時にもある程度認められ、感覚刺激の分析には網様体だけでなく、大脳皮質が関与している。たとえば、眠っている人にとって個人的に意味をもつ聴覚情報である人名やわが子の泣き声は、そうでない聴覚刺激に比べて目覚める可能性が高い。

乳幼児であれば、身の回りのものすべてが新奇性に富み、青少年の場合には日々新たな人間関係を築き、様々な社会経験を積み重ね、網様体の興奮水準が高まる機会が多い。それに対して、年齢を重ねるにつれて、新しい人間関係や経験に触れる機会が減少し、網様体の興奮水準も低下気味になる。乳幼児から青少年は悪く言えば「落ち着きがない」が、新奇な感覚刺激に注意を向け、その刺激が自分にとってどういう意味があるかを処理し、自分の情報として蓄積していく。このような若年者の網様体の働きは学習の生理学的な基礎であり、条件反射学では定位反射と呼ばれている。対照的に、高齢者は「落ち着いている」と言えば聞こえがいいが、新奇な感覚刺激に出会う機会が乏しく、網様体の活動が低下して新たな事柄を習得することも少なくなっていく。

しかし、高齢になっても好奇心旺盛で、新たな仕事を開拓する人も少なくない。特に画家や書道家のような芸術家にそのような人が目立つ。すでに述べたように、一般的に、高齢になると経験豊富であるから、新たな事柄に出会う機会が減り、好奇心が減少する。このような老化に抵抗する神経回路はおそらく大脳皮質から網様体への下行路である。高齢者はすでに大脳皮質に膨大な情報の蓄積があり、その記憶がその人の個性を形成している。この大脳皮質に蓄積された個性によって、もっと興味を深めたいものや極めたいものに関する感覚刺激に網様体が反応するように条件づけることが人間、特に高齢者にとって重要である。このような大脳皮質から網様体への条件づけは、おそらく大脳皮質から網様体への下行路によって営まれている。高齢者は感覚刺激による、つまりボトムアップの網様体への刺激が低下する分、大脳から、つまりトップダウンの網様体への条件づけが重要である。この大脳皮質から網様体への下行路によって、感情や知性と呼ばれる高次な精神作用がおそらく覚醒系を条件づけて活動させる。したがって、新奇性に乏しい環境に置かれた人が必ずしも覚醒水準が低いわけではない。

さらに、「やる気」や動機づけの生理学的なメカニズムに話を拡張すると、上述と同様な網様体の働きがあることに気づく。網様体はわずかな感覚刺激をきっかけに活動し、上位中枢との相互作用から「やる気」を作り出しているようにみえる。視床─皮質間フィードバック回路と網様体の間で、大脳に蓄積されている記憶と感覚刺激が照合され、大脳皮質から網様体への下行路により、網様体は新奇な感覚刺激だけでなく、好奇心や興味に合った感覚刺激を増幅する。このような好奇心や興味の増幅には際限がなく、生物学的な本能である食欲、性欲、集団欲に上限があるのと対照的である。たとえば、食欲は視床下部の食欲中枢が壊れていない限り、ある程度食べると満足する。それに対して、金欲や物欲は際限がなく、オーディオ装置に興味をもつ人の中には限りなく音の正確な再生を追い求める人もいる。こうした好奇心や興味は大脳皮質、視床、網様体の間の神経回路によって増幅され、かなり自律性の高いメカニズムである。この場合、感覚刺激は単なるきっかけに過ぎず、大脳皮質から網様体への下行路は網様体の働きを条件づけ、中枢神経系の興奮の仕方に学習や教育が入り込む余地を与える。つまり、この下行路を介した条件づけによって、注意、好奇心、興味が方向づけられ、個性が形成されるのではないだろうか。同様に、第11章で述べる情動の条件づけでは、前頭前野から扁桃体への情動の条件づけに言及している。現在の神経科学では明確ではないが、おそらく、情動の条件づけと大脳皮質から網様体への興奮の条件づけは連動し、好奇心や探究心を増幅するものと想像がかきたてられる。

トピック01 テニスはボールの飛び方向に注意を向ける

Topic

スポーツの練習の時、注意の方向はパフォーマンスに大きな影響を与える。テニスのグランドストロークを練習する時、ボールの飛ぶ方向に注意を向ける方が自身の腕の動きに注意を払うよりもパフォーマンスの向上につながる。前者はエクスターナル・フォーカス、後者はインターナル・フォーカスと呼ばれる。

二つの注意の向け方は、閉鎖スキル（closed skill）と開放スキル（open skill）に分けて調べられている。閉鎖スキルとは陸上競技でセパレート・コースを走るように外部環境の変化を受けないスキルである。対照的に、開放スキルとはボールゲームのように環境変化を受けるスキルである。

一九九九年、ウルフ（Wulf）[9]らは閉鎖スキルであるゴルフのピッチショットを使い、インターナル・フォーカスとエクスターナル・フォーカスが運動学習に与える効果を比較した。実験参加者はゴルフの初心者であるので、スタンス、グリップ、姿勢に関するデモンストレーションが提示され、クラブの素振りも許された。このような導入が一〇分ほど行われ、参加者は二群に分けられた。インターナル群は自分の腕の振りに注意を向けるように言われ、エクスターナル群はクラブの軌道に注意を向けるように言われた。参加者は的から一五メートル離れた位置からボールを打った。的は直径九〇センチメートルの円形であり、四つの同心円が描かれ、外側から〇〜五点が割り当てられた。その結果、一〇回試行一ブロックを八ブロック行った練習だけでなく、練習一日後の保持テストでもエクスターナル群がインターナル群よりも高いパフォーマンスを得た。多くの教師が学習者の身体の動かし方に関するインストラクションを与えている現状を考えると、この結果は衝撃的だ。インストラクションを変えるだけで大きくパフォーマンスが変化したのだ。

同様に、バスケットボールのフリースローでも、エクスターナル・フォーカスがインターナル・フォーカスよりも高いパフォーマンスを得ることが報告された。実験参加者全員は、手首の動き(インターナル条件)またはバスケットゴールのリム（エクスターナル条件）に注意を向けてフリースローを行った。実験の順番を結果に影響させないために、参加者の半数は最初にインターナル条件で、次にエクスターナル条件で課題を行い、残りの参加者はその逆の順序で課題を行った。

さらに、開放スキルであるテニスのバックハンドストロークでも、注意の方向がパフォーマンスに与える影響が調べられた。参加者は二人一組になり、一人が反対側のコートからトスをあげ、トスのタイミングやボールの軌道の方向、距離、高さに変化を与えた。エクスターナル群は、予測される打つべきボールの軌道とその着地点に注意を向けるように指示された。一方、インターナル群は、自分のバックスイングとボールを打つ立ち位置に注意を向けるように指示された。その結果、エクスターナル群はインターナル群よりもショットが正確であった。開放スキルを必要とするスポーツでは、膨大な量の情報を処理する必要があり、注意を集中するための時間が比較的短いにも拘らず、エクスターナル・フォーカスは効果を発揮した。

運動学習におけるエクスターナル・フォーカスの有効性が体から離れる場所に起こる場合、身体運動と識別しやすく、エクスターナル・フォーカス効果はいっそう顕著である。しかも、エクスターナル・フォーカスの効果は個人差が少なく、一般的な現象である。さらに、第7章で述べるフィードバックの効果でもエクスターナル・フォーカスの有効性が報告されている。[9]

第5章

能動性——動作と認知の結合

「ソ」と「ン」、「ツ」と「シ」は目で見ただけでは区別しづらいが、実際に書いてみることでその違いを把握し、見分けられるようになる。このように、文字の中では動作と認知が切っても切れない関係をもち、文字には認識の系統発生が刻まれ、その出発点には動作が根ざしている。一方、発話は〇・一三秒で一音節を産出し、ピアニストは一秒間に一六回もの速さで鍵盤を連打することができる。ここからは、言語と動作が同様な情報処理に支えられているのではないかという想像がかきたてられる。この章では能動的な動作が学習を助けることについて解き明かす。

動くから分かる――俳句、写真、スケッチ

この世の中は空間的にも時間的にも境界はなく、ただ際限なく広がっている。しかし、私たちは際限なく拡散されている世界を「切り取り」、それに意味づけ、各自の知り得た世界を形成している。この世界を「切り取った」成果として表現されたものは小説、絵画、劇、映画と枚挙にいとまがなく、切り取った「ひとかたまり」は認知心理学でチャンク（chunk）と呼ぶ。意味のある一塊の情報であるチャンクは、もともと無意味な数字を覚えるときの記憶容量の研究からきており、闇雲に事柄を記憶する際は7プラスマイナス2という個数が記憶容量の限界と言われている。[1] しかし、チャンクを作る情報処理（チャンキング）は知識に依存しており、学習を重ねると学習者は自分に意味のあるチャンクを形成し、結果として多くのことを記憶できるようになる。たとえば、チェス[2]や将棋[3]の熟練者は対戦時の駒の配置を素早く広範囲に記憶できることが知られている。さらに、私たちが出会った風景や場面を言葉や映像で切り取る俳句や写真は、作者が経験や学習により培ってきた視点や意図を反映し、作者の捉え方、脳内の認知構造（表象）を反映しているものである。この過程は知覚による動作（表現）の方向づけとも言われる。

一方、俳句と写真は「言葉にすること」と「シャッターを押すこと」を前提として風景や場面を見

ている側面がある。言い換えると、俳句と写真は出力（動作）を前提として入力（知覚）しており、動作は知覚に影響を与えている。つまり、知覚が動作に影響を与えると共に、動作も知覚に影響を及ぼすのである。さらに実例を挙げると、ボールゲームにおいて敵味方のプレーヤの配置を見てパスの方向を判断する場合は、知覚が動作を方向づける例である。一方、野球においてホームランを打とうとして投球を見る場合とヒットを打とうとして投球を見る場合とでは、球種や球道の選択が異なる。これは動作が知覚を方向づける例である。同様に、テストを受けるための学生の読書、授業を計画するための教師の読書、論文を書くための研究者の読書は、本の読み方が異なり、出力が知覚を方向づける例である。

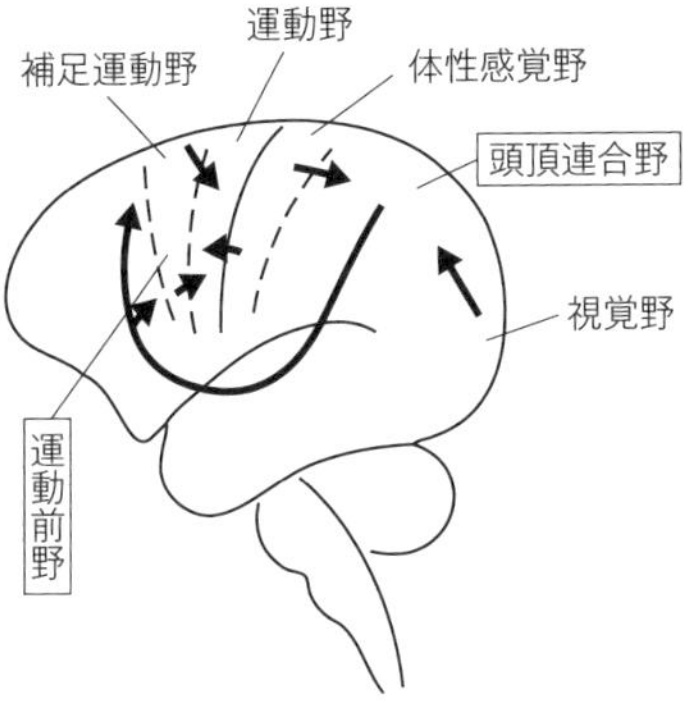

図5-1●大脳皮質間結合

このような知覚と動作の関係は「知覚と動作の一元論」ともいえる。「知覚と動作の一元論」というと、ヴァイツゼッカー（von Weizsacker）[4]が想起され、哲学めいてしまうが、脳内のニューロンのつながりを眺めれば、全ての領域はつながっており、特に知覚と動作を司る領域は隣接し、時には運動前野腹側部と頭頂連合野にまたがるミラーニューロン・システム[5]のように同居している（図5-1）。皮膚感覚と筋感覚が入る体性感覚野と脊髄を介して骨格筋の収縮に関わる運動野は深い溝（中心溝）で分けられているように見えるが、皮質が下方に折れ曲がっているだけで、両者の間には密な線維連絡があり、知覚と動作が密接につながっている。ヴァイツゼッカーが生きていて、ミラーニューロンの発見を知れば、「私の言っていた通りだろう」とほくそ笑むだろう。

知覚と動作の一元論に話を戻すと、写真以上に対象を「視運動的」に切り取る行為としてスケッチがあり、スケッチは写真よりいっそう能動的である。「視運動的（visuomotor）」という術語は視覚と動作の一元論を表した術語であり、言い換えると、スケッチは観察の能動性と身体性によって成り立っている。つまり、観察の能動性とは絵を描くために知覚することであり、その身体性とは視覚と筋感覚を中心とした運動感覚（用語解説5参照）に基づいて眼と手を協調させることだ。おそらく、観察の能動性と身体性に基づくスケッチは、受動的に見るだけよりも観察対象を深く理解できる。

たとえば、スペインの神経解剖学者カハール（Cajal）はゴルジ（Golgi）によって考案された染色法を用い、神経細胞全体を黒く染め、中枢神経系の様々な領域の神経細胞をスケッチした。彼は染色した神経細胞を光学顕微鏡下で誰よりも詳細にスケッチし、神経細胞の末端にすきま（シナプス間隙）があること（ニューロン説）を発見し、ノーベル医学・生理学賞を受けている。

カハールは回想録[6]の中で、観察はスケッチをすることで完成し、普通なら見過ごす細部も、観察は見逃さないと述べている。そして、彼は神経解剖学の研究にとっては言葉による記述よりも正確な図に勝るものはないと主張している。

【用語解説5】運動感覚（kinesthesia）

運動感覚は筋が伸びた時に信号を出す感覚器である筋紡錘と、皮膚が伸びた時に信号を出す感覚器であるルフィニ終末が主体であるが、視覚も関わった複合的な感覚であり、感覚器と一対一対応していない。運動感覚には四肢の動きの感覚、四肢の位置の感覚、筋力の感覚、努力感、重さの感覚などが含まれる。四肢の動きの感覚は狭義の運動感覚であり、静止した関節の位置の場合は位置感覚という術語を用いる。ゆっくりと関節を動かすと、動きの感覚は起きないが、最終の位置は感じるので、動きの感覚と位置感覚とは独立している。しかし、両者の区別が難しい場合もあり、位置感覚を動きの感覚と同じ意味で使う場合もある[9]。一方、中枢要因として遠心コピーが考えられ、これは運動野からの運動指令が脊髄に下る時、同時に運動指令の内容が感覚系に送られるものである（図5-4A参照）。

彼がスケッチにこだわったのは写真技術が遅れていたからではないことに注目したい。一八五〇年代には最初の顕微鏡写真が撮影されており、一九世紀末には自然科学において写真は広範に用いられていた。カハールはスケッチが写真よりも相対的に能動的であることを重視していたのだ。カハールは学生たちにスケッチと水彩画の技術を習わせ、スケッチが写真より選択的かつ分析的な観察を促進すると学生たちを指導した。現在の医学教育の人体解剖学の実習や顕微鏡レベルの解剖学である組織学の実習でも人体や細胞のスケッチの重要性は受け継がれている。

このようなカハールの教育と研究の態度はスペインの国外にも広まり、その衣鉢を継ぐ研究者は多い。日本ではカハールと同じ染色法を用い、萬年甫[7]は一九八八年に『猫ゴルジ染色図譜（英文）』を上梓している。また、神経解剖学のキュリー夫人と呼ばれるチャン＝ペイレイ（Chan-Palay）[8]は一九七七年に『小脳歯状核（英文）』の中で、電子顕微鏡図と共に、カハールと同じ染色法によって詳細を極めた光学顕微鏡図を描いている。

直接経験——認識の「先祖返り」

学校教育のカリキュラムの戦後史は生活教育と系統主義的教育（用語解説6参照）のシーソー・ゲームにたとえられる。日常生活に直結した生活教育に重点を置くと、直接経験を通して具体的な認識を促進する。しかし、その認識は個別事例的に偏り、生活教育は「はいずり回る」教育と批判された歴史をもつ。一方、系統主義的教育は人類が蓄積してきた知識を学習者の発達に対応して再編成して学習者に提示するものである。知識の習得に限れば、系統主義的教育は生活教育より効率的であり、テストの得点も獲得しやすい。しかし、系統主義的教育で扱う知識は具体性に欠け、学習者の日常生活との結びつきが希薄になりがちだ。日本の戦後の学習指導要領は一九五八年（五八改訂）に生活教育から系統主義的教育に変わったが、系統主義的な教育の弊害を是正するために、現在では生活教育的な「総合的な学習」が導入されている。同様な文脈から、直接経験を重視した野外活動が夏休みに

【用語解説6】生活教育と系統主義的教育

戦後展開された生活教育は、米国の経験主義的教育と児童中心の考え方に基づく教科横断的な教育だ。その方法は子どもたちが学習集団を形成できるように計画された問題解決学習であった。特に、社会科を核とするカリキュラムと計画された遊びを核とするカリキュラムが盛んに実践された。たとえば、通りを走るトラックについて、その最大積載量が何トンかを調べるような体験による知識の獲得や、通常の授業で習得した知識を運動会や学芸会に拡張するような取り組みがなされた。しかし、指導要領が法的拘束力をもつようになると、教科カリキュラムの確定、教科間の関連、教師の過重負担などの問題によって生活教育は急速に衰退した。一方、系統主義的教育は生活教育の批判から出発して展開され、教科内容の系統性・順序性が強調されたカリキュラムを伴った教育だ。特に、算数・数学や歴史では教科内容の系統性が叫ばれた。算数では加、減、乗、除という計算法の順序を無視して、いきなり割り算から教え始めることはできないと主張された。また、歴史では社会の変遷を古代から現代まで順序だって教えることが重視された。

実施されるようになって久しい。直接経験は既存の教育学の中でその意義が認められ、特に幼児教育では間接経験の前に十分な直接経験を積むことが認識の深化において重要視されている。しかし、直接経験が私たちの認識の深化にどのように関わっているかは生物学的に十分に理解されていない。ここでは直接経験を能動的動作に置き換えて、受動的動作と能動的動作の違いから直接経験と認識の関係を教育学の原理として明確に位置づけたい。

能動的な動作が視知覚に与える影響を明らかにしたヘルドとハイ

ン（Held and Hein）[10]の実験を紹介しよう。一九六三年、彼らは同じ親から生まれた子ネコ二頭を暗室の中で育て、生後八週から一二週経つと縦縞模様の円筒の中で日に三時間運動させた（図5－2）。一組の子ネコのうち一方のネコ（能動ネコ）は壁にそって自由に動けるが、他方のネコ（受動ネコ）は箱の中に入れられ、相棒が動くのに伴い天秤棒の反対側のゴンドラにつるされて移動するしかない。つまり、能動ネコは自分の動作と風景の移動が対応しているが、受動ネコは自分の動作と風景の移動が対応していない。受動ネコのような移動は、ヒトに置き換えると、自分自身での移動ではない、ベビーカーや自動車による移動に対応する。

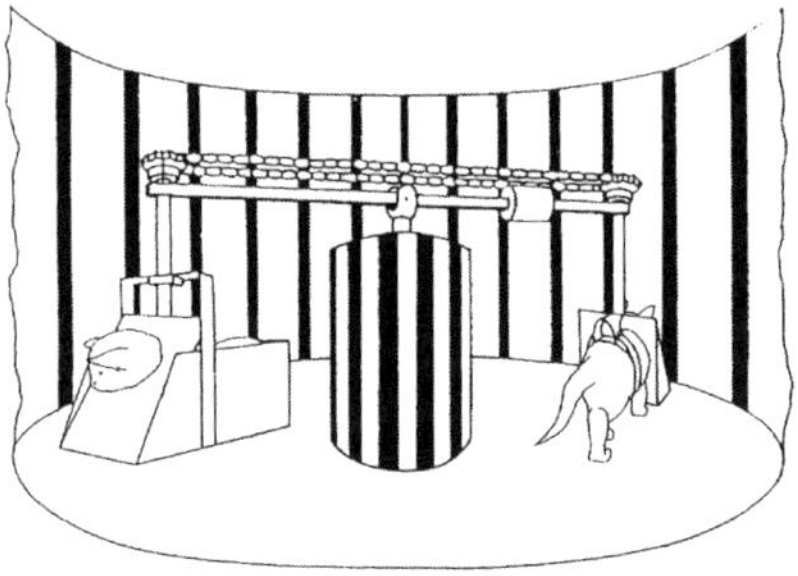

図5－2●能動ネコと受動ネコに同一の視覚情報を与える装置（文献⑽より作成）

このように訓練したネコを用い、視覚的断崖の回避実験を行った（図5－3）。この実験は奥行知覚をテストするものであり、高床式の台の床板の部分に厚いガラス板が張られており、床板の市松模様が見えるようになっている。中心から端へ一メートルほど行った所で、ガラス板の直下の床板がなくなり、約一・二メートル下の市松模様を見るようになっており、このような段差が見た目には断崖絶壁で下に落ちてしまうように感じられる仕掛けを作り出している。この装置を使って奥行知覚を確かめると、能動ネコは断崖を回避したが、受動ネコは断崖を回避しな

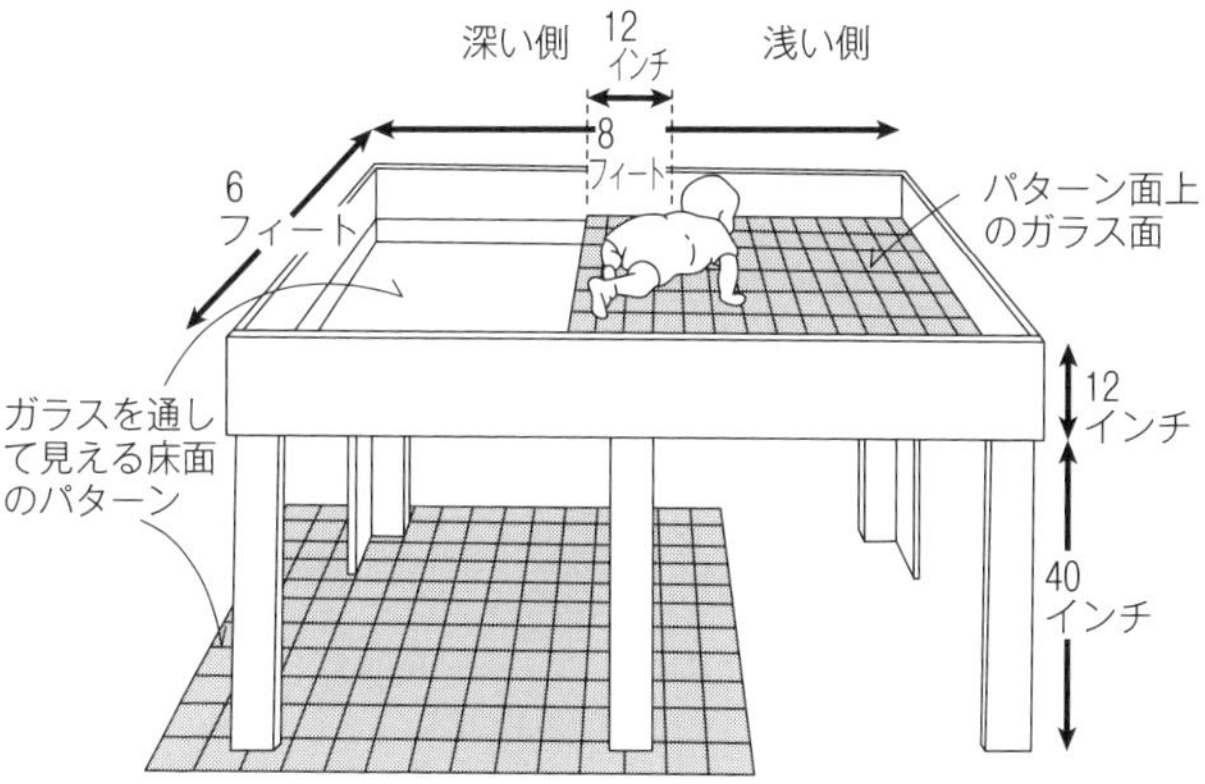

図5－3●乳幼児用の視覚的断崖実験の装置（文献(10)より作成）

かった。したがって、奥行知覚の発達には自分自身の動作と目に映る外界の変化との対応が不可欠であることがわかる。ネコと同様に、ネズミやサルも移動が可能になる時期から断崖の方への移動を回避する。つまり、奥行知覚は移動が可能になる時期に発達していると言える。

この装置で生後六ヶ月～一四ヶ月のハイハイのできるヒト乳幼児の奥行知覚を確かめるために、母親に断崖のない側とある側から呼びかけてもらった(11)。その結果、断崖のない側から呼びかけると、乳児は喜んで母親の方へ移動したが、断崖のある側から呼びかけると、乳児はためらったり、泣き出したりして母親の方へ行かなかった。さらに、ハイハイのできない一ヶ月児と二ヶ月児を両側に置いて、その時の心拍数を測定した(12)。その結果、一ヶ月児の心拍数はどちらの側も変化しなかったが、二ヶ月児の心拍数は断崖のある側で低下し、対象に注目していると考えられた。一方、ハイハイのできる九ヶ月児の心拍数は断崖のある側で増加し、恐怖の情動反応（第11章参照）を起こしていると考えられた。このように、一ヶ月児は奥行が分からないが、二ヶ月児は奥行が分かり、断崖に恐怖を感じず興味を示す。しかし、ハイハイという動作ができるようになると、断崖の知覚は恐怖に結びつくようになる。

ヘルドとハインの実験の受動ネコの情報処理のように、自分以外の人が運転する車に同乗しての移動は、どこをどう移動しているのか分かりづらい。また、全地球測位システム（GPS）が広く使用されている現在、自己ナビゲーションの能力低下が考えられる。GPSナビゲーションシステムを継続的に使用すると、直接経験と紙の地図の使用に比べ、空間マップが形成されず、移動した道筋や場所の表象が乏しくなると報告されている。[13] カーナビを使って移動している人には納得される結果だろう。

さらに、古典的な知覚心理学では能動的動作が知覚とその記憶を促進すると言われている。たとえば、我々は対象物に受動的に触れるよりも、手で対象物を自ら能動的に探索した方が対象物を正確に同定できる。これはアクティブ・タッチと呼ばれており、大脳皮質の皮膚感覚を受ける領域である体性感覚野にはアクティブ・タッチにだけ活動する神経細胞も見出されている。同様に、閉眼で手の直線運動を再生する時、運動開始位置から最終位置まで、自分で自分の手を動かす方が他者に自分の手を動かされるよりも正確に最終位置を再生できる。[10]

このように、動作とは外部環境に能動的に働きかけ、認識の深化を促進する情報を獲得することに

【用語解説7】エコーチェンバー効果（共鳴箱効果）

何かをインターネット上で検索することは便利である反面、誤情報、デマ、中傷が溢れている。ネットは辞書や概説書のような役割を担っている一方、誤情報が増殖する一種のエコーチェンバー（echo chamber）を産んでいる。ソーシャルメディアを使う人はその情報が自分の既存の意見を裏づけるものに限り誤情報であっても受け入れやすく、エコーチェンバーの中に閉じ込められがちだ。このように、SNS 上で自分と似た意見や見方をもつ人々が集まり、歪んだ特定の意見や見方が共有され増幅されることをエコーチェンバー効果と呼ぶ。

意義があり、能動的動作を含んだ直接経験は幼少期の認識の深化に重要な役割を果たし、自分で考えることの第一歩だ。

一方、今世紀の学校教育に目を転じれば、おそらくデジタル教育が加速の一途をたどるだろう。今ではインターネットやスマートフォンが普及し、アクセスできる情報はＳＮＳ（ソーシャル・ネットワーキング・サービス）や検索エンジンのアルゴリズムに操作されている。さらに、ＳＮＳの発達はエコーチェンバー（共鳴室）効果（用語解説7参照）を起こし、獲得したい情報や信じたい物語ばかりが提供され、社会の見方が歪められてしまう。自ら考えていると思い込んでいたことが知らず知らずのうちに人工知能（ＡＩ）やそれを操作する他者に侵食され、「思考の外部委託」とか「思考の外部化」が進行しているということだ。

このように考えてくると、少なくとも小学校低学年ぐらいまでは直接経験を重視した教育内容を中心に据えなければ、子どもたちの認識は砂上の楼閣となり、様々な病理現象が表出することが容易に予想される。認識の系統発生を抽象的なことから具体的なことへ遡れば、直接経験とは認識形成の「初めの一歩」であり、言い方を変えれば、認識の「先祖返り」である。その意味で直接経験は人間の認識形成において省略できない行為である。

「動く」と「動かされる」は神経回路が異なる

能動的動作が認識の深化を促進する際の脳における情報処理を理解するために、神経回路における能動的動作と受動的動作の違いを比較しよう（図5-4）。能動的動作に伴う情報処理の流れを手短に述べると、大脳皮質の前頭前野で動作のプランが立てられ、そのプランに基づいて運動野の神経細胞から脊髄へ運動指令が下り、脊髄の運動神経細胞の興奮によって筋が収縮する。運動野から脊髄へ運動指令が下る時、運動指令の内容が感覚系に送られる。これは遠心コピーと呼ばれ、筋収縮の結果生じる感覚情報を予想したものである。感覚系で遠心コピーが感覚情報（reafference　再求心性情報）と比較され、両者が一致していれば、感覚情報は運動系へ送られずにすむが、両者に誤差が生じれば、その誤差が運動系へ送られる。動作を繰り返し、この回路を神経信号が巡回し、誤差を修正する過程が運動学習である。対照的に、受動的動作は運動指令がないために、遠心コピーが存在しない。受動的に手足が動かされても、感覚情報（exafference　外求心性情報）は生じるが、誤差を取り出して修正する過程が欠けているために、運動学習が成立しない。能動的動作でなければ学習効果が乏しいのは、このためである。ここで、再求心性情報は自分自身が作り出した動作の結果生じる感覚情報であるのに対して、外求心性情報は他者に動かされた四肢の筋紡錘の情報とその四肢の動きの視覚情報である[10]。

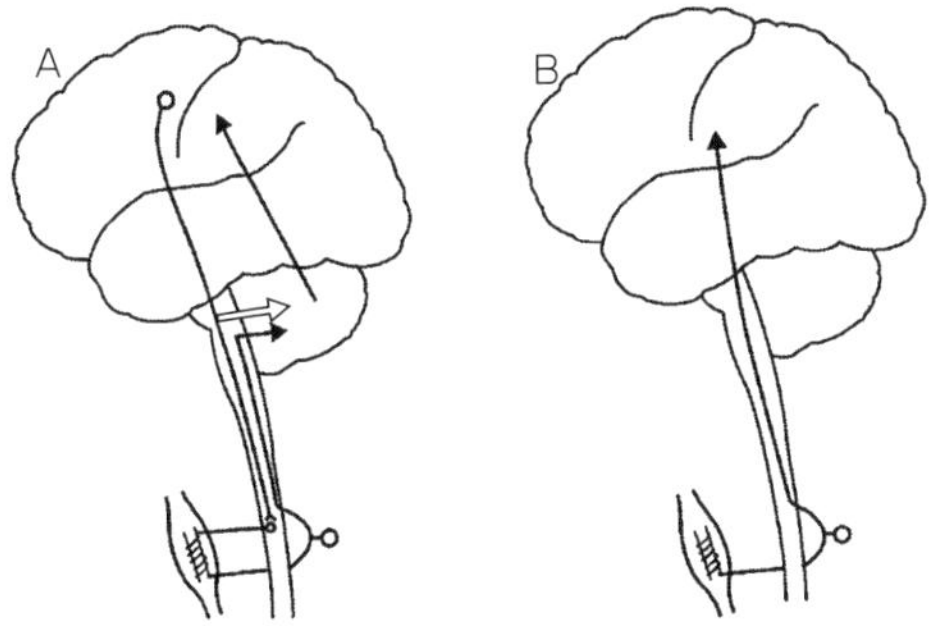

図5－4●能動的動作（A）と受動的動作（B）に関わる神経回路（白い矢印：遠心コピー）

このように、からだを動かすことは筋力の強化や呼吸循環系の機能を促進する身体活動だけでなく、運動指令と感覚的フィードバックとの誤差修正の意味でも重要である。動作の意味とは、頭で考えていることを骨格筋で検証する過程を通して、認識を深化させることなのだ。

遠心コピーの生理学的な証拠は少ししかない。体性感覚野で単一ニューロンの解析をすると、ニューロンの発火はほとんどが動作の後にみられる感覚性の反応だが、動作に先行するニューロンの発火もある。このような体性感覚野のニューロンの発火は運動の開始に関わるというより、動作時の構えや遠心コピーである可能性が指摘されている。遠心コピーの可能性を示唆している研究では、覚醒したサルに能動的な関節運動と受動的な運動を課した。その結果、体性感覚野ニューロンの発火は受動的動作では動作後にみられたが、能動的動作では動作に先行する発火も観察された[9]。さらに、ヒトの手首を局所麻酔して、動かない手首を動かそうとすると、動いたように感じる。そして、動かそうとする努力感が強いほど、手首の運動を大きく感じる[14]。つまり、手首を動かそうとすると、脳から手首へ運動指令が下り、遠心コピーの働きで動かない手首が動いたように感じると考えられている。この時、遠心コピーは頭頂連合野に達すると想定されている。

認知と動作をつなぐ小脳のバイパス

ここまで知覚と動作、認知と動作のつながりを主張してきた。両者のつながりの神経基盤は運動前野と頭頂連合野にまたがるミラーニューロンによって説明されることが多い。しかし、ここではもう少し巨視的な認知と動作の関係に着目したい。言い換えると、ものごとを分かって記憶していく過程と動作を習得して記憶していく過程とがつながっている神経回路である。

一次的に、認知記憶と運動記憶は異なる神経回路であるが、二次的には、両者が小脳を介したバイパスによって相互作用している。伊藤正男[15]は小脳が前庭動眼反射回路のバイパスを形成し（図5-5

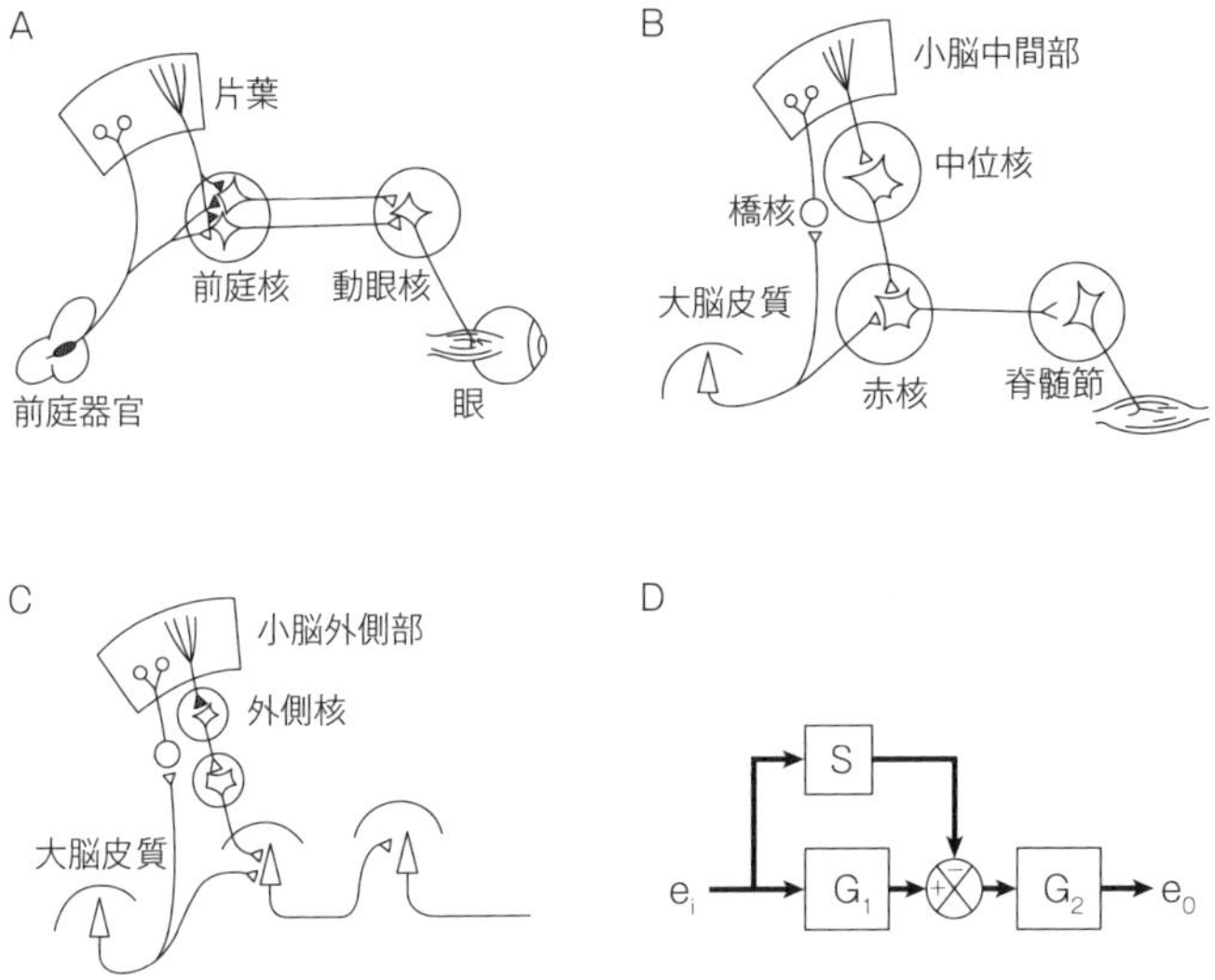

図5－5●小脳のバイパス・モデル（文献(15)をもとに作成）。A：前庭動眼反射のバイパス。B：皮質—赤核脊髄路のバイパス。C：大脳皮質間のバイパス。D：小脳のバイパスを示すブロック線図。G_1とG_2は脳幹または大脳の経路。Sは可変性を持つ小脳路

A）、その反射をコントロールしていることを発見し、その発見を様々な神経回路に拡張して、小脳がそれらの神経回路のバイパスを形成し、制御装置として働くと仮説を立てた（図5－5D）。本書ではさらに、この小脳のパイパス・モデルを拡張し、小脳のバイパスが認知と動作をつなげる回路であると考えたい。

前庭動眼反射は簡単に体験できる。今読んでいるこの本を片手で左右に細かく揺らしてみてほしい。文字が左右にぶれ、とても読めたものではないだろう。しかし逆に、本を両手で固定し、頭を左右に揺らすと、本を揺らすのよりはるかに読みやすい。また、走ると

頭はかなり上下動するが、視野は安定しており、道路標識の文字を読むこともできる。これは頭の動きに応じて、内耳の回転運動に反応する三半規管と直線運動に反応する耳石器の有毛細胞から発生した信号が、延髄の前庭核に入り、そこからの出力が中脳と延髄の神経核内にある外眼筋の運動ニューロンに興奮か抑制を起こし、瞬時に頭の動きと逆方向へ眼球を回転させ、視線のブレを防いでいる前庭動眼反射のおかげだ。そして、古小脳の片葉は内耳の感覚器から入力を受け、前庭核へ出力を送り、前庭動眼反射回路のバイパスとなり（図5-5A）、様々な速さの頭の動きに前庭動眼反射を合わせ、この反射が常に網膜誤差を少なくするように調節している。

このような小脳経由のパイパス・モデルを拡張すると、中枢神経系の中にある多数の反射回路に小脳がバイパスとして入り込み、可変要素として働いていると考えられる（図5-5B）。さらに反射だけでなく、大脳皮質間の入出力関係には全て何らかの形で小脳が入り込んでいる（図5-5C）。小脳片葉は前庭動眼反射の制御誤差を減少する方向へ、反射を較正している。同様に、小脳は他の反射ないし中枢神経系の較正装置として働いていると考えることができる。その証拠として、ヒトが様々な課題を遂行中の脳イメージングには、予想外の小脳の反応がしばしば見出され、伊藤の仮説に対する証拠が蓄積されている。

この小脳経由のバイパス・モデルをさらに発展させ、運動学習や運動プログラミングと呼ばれる小脳の働きを説明できると、伊藤は指摘している。運動のプログラミングとは運動の各部分を寄せ集め、互いの大きさと時間の関係を調節して一連の運動をまとめあげる情報処理であるが、この調節が上述の小脳バイパスの較正作用によると想定している。つまり、図5-5Cのような大脳と小脳のつながりによって、ものごとが分かっていく過程と動作を習得していく過程がつながっていると考えられるのである。

「読み書き算盤」の基礎にある動作

漢字の形を思い出そうと空を指でなぞる、数直線を思い浮かべて数の足し引きをイメージする。ここではこのような読み書き算盤の基礎にある動作の例を見ながら、認知と動作のつながりをたどりたい。

① 系列動作が壊れると物が語れない

一九四九年、運動野の体部位局在性（図1-3参照）を発見したペンフィールド（Penfield）[16]は運動野の下肢領域である前頭葉内側部より前の領域を詳しく調べる機会を得た。その領域に電気刺激を与えると、体部位局在性を伴って運動が誘発された。しかし、運動を誘発するのに必要な電流は運動野より強く、誘発される運動は複合的な運動であった。この観察後、てんかん発作を鎮めるためにやむを得ずこの領域を切除したが、運動は麻痺しなかった（現在のてんかんの治療法は薬物治療が主流であるが、難治性のてんかんの治療法として外科治療が行われる場合もある）。このような観察結果に基づき、ペンフィールドはこの領域を補足運動野（図5-1参照）と名づけた。

しかし、その後の研究によって補足運動野は運動野の補足ではなく、系列動作の順序制御という重要な役割を担っていることがわかっている[17][18]。中心溝の前に位置する運動関連領域の働きを簡単にまとめると（図5-1参照）、運動野はキーを押したり、ハンドルを引いたりする単純な動作の制御に主導権をもっている。一方、運動前野は視覚刺激に誘発される動作を制御するのに対して、補足運動野は記憶に基づく系列動作を制御している。さらに、現在では従来の補足運動野の前部は前補足運動野と呼ばれ、系列動作の開始に至るまでの「間をとる」ための抑制を効かせていることが判明している。

一方、補足運動野が発見される六年前、旧ソ連の神経心理学者ルリア（Luria）[19]の病院に補足運動野に限定した損傷が疑われた脳損傷患者が連れてこられた。この患者は砲兵隊の指揮官をしていて被弾した三四歳の男性であり、病院に来た時は被弾後三ヶ月が経っていた。入院後、彼はルリアの検査を受け、段取りの破綻を中心に、動作と言語に興味深い症状を現した。たとえば、この患者に右手二回、左手一回というリズムでタッピングを課すと、健常者は容易でも、患者はうまくできなかったり、連続的に打ってしまったりした。このように、ルリアの患者は動作の順序の制御に重篤な欠落がみられ、数種類の要素をもつ連続動作や系列動作の遂行が円滑にできなかった。

ルリアの患者の場合驚くべきだったのは、継時的な運動制御の破綻に加え、多様な言語行為の不全を示すことだ。ルリアの患者の発話は流暢さに欠けるが、読み書きと会話ができるので、失語症ではない。他者との会話にも目立った困難さはみられない。しかし、自律的な言語行為に不具合がみられる。たとえば、トルストイの童話を何度も読み聞かせると患者はその話を覚えたが、その話を自分で話したり、紙に書いて再現したりすることはできない。話の筋は場面の展開から成り立っているが、これを時間の筋道にしたがって、順番に発話に移すことができない。継時的な事象の順番が処理できないのである。継時的な順番を促すような手がかりを患者に与えると、言語行為が促進される。たとえば、「昔ある時に」「その時」「そうこうするうちに」「この時」などをカードに書いておき、時にカードを参照させると、患者は物語を継続できる。

さらに、文章を復唱させたり書き写させたりすると、患者が復唱したり、書き写した文章は動詞が見事に脱落していた。逆に、単語が一部脱落した文章を見せてその間違いを指摘させると、名詞の脱落はすぐに気づくが、動詞は気づかない。系列動作が動作と動作の関係づけの上に成り立っているのと同様に、文章には名詞と名詞の関係づけを示す動詞があるが、ルリアの患者はこのような関係づけができない。つまり、系列動作の破綻と文中の動詞の脱落は同様な情報処理過程の脱落に起因すると考えられる。

また、ルリアの患者の発話はアクセントやイントネーションによるメリハリがない。文章を作る上で、このメリハリをつける役割は句読点であり、患者の書く文章は動詞と同様に句読点が脱落していた。逆に、あらかじめ句読点を抜いた文章に句読点を挿入し、一文ずつ区切ることもできない。したがって、自分なりの文章のリズムを作れず、文体を形成できない。

タイミングやリズムは言語や音楽にあるだけでなく、生活の句読点、活動のメリハリのことであり、「時間の流れ」を分節化する人間の行為の根底にある。タイミングとリズムがあれば、文章も動作も、元々意味がなかった音節や動きがあるまとまり（チャンク）をもち意味をもつようになる。

ルリアの症例を逆にたどれば、言語行為におけるタイミングの崩壊は、言語という認知活動の表出を妨げていることがわかる。段取りをつける能力（系列情報処理能）は、系列動作にメリハリをつけて産出することと不可分である。一見、認知能力と無関係なようなリズム運動や単純な系列動作でも、「時間の制御」を通して言語行為と根底でつながっている。(20)

②「空書」は文字を体感する

紙面に書かれた文字は動かず固定されているが、その文字が形作られた過程にはスケッチと同様に眼と手の協調運動が含まれている。視覚的イメージをもつに過ぎない文字や図形も、それを作り出した動作の履歴を反映している。

このような考えを確かめるために、佐々木正人と渡辺章[21]は、日本人が文字の形を思いだそうとすると宙で指を動かしたり、手のひらや膝頭ですばやく文字を書く「空書」という動作に着目した。佐々木と渡辺は大学生に「口」、「共」、「十」を口頭で提示し、それらを組み合わせてできる一つの漢字を答えさせた。正答は「異」であるが、この正答を想起する過程で、一〇五名の大学生のうち一〇三名(約九八%)が空書した。空書の方法は多様であり、からだの表面に文字を書くタイプ、宙に指を動かすタイプ、両者を交互に行うタイプがみられた。したがって、このような課題を遂行するためには空書が必須であると考えられる。

さらに、佐々木と渡辺[21]は同じような課題を一二個用意し、二条件での正答率を比較した。一つは空書を意図的に行う条件であり、大学生は白紙の上に指で空書した。もう一つは空書を禁止する条件で、大学生は指を動かしてはいけないと言われ、手は机の上に広げて静止して置かれた。その結果、空書した者は一二漢字の七割近くも想起できたが、空書を禁止された者は三割を超える程度しか正答できなかった。このように、漢字を思い浮かべる課題を解くために、手指の動作は大きな効果をもたらした。

空書を禁じられた者の多くは手指を動かす代わりに口の中で何度もブツブツと漢字の要素を繰り返し唱えたが、彼らの中には、手指を動かせないことに耐えかねて、禁じられているにも拘らず、頭、肩、胴、さらには足の指を動かそうとする者まで現れた。言葉で提示された漢字の要素から一つの漢字を作り出すためには、その要素が頭の中で様々に組み合わされなければならない。その際、空書は、正しい漢字かどうかを照合する情報処理を円滑に運ぶために必須である。おそらく、空書のような動作を介して、漢字の要素から一つの漢字を作り出す情報処理の背景には、児童期から膨大な時間を費やして漢字を覚える運動経験が蓄積されているはずだ。このことは九歳までの空書の出現率が二〇％以下にとどまっているが、一〇歳になると急に六〇％に近づくことから裏づけられる。[22] つまり、子どもはかなり漢字を習得した後に空書をし始めるのだ。

このような空書の存在は、視覚像と思われていた漢字の形に書字動作によって活性化される運動感覚的な要素が内在していることを示している。空書という動作は認知、運動感覚、視覚の相互作用を示している。さらに、前項で述べた小脳のバイパス・モデルをみると、大脳皮質による識字と、大脳―小脳系による書字運動とが相互作用していると思われる。

同様に、「ソ」と「ン」、「ツ」と「シ」の区別は視覚だけでは充分に知覚できず、視覚と運動感覚が運筆を介して統合され、これらの識別が可能になる。[10] 現在、毛筆書写は小学校において三年生から行われている。毛筆書写は時代遅れであり、文化伝承といえば聞こえがいいが、一見時間の浪費ともみえる。しかし、毛筆書写をすることによって、正確な字型、筆順、筆圧、字勢がよく理解できるようになる。さらに、基本的な運筆を習得することは手先の動作の多様性を拡大するだけでなく、動作の根底にある知の創造に寄与している。抽象的な概念も動作によって生じた情報に基づいて組み立てられていくものである。

フランスの小学校でもアルファベットを書き始める時には、今日でもインクとペンを子どもたちに使わせている。インク壺の使用例はさすがに少数になり、万年筆を使わせているようだ。小学校の一年生がいまどき手やシャツにインクのシミをつけている光景は、全小学校にインターネットが完備している米国の親からは理解し難い(6)とのことだ。

最近、私が大学の講義でしばしば脳の神経回路図をチョークで板書すると、学生の中にはその図をスマートフォンで撮影する者が出現し始めた。その際、私は学生に板書した図をノートに書き写すように言い含める。なぜならば、図を認識するために、視覚と運動感覚の統合が重要なことを講義しているのだから。

③ 数量は頭頂連合野で処理される

二つの視覚系や言語野の発見のように、特定の脳部位の損傷を伴う患者によって、新たな脳機能が発見される場合は多い。数に関する脳の知見もこれに当たり、左頭頂葉の機能の一部を失った患者によって様々な数と脳の関係が見出されている。物の位置を知覚したり記憶したりする頭頂葉が数の計算にも関わり、大まかな見積もりと正確な計算とは別々の脳部位で処理されている。

この患者は計算力が低く、提示された数をすぐには言えないが、数の見積もりはできた。たとえば、

5が10より小さいことは分かったが、23と25のような近い数字を比べることは難しかった。また、時間と数量の見積もりもできた。一年が何日かをたずねると、350日くらいと答え、一時間は約50分、一ダースは6個か10個くらいと答えた。このように、患者は正確に計算できないが、概算ができるので、2＋2は答えられないが、答えが8でないことはわかった[23]。

デュアンヌとコーエン（Dehaene and Cohen）[23]は、この症例の場合、左頭頂葉の損傷によって正確な計算能力に障害が生じたが、右半球が健常であったので、そこで数の見積もりを処理していると考えた。特に、この患者は一桁の引き算に弱く、七五％の誤りを生じた。頭頂葉に損傷がある患者は数を認識したり、計算したりする時に問題が生じるが、数以外の順序は問題ない。たとえば、曜日やアルファベットの順番は支障なく答えられる。

神経生理学的に、頭頂連合野は体性感覚野の情報（身体の座標軸）と視覚野の情報（外部環境の座標軸）を統合し、身体イメージを形成する（図5-1参照）。さらに、身体イメージの情報は運動前野を介して運動野にもたらされ、リーチングなどの視運動制御を担う。この情報処理過程では身体の座標軸と外部環境の座標軸を対応させた情報に基づいて四肢の視運動制御が行われるが、それぞれの情報処理が頭頂連合野、運動前野、運動野のどの段階で行われるかの詳細は不明である。しかしながら、頭頂葉が空間情報を処理していることは確かであり、空間の情報処理と数の処理の間には密接な関係があるらしい。

ピタゴラスやユークリッド以来、数学の中に占める幾何学を考えると、数の計算のための数直線は元来数が空間の中に配置されたものである。欧米の文化圏では直線の左端にあるのが零であり、右に行くほど大きな数になる。一方、アラビア語やウルドゥ語など文字を右から左に書く文化圏では、数直線は右から左に伸びる。健常な日本人は、頭の中で1から始まって左から右へ無限大まで伸びる数直線の上に、大きな数が小さな数より右になるように数を並べて計算している。上述の患者は、おそらく数を空間的に、つまり数直線に並べて想像することができないから、正確な計算ができなかったと考えられる。

適性検査をすると、数学の能力と空間的な能力との間には高い相関関係がみられる。方向感覚がよく、入り組んだ道でもよく覚えている人のような空間的能力の高い人は、概して数学的能力も高いといわれている。おそらく、このような人たちは頭頂葉がよく発達していると思われる。

健康な脳では計算している間に頭頂葉が活発に働くことが知られている。特に、右頭頂葉の下の部分（下頭頂小葉）は、足し算と引き算をする時に活動する。かけ算の時には左半球に強い活動がみられる。比較の時には両半球に活動がみられるが、左半球より右半球に強い活動がみられる。かけ算の九九はほとんどの国の学校教育で丸暗記して覚えるので、言語と密接に関係している左半球の部位が強く働くという考えに一致している。

デュアンヌらは、正確な計算は言語の働きに関わるが、見積もり能力は非言語的な視空間情報の処理に関係することを確かめた。実験参加者はバイリンガルであり、話せる言語の二種類のうち一種類を使って正確な計算と見積もりの練習をしてもらった。その後、両方の言語で正確な計算テストと見積もりのテストをした。その結果、正確な計算テストは練習問題を解いた時に使った言語の方がもう一方の言語のテストより早くできた。対照的に、見積もりテストは双方が同じくらいの成績であった。脳イメージングによると、見積もりテストは正確な計算テストより両半球の頭頂葉が強く活動し、正確な計算テストは言語野も強く活動した。このような結果は、計算問題を円滑に解くためには量と数の視空間的情報処理と言語的情報処理との間の相互作用が必要なことを示している。(23)

④ 計算は仮想的眼球運動に対応して処理される

数の知覚と眼球運動の関係が調べられ、驚くべきことに、眼球を左右に動かす時に活動する頭頂連合野は人が足し算と引き算をする時にも同様な活動をすることが発見された。足し算をする時の頭頂葉連合野の活動は、眼球を左から右に動かす時の活動に類似し、引き算をする時には眼球が右から左へ動く時に似た活動を示す。(24)

計算中、実際に眼球が動いているわけではないが、あたかも数直線を眼の動きがなぞっているような頭頂連合野の活動がみられる。数学的には、小さい数字が左にあり、大きい数字が右にないといけない理由はないのに、脳の中では加算と右への移動、引き算と左への移動が関係づけられている。つまり、加算は数直線を右へ移行し、引き算は数直線を左へ移動するように情報処理されている。

さらに、このような情報処理は対人や集団のスポーツにおける個人間の協調を達成するために必要な能力である。場面や状況の最も単純な認知は二人のチームメイトがいれば「線」と認知し、三人のチームメイトがいれば「面」と認知することである。サッカーやバスケットボールでは得点を得るために、プレーヤの配置に関係性を見出し、その配置を一つのまとまり（チャンク）と捉えることを場面・状況の構造的認知といい、効率的な情報処理を促進する。このような構造的認知は経験を繰り返すことによって自然と学習されるが、指導者が学習者に、プレーヤの配置の関係性に注意を払うようにインストラクションすれば、さらに促進されるであろう。このような情報処理は頭頂連合野の働きに関係していると思われるが、算数や数学で扱われる図形のように視覚的に固定されたものではなく、関係づけによって形成された図形が一〇分の一秒のオーダーで移動し、脳はその図形移動を一〇〇分の一秒のオーダーで情報処理しているように思われる。このような高速度な情報処理は、現在の自然科学による理解をはるかに超えている。しかしながら、九、一〇歳以降の子どもの予測動作をみると、彼ら彼女たちはすでにこのような高速度の情報を処理しているようにみえる。

トピック02 *Topic*

ミラーニューロンが経験と言葉をつなぐ

認知と動作がミラーニューロン・システムの中で同居し、認知と動作の一元論が神経科学的に語られるようになった。ミラーニューロン・システムは運動前野と頭頂連合野にまたがり（図5-1参照）、動作の遂行と観察の間に共通領域を作り出している。スポーツや楽器演奏の熟練者は、運動スキルと知覚スキルが共通の運動に関する表象や運動プログラムを形成し、他者の動作を観察する時、自分の運動プログラムに基づいて他者の動作をシミュレーションし、他者の動作を素早く正確に予測する。[25] さらに、教育の分野では特定の学習を促進するために特定の知覚—運動経験がしばしば強調される。たとえば、音楽科、図画工作科、体育科の実技教科にとどまらず、理科では実験を介して認識を深めることは古くから定着している。また、技術家庭科では実際に物を作ることに多くの時間を割り当てている。このように述べれば、知覚—運動経験による教育実践は古くからある経験主義教育ではないかと思うかもしれない。

しかし、知覚—運動経験による教育では、認知は動作を介して身体と環境との相互作用によって得られる。本書は認知処理と知覚—運動系の処理を区別せず、両者を同一とみなす立場をとる。[26] 本書で強調している運動経験はそういう立ち位置での知覚—運動経験だ。

神経科学的に経験や体験をみると、脳は自らが発した出力とその結果生じる運動や外部環境の変化（入力）との関係を運動記憶や認知記憶として獲得する。この時、経験にとって重要な入力は五感に含まれていない固有感覚（筋感覚や平衡感覚）によってもたらされる運動感覚（用語解説5参照）である。さらに経験の有無は自己所有感（sense of self-ownership）と自己主体感（sense of self-agency）に関わる。[27] 前者は「この身体は自分のものである」という感覚であり、後者は「この身体運動を引き起こしたのは自分自身である」という感覚であるから、前者は身体所有感、後者は運動主体感と意訳されている。両者は共に感覚と呼ばれているが、感覚と感覚器が一対一対応した感覚ではなく、様々な感覚が統合された自己意識だ。たとえば、カップに手を伸ばす時、意図した通り自分の腕を動かせれば、身体所有感と運動主体感の両方を感じる。しかし、他者に腕を動かされた時のように意図しない身体運動の場合、身体所有感は感じられても運動主体感は得られない。

このように、運動経験はその経験に基づくパフォーマンスを変えるだけでなく、動作を感じる知覚系の神経基盤も変える。この考えはさらに運動経験が抽象的な概念の理解を促進することを示唆し、「身体化された（embodied）」認知という概念の下に研究されている。たとえば、動くための神経過程は動作関連言語を用いた理解に役立つ。このことも本章で述べた言語と系列動作との関係と軌を一にするものである。

運動経験が概念の理解に与える影響をみるために、グレンバーグ（Glenberg）[28]らは子どもの言語理解と運動経験の関係を調べた。実験参加者は文章を読む時に動作を伴う群と動作を伴わない群に分けられた。動作を伴う群の参加者は声を出して文章を読み、それから文章に書かれていたことを実行した。動作を伴わない群の参加者は声を出して文章を読み、それを繰り返した。引き続く理解テストにおいて、動作を伴う群は動作を伴わない群より高い理解と保持を示した。文章に書いてあった出来事を実行した参加者は学習した情報の理解と保持を促進し、理解テストの時に知覚―運動経験を呼び起こすと考えられる。

言語理解に与える動作の影響を調べるために、ホッケーの熟練者と初心者の脳イメージングが比較された。[28]

脳イメージング走査中、実験参加者はホッケー特有の動作（たとえば、ショットを打つ）と日常の動作（たとえば、カートを押す）を記述した文章を聞かされた。その後、参加者が聞いた文章の理解度をテストするために、スキャナーから出て理解テストを行った。そのテストは各文章の聴覚的提示の後に写真を提示し、参加者は写真の動作が文章で述べられているかどうかを判断するように言われた。一方の写真の動作は文章の内容に対応していたが、他方の写真は文章の内容と対応していなかった。ホッケーの熟練者と初心者は日常動作に関する写真と文章の一致の判定の速さと正確性に差がなかったが、熟練者は初心者よりホッケーの動作に関する写真と文章の一致を速く正確に同定した。脳イメージングのデータによると、左運動前野腹側部の活動は動作経験と文章理解度の関係に対応し、ホッケー経験があればあるほど、左運動前野腹側部の活動は強くなり、ホッケー特有の文章理解度は高まった。したがって、左運動前野腹側部の経験依存的な活動は動作を表現している言葉の理解度を反映している。

第6章　フィードバック——積極的エラーのすすめ

初めて「あいうえお」を書く練習を考えてみよう。子どもたちはお手本を見ながら、大きな升目のノートに文字を書いていく。最初はお手本（目標値）と実際に書いた文字（現在値）とはかなり異なっているが、繰り返し練習していくと、その違い（誤差）は小さくなっていく。このように、すべての学習の最初には、目標値と現在値の誤差を感覚的に取り出（検出）して修正していくフィードバックが働いている。本章では最初に運動学習におけるフィードバックの役割をみた後に、学校のテストのフィードバックとしての役割とその与え方を述べる。

フィードバック概念の誕生

第二次大戦中、米国の数学者ウィーナー（Wiener）は飛んでくる飛行機を高射砲で撃ち落とすために、飛行機の現在の位置ではなく、予測される位置に対して高射砲の狙いを定める研究をしていた。次項でみるように、この高射砲の自動照準の研究は、近未来の予測という人間本来の情報処理に対応し、ボールゲームのパスをする情報処理とぴったりと一致する。彼は飛行機の操縦や射撃の照準というヒトの随意運動の分析を通し、運動の制御には結果に関する感覚情報が重要であると考え、結果の感覚情報を基に誤差修正する過程をフィードバックと呼んだ。

このフィードバックという概念はウィーナーが一九四八年に出版した『サイバネティックス――動物と機械における制御と通信』の中で体系化され、[1]生体内機構から社会現象まで幅広く適用されている。サイバネティックス（Cybernetics）とはギリシャ語の「舵取り」からとったウィーナーの造語だ。ウィーナーはその著書の中で運動制御におけるフィードバックの役割を考察し、脊髄の感覚路が侵された脊髄癆《ろう》による運動失調はフィードバックの不足によると予想した。また、小脳の内的モデルが障害された運動失調では、運動系は再び外界を通るフィードバックに頼りながら随意運動を行う。そのため、物を取ろうとした時に手が震える企図《きと》振顫《しんせん》という症状はフィードバックの過剰によると予想された。この小脳内部モデルの障害は水俣病による水銀中毒でも起こり、四肢の振顫が頻発する[2]。そして、フィードバックを含むサイバネティックスによって、制御と通信の問題が機械でも生体でも本質的に同一であるという認識が一般的になり、「情報」が現代科学の中で物質やエネルギーと並ぶ位置を与えられた。

運動の学習段階

ここでは三つの運動学習論を簡単に紹介しよう。最初に、運動学習論の嚆矢である認知論からみたフィッツ（Fitts）[3]の運動学習論を要約する。運動学習の初期には運動の手順を知る認知学習が含まれており、中期には運動の手順を身につけるためにフィードバックが中心に働き、終期には運動記憶である運動グログラムに基づき、系列動作がコントロールされる。

初期の認知的段階は学習者が運動の手順を知り、運動の企画を立てる時期である。したがって、教師はインストラクション、デモンストレーション、ビデオ、パソコンのモニターなどを用いて、運動の順序と仕方を学習者に理解させなければならない。しかし、多くの教師はこの段階を軽視しがちである。

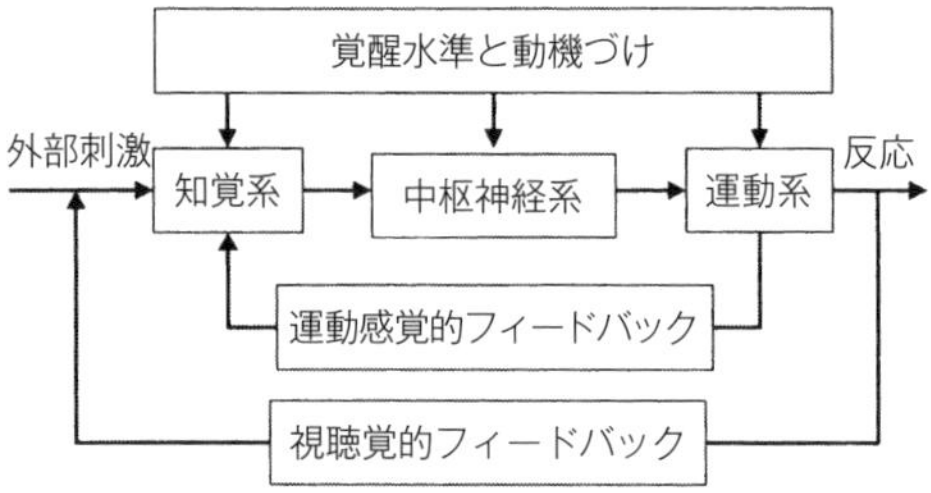

図6-1●知覚—運動スキルの制御モデル

言葉をもたないサルが光刺激に対して手関節運動で反応できるまでには、週二〜五回の練習で数ヶ月を要する。[4] しかし、幼稚園の園児でも言葉によって運動手順が容易に伝達でき、言語情報を動作に変換できるので、簡単なことのように錯覚してしまう。この段階は時間的にはごく短時間であるが、教師が運動学習の指針を学習者に与える時期である。したがって、音楽科、図工科、体育科の実技、技術家庭科の実習、理科の実験の教授活動の中で最も重要な段階であり、実技や実験の教授—学習過程における学習者の言語—認知的段階を重要視したい。

中期の連合段階では前段階で得た運動目標にしたがってスキルの構成要素間のつながり（連合）が形作られ、フィードバック情報が重要な役割を演じる（図6-1）。フィードバックとは、目標とする運動（目標値）と学習者が実際に行った運動（実現値）との誤差を取り出し（検出）、修正していく過程である。もっと日常会話的に言い換えれば、フィードバックは反省回路として働いている。このようなフィードバックを内在した制御モデルをみると、実技や実験の教科とは知識を動作で検証する過程であるといえる。医学や工学のような実学では講義と実習が対をなし、講義で得た知識を実物で確かめたり、物作りができるようにカリキュラムが組み立てられている。たとえば、学生は教科書で脳の溝や血管の名称を覚えると、すべての人の脳の溝や血管が同じ所にあると思いがちだが、解剖実習での実物の観察によって、溝や血管の形も位置もかなり個人差があることを体験する。

自動化段階では長期間の練習の結果、運動系列が円滑に遂行されるようになる。この時、運動プログラムと呼ばれる運動の記憶が中枢に蓄えられていると想定されている。運動プログラムは筋収縮のパターンというよりはむしろ運動パターンの記憶と考えられている。その具体例としては筆跡が挙げられる。また、水泳や自転車の運転を一度覚えたら忘れないのは運動プログラムを脳に記憶しているからである。ここでの特徴は、動作のコントロールが大脳皮質の支配から皮質下の中枢である大脳基底核や小脳に移行し、大脳皮質が解放されることである。その結果、複数課題が同時に並列処理できるようになるのだ。たとえば、会話しながら自動車を運転したり、ピアノを演奏しながら歌ったりできる。そして、運動スキルが自動化するにつれて、個々の動作に注意を払わなくなり、動作を言葉で説明しづらくなっていく。

この時期、動作はほとんどフィードバックに頼らずに行うが、運動プログラムに基づいて遂行される動作は時々フィードバックによってチェックされ、正確にコントロールされる。たとえば、陸上競技の一〇〇メートル走のように全力疾走している時でも、走者は自分のコースを真っ直ぐ走るために、地面に引かれたラインを無意識のうちに視覚的にチェックし、コースからはみ出さないように着地を微調節している。また、走幅跳の助走でも踏切が近づいてくると、ジャンパーは踏切板に足を合わせるために無意識に踏切板までの距離を視覚的に測り、踏切前五歩以内の歩幅を変動させる。

さらに、運動学習は反応の型の推移からも観察できる。(5) たとえば、野球のバッティングでは剛速球を投げられると、バットを振れない（無反応）。打者が直球と思ってバットを振っても、カーブを投げられると、空振りする（誤反応）。打者が予測した球が来たが、振り遅れて（正反応）ファールになる。打者が予測した球が来て、ぴったりのタイミングでバットをスイングし（見越し反応）、ヒットになる。このように、バッティングから反応を四つに分類できるが、従来の心理学は正反応だけを反応とみなし、それ以外の反応は誤反応と扱ってきた。しかし、ほとんどのスポーツ場面の正確な動作は予測に基づく見越し反応だ。ボールゲームのパサーはレシーバーが今現在いる場所にパスしてもパスはつながらず、レシーバーが移動する場所を予測してパスしなければならない。したがって、運動学習は見越し反応（見越し反応＝反応＋予測）が高い割合で出現するまで行わなければならない。この四つの反応の型から運動学習を捉える考え方は、水が温度変化に伴って固体、液体、気体となる「相転移」の概念を運動学習の反応型の推移に当てはめたものだ。初期段階では無反応と誤反応の減少に伴って、正反応が増加する。終期段階では正反応の減少に伴って、見越し反応が増加する。見越し反応が出現しない段階では、フィードバックによる誤差修正が主体であり、動作はかなり意識的にコントロールされる。対照的に、見越し反応が主体で反応するようになると、動作は無意識にコントロールされ、言葉で表現しづらくなっていく。

一方、一九四〇年代に活躍した旧ソ連の生理学者ベルンシュタイン（Bernstein）[6]は、認知論からみた運動学習と全く異なり自由度の減少からみた運動学習を提起した。システムを制御するために決定しなければならない変数の数を自由度と呼ぶ。たとえば、四輪自動車のハンドルは四つではなく一つであり、自動車は自由度四を一に減少させて運転を容易にしている。ヒトは約八〇〇の関節があるから、ある運動を遂行するために、この八〇〇の自由度を減少しなければならない。つまり、ヒトはある運動に習熟するために、多くの関節を固定し、わずかな関節を動かして運動を遂行することを学習しなければならない。たとえば、縄跳びの練習初期に、幼児は脚と腕の多くの関節を動かして跳んでいるが、熟練してくると、主として手首と足首の関節だけを動かして跳ぶようになる。

運動学習におけるフィードバック

さらに踏み込んで運動学習におけるフィードバックの役割をみる前に、感覚系がフィードバックとして働いていることを体験してみよう。黒板に数十センチメートルの間隔で二本の縦線を引き、その前に片手でチョークを持って立つ。視覚的に二本線の間隔を確認し、左の線の上の方にチョークを置いた後に目を閉じ、右の線を目指してチョークで線を引く。この線引き課題の目標は閉眼で左の縦線から右の縦線へぴったりと横線を引くことであり、右の縦線が目標値、横線の停止点が現在値である。一回ごとの線引き後に目を開いて目標値と現在値の差である誤差を確認し、次の線引きで誤差を修正するようにする。つまり、この一連の過程には、視覚的に誤差を取り出し、誤差を動作に変換して誤差を修正しようとするフィードバック過程が働いている。通常、第一試行は閉眼で動作を遂行すると、動作が小さくなるので、右の縦線に達しないアンダーシュートが多い。その後、右の縦線を超えるオーバーシュートとアンダーシュートを繰り返すと、数試行で目標値と現在値の差である誤差がなくなって運動学習が成立する。このような単純な線引き課題はスポーツ場面ではバスケットボールのフリースローに当てはまる。つまり、目標値はゴールのバスケット、現在値はシュートしたボールの到達点であり、ボールがゴールインすれば誤差はないが、シュートが短すぎる、長すぎる、左右にそれる場合にはそれぞれの誤差が生じる。人は線引き課題やフリースローの誤差を視覚的に取り出し、いとも簡単に動作に変換して誤差を修正するが、この一連の過程を神経科学的に説明することは容易でない。

線引き課題とフリースローは環境変化の影響を受けない閉鎖スキルであるが、次に環境変化の影響を受ける開放スキルにおけるフィードバックをみてみよう。初めてテニスのグランドストロークを練習する場面を想定すると、視覚系と中枢神経系（脳と脊髄）を通して、飛んでくるボールがバウンドしてくる場所とタイミングを予測し、運動系（骨と筋）によって体を移動することになる。初めての練習であれば、ボール、ラケット、体の位置関係がうまくいかず、空振りやラケットのスイート・スポットを外すことになり、足をばたつかせる。この状態は視聴覚的フィードバックによって学習者に知覚できるので、運動結果と運動目標との誤差を取り出し、繰り返し中枢へ送り返している(フィードバック)ために足がばたついているのである(図6-1)。この時、学習者は自分の手足の動きや誤差を知ることができ、この運動の結果を「結果の知識(knowledge of result:KR)」と呼ぶ。この結果の知識はフィードバックの産物であり、運動学習における誤差修正に欠かせない。一方、運動感覚的(kinesthetic)フィードバック系を構成する感覚器は主に筋の伸縮を知らせる筋紡錘と関節の感覚器だ。視聴覚的フィードバックは運動の結果、たとえばラケットのどこにボールが当たるかを見たり、その音を聞いたりできる。しかし、筋紡錘は骨格筋と並列に同居しているので、あまり意識化されず、俗に「からだで覚える」といわれる運動記憶の入り口になっている。

中期の連合段階では視聴覚的フィードバックと運動感覚的フィードバックが同時進行して動作を修正するが、中期の前半では主として視聴覚的フィードバックによって感覚情報に身体の動きを一致させる一致タイミングの修正を行うことになる。また、視聴覚と運動感覚によるフィードバックは手足の動く順番とその時間的割合である相対的タイミングを修正し、フォームを形成していく。中期の後半には運動感覚的フィードバックによって筋力の微調節が行われる。ここで教師が与えられるインストラクションは主として前半までであり、教師は学習者に視聴覚的フィードバックへと注意を向けさせる。後半の力の微調整は言語化が難しく、学習者の自律的な学習が中心になる。

学校体育にパソコンが導入され、モニター画面に学習者の動きを写し出すことは学習者に結果の知識を提示し、自己評価を促進することになる。しかし、運動学習は前述のように運動感覚的フィードバックも重要な役割を果たしている。つまり、学習者は自分自身のフォームを結果の知識として得た上に、その際の運動感覚的情報との比較・照合が中枢でなされ、学習者がそのことを自覚することが運動学習における最も重要な自己評価である。その際、教師は結果の知識に対応した手足や関節の圧覚を学習者に意識させるべきである。さらに、「ハードルは跳ぶのではなく跨ぐのだ」といった運動感覚的情報と動作を結び付けた「わざ言語」を工夫しなければならない（第3章参照）。

加えて、運動プログラムとパラメータの関係からフィードバックの与え方を考えてみよう。[7] 運動記憶としての運動プログラムが活発に研究されはじめた一九七〇年代当初、運動プログラムは個々の運動と一対一対応しているものとして考えられていた。しかし、それでは中枢の保存方法として不経済であり（保存の問題）、厳密に同じ運動は二度とできないこと（新奇性の問題）とも矛盾する。そのため現在の理解では、野球のバッティングを例にとると、スイング全般に通じる一般化された運動プログラム（汎化運動プログラム）があり、打つスピードや強さといったパラメータを設定することで個々のスイングが遂行されると考えられている。汎化運動プログラムには変わらない特徴として、運動要素の順序と相対的タイミングがある。[7] たとえば、バッティングの時、腰の回転→遅延時間→腕のスイングの順番と時間の割合（相対的タイミング）を習得して記憶する。初心者は腰の回転とスイングをよく同時に行うので、二つの動きのあいだに「間」を入れることを習得しなければならない。この相対的タイミングが習得されれば、一連の動作が速くなっても遅くなっても三つの要素の時間的割合は変わらない。

このようにみてくると、汎化運動プログラムに関するフィードバック（プログラム・フィードバック）を強化した後に、パラメータに関するフィードバック（パラメータ・フィードバック）を強化すべきである。具体的には、「相対的タイミングを習得した後に力のコントロールを練習すべきである」と言い換えることができる。相対的タイミングは汎化プログラムを構成しているものであり、力はパラメータの一つである。つまり、先にパラメータの制御を学習しても、プログラムが安定しなければ、パラメータの制御を再学習しなければならない。

フィードバックを内在した行動計画——TOTE

私たちが学習する時、感覚系が誤差を取り出すフィードバックとして働く事例は枚挙にいとまがない。さらに、行動目標を達成するために、フィードバックが情報処理の手順の中に何段階にもわたって組み込まれている。行動の結果に関するフィードバックを含むＴＯＴＥ（Test-Operate-Test-Exit：テスト―操作―テスト―出口）は行動目標を達するために誤差の検出と修正を繰り返す過程を人間行動の基本単位と考えている。[8] ＴＯＴＥに含まれたテストは目標値と現在値の不一致を取り出し（図6-2）、不一致が検出されると、操作として修正が起こる。そして再度テストする。このサイクルは不一致がなくなるまで続き、不一致がなくなって初めてサイクルから出ることになる。

図6-2は釘をハンマーで打つという操作の手順を示しているが、この手順には釘またはハンマーが折れる、あるいは操作者が疲れることは想定されていない。このような不具合な想定を挿入し、図6-3は図6-2より多いＴＯＴＥ単位を階層的につないでいくことによって不具合を克服している。図6-3は釘を打つための図6-2より精緻な計画を立て、より多くの可能性を想定している。ここでも図6-3の左上から入り、釘が平らでないと今度は真っ直ぐかどうかをテストされ、真っ直ぐでないと、別のアクションがとられる。ハンマーも折れているかどうか確かめられ、操作者の疲労度も考慮されている。

これらのテスト系列から、出力に依存した行動として、「もっと打つ」、「曲がった釘を抜く」、「新しいハンマーを持ってくる」、「次の課題に向かう」、「休む」の五種類の行動が生じる。この広範囲にわたる行動は、全てフィードバックによって制御されており、階層的なフィードバックの例である。もしフィードバックによる誤差修正が働かないと、すべての行動は破壊され、何も達成できない。

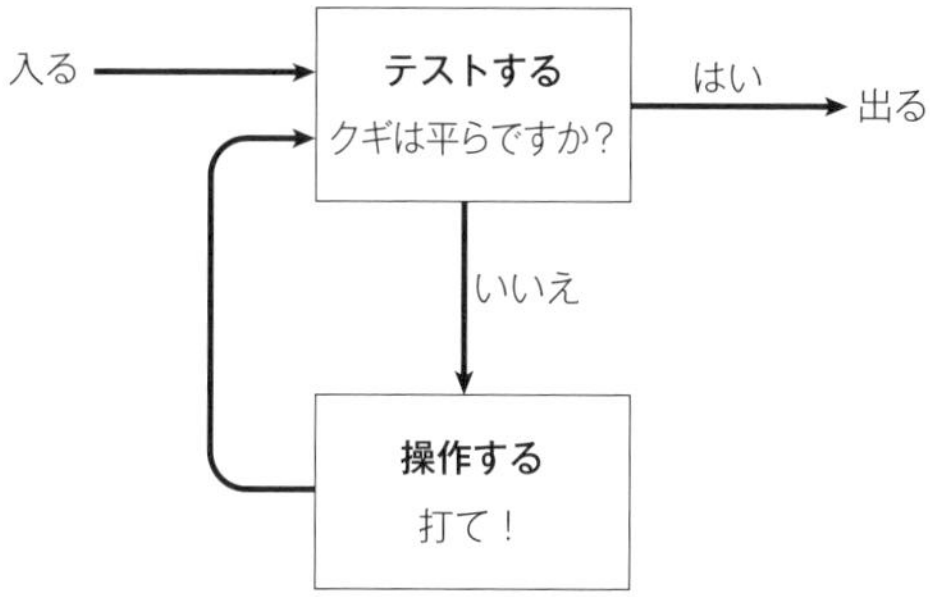

図 6－2 ● TOTE 単位（文献(8)より作成）

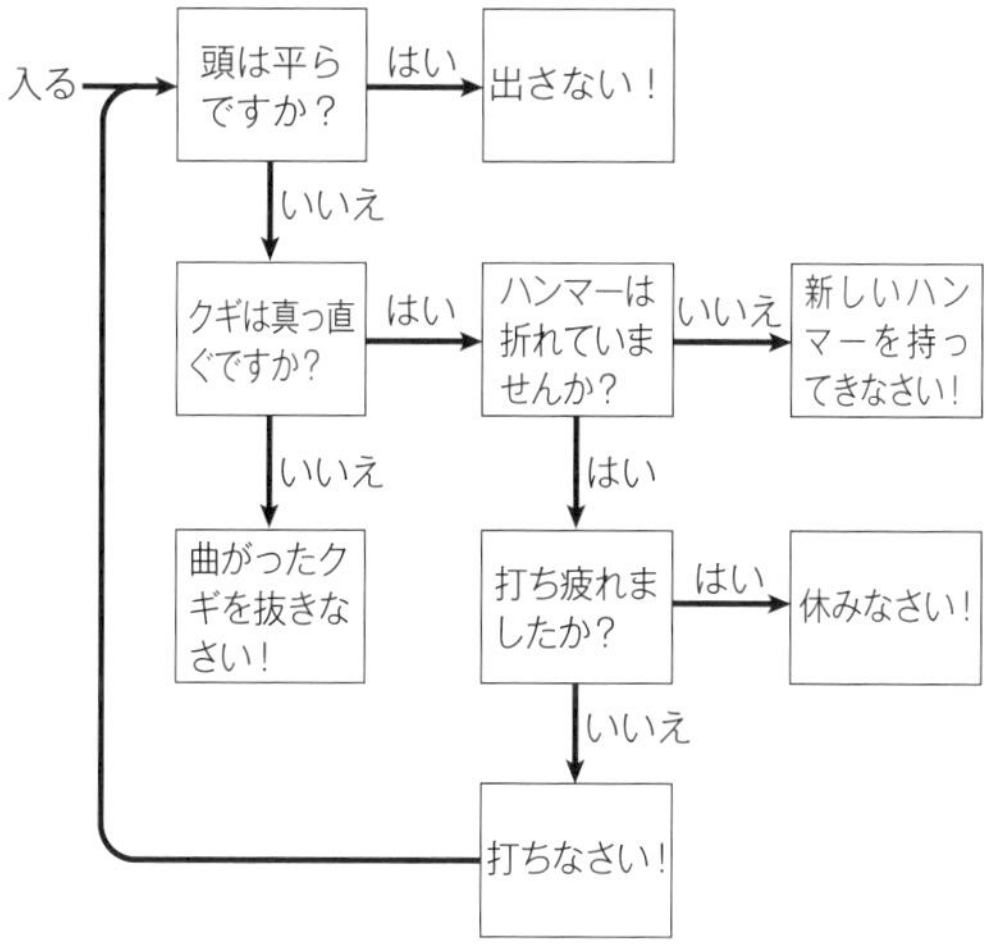

図 6－3 ●釘を打つために拡張された TOTE 単位（文献(8)より作成）

このような行動計画は、人が目標を達成するために従わなければならない行動を「行動の言葉」で記述したものだ。この行動計画は現在では、家電製品の故障を見つけ出すための説明書から社会組織の危機管理手続きまで広く採用されている。

フィードバックとしてのテスト

学校教育の常套手段であるテストはフィードバックとして機能している最たるものである。テストは児童・生徒と教師にとって成績評価と序列化の手段としての側面がクローズアップされているが、学習の観点からみると、学習・記憶したことを能動的に表出し、その表出の正誤を確認する過程として必須のものである。

すでに一九三九年に、読解力に与えるテストの明確な学習効果が報告されている(9)。実験対象は九一の小学校の六年生三六〇五名であり、第一グループと第二グループに分けられ、各グループの半数は練習テストが課せられ、残りの半数は練習テストをしなかった。第一グループは実験用の短文を読んだ一日後に、第二グループは七日後に最終テストを課せられた。実験に先立ち、各自の読解力のレベルを調べるために短文の読解力テストを行い、上位三分の一グループと下位三分の一グループを同定

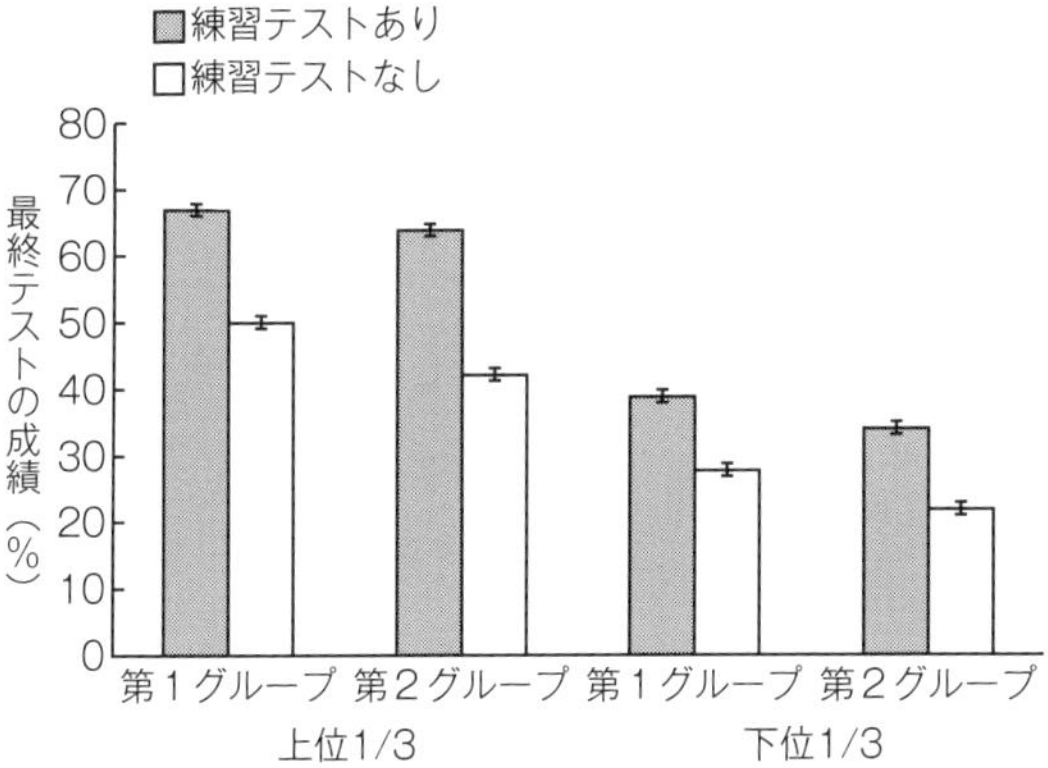

図6-4●読解力に与えるテストの効果（文献(9)より作成）。第1グループと第2グループに分けられ、各グループの半数は練習テストが課せられ、残りの半数は練習テストが行われなかった。第1グループは実験用の短文を読んだ1日後に最終テストを課せられ、第2グループは7日後に最終テストを課せられた。

した。その結果（図6-4）、最終テストの成績は両グループ共に練習テストを課された児童がそうでない児童よりも高く、練習テストの効果は上位グループが下位グループよりも大きかった。

米国の心理学者のレーディガー（Roediger）は定期的なテストが長期記憶を促すことを二〇〇〇年以降の一連の実験で示した[9]。この実験では学生が何通りかの方法で一定時間単語を覚えた。第一グループはテストを挟まずに単語を覚える短い時間を八回与えられた。第二グループは覚える時間を六回与えられ、二回のテストが挿入された。第三グループは覚える時間四回とテスト四回が交互に与えられた。三グループ共に実験の所要時間は同一であるので、覚える時間は第一グループ、第二グループ、第三グループの順に短くなったが、四八時間後の再生テストでは覚えた単語数はテスト回数が多いほど多かった。このように、語彙学習におけるフィードバックとしてのテストの働きは絶大なものである。

このことを英単語の語彙学習に当てはめると、単語カードを用意し、表面に英単語、裏面に訳語を書く。自分でテストするには、カードを次々に引いて訳語を思い出し、フィードバックとして裏面で訳語を確認する。訳語が間違っていれば、カードを山の上に戻し、訳語が正しければ、山の下に入れる。そうすれば、間違いはすぐに再テストできるが、正解したものも忘れたころにまたテストすることになる。このようなカード集を構築するスマホやタブレットのアプリは現在ではたくさんみられる。

教育心理学の発見——分散授業は集中授業より記憶を促す

覚えることとテストを交互に行うことが学習効果をもたらす理由として、フィードバックによる誤差の修正の上に、「学習と学習の間に間を取る」ことが学習を促進すると考えられている。これは教育心理学の大きな発見といえる。言葉や歴史的事実を長期間確実に記憶したいならば、覚える時間を何回かに分け、フィードバックとしてのテストを挿入し、テストの間隔をだんだん延ばしていくのが有効だ。

　分散練習の学習効果を調べた一九七九年の実験[9]は、米国の学生にスペイン語の翻訳を学習させた。その際、学生は六回の練習期間に参加し、フィードバックを受けながら翻訳を練習した。練習条件は毎日練習する条件、一日おきに練習する条件、三〇日おきに練習する条件からなる。その結果、練習中の成績は練習間隔を空けない条件の方が間隔を空ける条件よりよかった。しかし、練習終了三〇日後の最終テストの成績は練習中の成績と逆転し、練習間隔を空けた条件がそうでない条件よりよかった。

　その後、いろいろな教科の授業研究によって分散学習の効果が実証されている。[9]たとえば、統計の授業について、同じ学習内容の異なる授業期間が比較された。授業直後のテスト成績も最終テスト成績も、授業が六ヶ月間の学生の方が八週間の学生よりよかった。

　それでは、最も効果的な学習と学習の間隔はどれくらいだろうか。その間隔が二四時間に達すると、記憶に大きな改善がみられる。このような学習の定着には、第7章で述べる睡眠が大きな役割を演じている。最適な間隔は記憶を保持したい期間に依存している。事柄を数日ないし数週間保持する必要がある場合は、一週間くらい毎日復習すればよい。それに対して、知識を数ヶ月ないし何年も保持したい場合は、見直す間隔もかなり延長される。情報の記憶は保持したい時間の約二〇％の間隔で復習すればよいと言われている。たとえば、記憶を一〇ヶ月保持したいならば、二ヶ月後におさらいすればよい。最適な記憶をもたらす手続きは、最初は毎日復習し、その後一週間、一ヶ月、一年経って情報を見直すことだ。そうすると、学校の教科内容も、数日後、または数週間後に復習するだけでは足りず、事柄を長期的に記憶したいならば、少なくとも数ヶ月の間隔で復習しなければならない。このような観点から、テストも教科書の編成も考え直す必要がある。(9)

トピック03 学習計画は順番が肝心

Topic

運動学習でも認知学習でも、学習する課題の順番は学習効果に大きな影響を与える。同じ課題を続けて課す場合と異なる課題を組み合わせる場合とでは、脳の覚醒水準が異なるだけでなく、課題を解決する情報処理が異なる過程をたどる。

器械体操の側転、伸膝前転、倒立後転やテニスのサーブ、ボレー、グランドストロークのように、学習者が運動プログラムの異なる三つの運動課題（課題A、B、C）を練習する順序を考えてみよう。一般的には、課題Aを続けて練習し、ある程度習熟したら、次の課題Bに移る。これはブロック練習と呼ばれている（AAA→BBB→CCC）。一方、ランダム練習は、同じ課題を続けて練習しないように三課題をランダムな順序に配列する（ABC→BCA→CAB）。一見、ランダム練習は運動課題に習熟しないうちに次々課題が替わり、練習効果が上がらないように思われる。対照的に、ブロック練習は学習者が一度に特定の課題に集中し、練習効果が促進されそうである。確かに、習得期間にはブロック練習がランダム練習よりも高いパフォーマンスを示す。しかし、練習後どの程度課題を記憶しているかを確かめる保持テストでは両者のパフォーマンスは逆転し、この逆転現象を「文脈干渉効果」と呼ぶ。ランダム練習の学習者は試行ごとに異なるプログラムを検索し、そのプログラムをパラメータ化するはずであり、プログラムの検索とパラメータ化の練習を促進する。それに対して、ブロック練習の学習者は同じ運動課題が連続して提示されるので、同じプログラムとパラメータを使用し、プログラムの検索とパラメータ化の練習を促進しない。その結果、保持テ

ストではランダム練習とブロック練習のパフォーマンスが逆転するのである。(7)

同様に、大学の幾何の授業でもランダム学習の学習効果が確かめられている。学生は一週間の間を空けた二つの練習期間に練習問題を解いた。各練習期間中、学生は四種類の立体の体積を見出す方法に関する教材を渡され、各立体につき四つの練習問題を解いた。各練習問題終了後に正解が一〇秒間提示された。この場合、各立体の体積を見出す手順がプログラムに対応し、それに対応した練習問題はパラメータの変更に対応する。

ブロック条件の学生は最初に一つの立体の体積を求める教材を読み、その直後にその立体に対する練習問題を四つ行った。それから、残りの立体について、順番に教材を読み、それに対応した練習問題をこなしていった。一方、ランダム条件の学生は、最初から四つの立体の体積を求める教材を全て読み、全ての練習問題を行なった。その際、練習問題一セットの中に必ず四種類の立体の一つが入っているように設定された。練習期間終了一週間後に、全ての学生はテストを受けた。そのテスト問題は四種類の立体それぞれに対する新しい二問題である。その結果、練習中の正解率はブロック条件がランダム条件よりも高かったが、最終テストの成績は逆転し、ランダム条件がブロック条件より四三パーセントも高かった。(9)

このように、運動学習と同様に認知学習においても、ランダム学習はブロック学習よりも学習を促進する。また、その情報処理過程でも、ランダム条件の学習者は試行ごとに異なるプログラムを検索し、そのプログラムをパラメータ化するはずであり、プログラムの検索とパラメータ化の学習を促進すると考えられる。

一方、同一プログラムの中のパラメータの変更の仕方に注目した場合、一定練習と変動練習という練習順序がある。一定練習は練習中にパラメータを変化させないが、変動練習は練習中にパラメータを変えながら練習する。たとえば、ボールの的当て課題で、一定練習は同じ距離から練習するのに対して、変動練習は数通りの距離から練習する。練習中は一定練習の方が変動練習よりもパフォーマンスが高いが、新しい距離から的当てすると、変動練習の方が高いパフォーマンスを示す。この際の情報処理の違いも、ブロック練習とランダム練習の情報処理の違いに類似しており、一定練習は練習中に同じパラメータが用いられるので、練習中には高いパフォーマンスが得られるが、変動練習は練習中に異なるパラメータが用いられるため、練習中のパフォーマンスは低い。しかし、新たなパラメータの設定が必要な課題に遭遇すると、練習中に様々なパラメータで練習していた変動練習の方が一つのパラメータしか練習していない一定練習より高いパフォーマンスが得られる。(7)

そして、変動練習の練習効果は幼児、小学生の方が中高生より高いことが知られている。中高生はすでに多くの運動プログラムを記憶しており、パラメータを変動させて運動プログラムの強化を促進する必要性が少ない。対照的に、幼児はそれほど多くの運動プログラムを記憶していないので、パラメータを変動させて運動プログラムを強化することが効果的である。

これらの知見は他の教科教育を考える上でも必須の知見である。プログラム学習とパラメータ学習が意識されていなくとも、それぞれの学習はいろいろな教科の学習の中で散見される。

たとえば、算数の二桁の筆算は、「位取り」の原理を中核とした計算の手順がプログラムに対応し、いろいろと数字を変えて練習することがパラメータ学習に対応する。同様に、英語の受動態は、能動態の目的語が主語になり、動詞がBe動詞＋過去分詞に変わることがプログラム変更に対応し、いろいろな能動態の文章から受動態の文章へ語順を変換することがパラメータ学習に対応する。しかし、プログラムとパラメータの概念は曖昧であり、二桁の筆算と三桁の筆算はプログラムが違うのか、それとも単にパラメータを変更しただけなのかは微妙だ。この場合、「位取り」が課題目標であれば、桁数の変化はパラメータの変化とみなすことになる。おそらく、プログラムとパラメータの関係は課題目標によって変化すると考えられる。

第7章 睡眠——記憶の定着

睡眠は進化のプロセスでどうしても省略できず、脳が脳自体と体のメインテナンスのために積極的に生み出した活動だ。睡眠中に脳が覚醒状態を示す「レム睡眠」は学習と記憶を促進する。俗に言う「睡眠学習」のように、寝ている間に学習できるのかどうか、本章では睡眠と学習・記憶の関係の神経科学的根拠を示す。一方、多くの青少年が深刻な睡眠不足に陥っている事態に対する改善案も提示する。

睡眠は脳が積極的に生み出した

私たちが人間として認知活動をする前提として、睡眠、食事、身体活動は生物であるヒトが健康的に生活するための三本柱だ。一九五二年、教育学者の小川太郎は『日本の子ども』の中で睡眠を教育学の中に位置づけた。[1] 彼は子どもの生活実態を捉えるために、基本的な生活、労働（手伝い）、遊び、学習の四領域を提示し、基本的な生活の中に睡眠を食事、入浴と共に位置づけている。そして、子どもの生活実態調査として、日々の生活の中で四領域の所要時間が調査され、子どもたちの生活を把握する基礎資料とされている。

同様な文脈から「教育生理学」を志向していた正木健雄は一九七九年『子どもの体力』の中で、疲れてくると断続的に点滅している光が連続して見えるようになるフリッカーテストを用いた調査から一九六〇年代の児童の覚醒水準を報告した。[2] その結果、覚醒水準は夜間の方が昼間より高いことを見出し、子どもたちの生活が夜型になっていることに警鐘を鳴らした。

睡眠はなぜ必要なのか。野生動物にとって、睡眠は無防備になり、外敵にさらされることになる。もし睡眠を必要としない動物が進化の過程で生まれていれば、その動物は生存競争を勝ちぬいていくために有利だったはずであるが、実際にはそうならなかった。水中で暮らすイルカは泳ぎながら眠り、長時間飛ぶ渡り鳥は飛んだまま眠る。イルカと渡り鳥の一部は大脳の左右半球を交互に休める半球睡眠をとることが知られている。[3] 睡眠が進化の過程でどうしても省略できなかったのは、動物が生きるために不可欠の活動だからだ。特に、脳という高度な情報処理システムを維持するためには睡眠は必須である。つまり、睡眠は外部環境からの刺激の消失に伴って生じる受動的な状態ではなく、脳が脳自体と体のメインテナンスのために積極的に生み出した活動だ。

睡眠不足になると、体温調節がうまくいかなくなったり、体内に侵入した細菌やウイルスを攻撃する免疫系の働きが低下する。「寝る子は育つ」といわれるが、実際に、子どもが成長するために必要な成長ホルモンは睡眠中にたくさん出ることが分かっている。昔の人は睡眠と子どもの成長の関係を経験的に知っていたのだ。また、睡眠不足の幼児は風邪をひきやすく、呼吸系の重篤な病気になりやすい。たとえば、咽頭と中耳をつなぐ耳管は成人より幼児が水平になっているので、咽頭から中耳へウイルスが侵入しやすく、しばしば中耳炎になる。

睡眠の深さは脳波で測定される

睡眠は「感覚刺激に対して反応性が低下した状態であり、その反応性が容易に回復する」と定義されている。睡眠時、無目的な運動が脳からの出力によって起こり、それぞれの動物が種特有の姿勢をとって寝ることが知られている(4)。

睡眠は脳の活動レベルに依存しており、脳波によって五段階に分けられる。脳波は頭皮につけられた電極から記録されるので、電極と活動するニューロンとの距離は数センチほどあり、記録される脳波は数千から数万のニューロンの活動の総和である。脳波信号の強さは電極近くにあるニューロンの活動がどれだけ同期するかによる。バラバラなニューロン活動は互いの活動を打ち消しあい、ニューロン活動の振幅が小さくなる。

睡眠は脳波成分によりレム(REM：rapid eye movement)睡眠(急速眼球運動睡眠)とノンレム睡眠に分けられる。さらにノンレム睡眠は脳波成分を指標にした睡眠の深さにより四段階に分類される。覚醒時には周波数が高いβ波(14–30Hz)が脳全体で観察され、覚醒のまま目を閉じると、後頭葉付近でα波(8–13Hz)が出始める。ノンレム睡眠に入ると、さらに周波数の低いθ波(4–7Hz)が現れ、α波が全体の五〇%以下まで減少した状態をノンレム睡眠の第一段階と判定する。次に、紡錘波とK複合波が現れると、第二段階である。さらに、第三段階は徐波と言われるδ波(0.5–3.5Hz)が全体の二〇%以上かつ五〇%以下である。そして、第四段階はδ波が全体の五〇%以上である。第三段階と第四段階を合わせて徐波睡眠と呼ぶ。

レム睡眠では睡眠中にもかかわらず脳が規則的に強く活動し、眼球運動、心拍数、呼吸数が増加し、

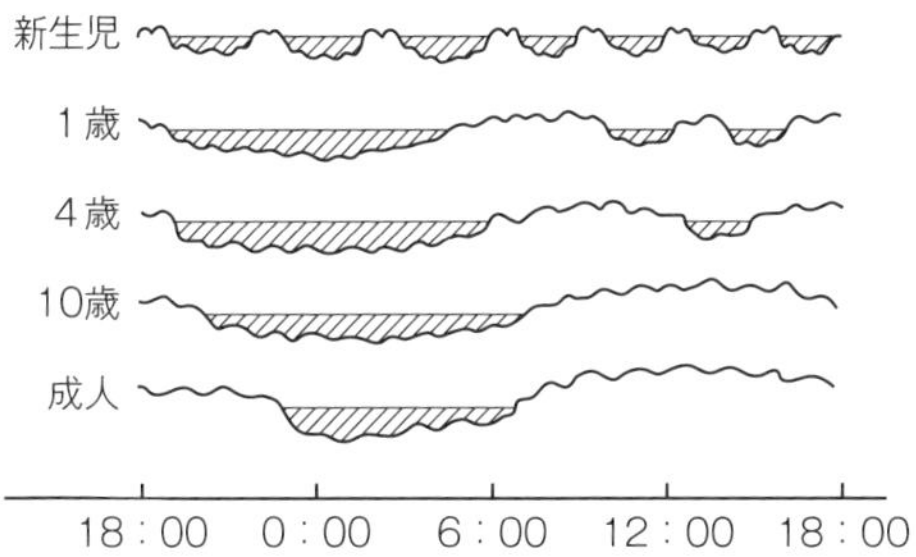

図7－1●発達に伴う多相性睡眠から単相性睡眠への移行（文献(5)より作成）

夢をみる。覚醒、ノンレム睡眠、レム睡眠の状態をコンピュータになぞらえると、覚醒はコンピュータがオンラインでインターネットにつながれている状態であり、ノンレム睡眠はスリープモードの状態であり、レム睡眠はオフラインで使っている状態である[4]。睡眠の約七五％はノンレム睡眠であり、残りの二五％がレム睡眠であり、レム睡眠は必ずノンレム睡眠の後に現れ、平均九〇分（六〇～一一〇分）の周期で繰り返される。

乳幼児は頻繁に睡眠と覚醒を繰り返すことが古くから経験的に知られている。定量的に分析するには、乳幼児の脳波を一日中記録すれば、睡眠―覚醒パターンを正確に調べられる。図7－1はそのような方法によって得られた結果の概略図であり、睡眠の発達についての最も重要な基礎知識だ。新生児は昼夜を問わず、寝たり起きたりを繰り返す多相性睡眠のパターンを示す。詳しくみると、一日の全睡眠時間は生後一週目まで約一六時間であり、約四時間ごとに目が覚め、一～二時間が経つとまた眠ることをくりかえす。一歳になると、睡眠時間の短縮とともに、夜は長く、昼は短く眠るようになり、成人の睡眠パターンに近づく。昼寝をしなくなり、完全に単相性睡眠になるのは約一〇歳だ。さらに新生児の睡眠―覚醒時間の変化を詳しく調べると、睡眠―覚醒のリズムは生後すぐに出現することがわかる。生後一ヶ月頃より昼寝の時間が急速に短縮し、四ヶ月目には夜間睡眠が昼間睡眠の倍以上となり、夜間の睡眠時間も八時間に達し、単相性睡眠パターンが現れ始める。(5)

睡眠に関する三つの古典的研究

睡眠―覚醒のリズムのメカニズムを理解するために、三つの古典的な研究をおさえておこう。一九二〇年頃のヨーロッパではウイルスによると思われる脳炎が流行した。それらの患者には眠り続ける「嗜眠状態」を訴える者と不眠を訴える者がいた。一九一七年神経学者のフォン・エコノモ(Von Economo)(4)は脳炎患者の死後、病理解剖を行い、視床下部の前部に病巣がある場合は不眠を生じ、視床下部の後部に病巣がある場合は嗜眠状態を呈することをつきとめた。この発見が正しかったことは、二〇世紀末になって確かめられた。視床下部の後部には覚醒に関係するオレキシンとヒスタミンを作るニューロンがある。また視床下部の前部には視索前野が含まれ、睡眠中枢が存在することがわかっている。

しかし、睡眠と覚醒が視床下部だけで制御されているわけではない。睡眠と覚醒は脳全体のモード変換であり、視床下部からの働きかけを脳全体に伝えるシステムが必要である。大脳皮質の活動モードを変換するシステムは脳幹にある。そこに目をつけたモルッチとマグーン（Moruzzi and Magoun）[6]は、一九四九年ネコの脳幹の中央にある脳幹網様体を電気的に刺激し、眠っているネコを覚醒させた。また、この部位を破壊すると、ネコは覚醒できなくなった。この観察から、彼らは脳幹に覚醒を作り出す中枢があり、脳幹から大脳へ信号を送り出し、覚醒をもたらす上行性脳幹網様体賦活系が存在することを提唱した（第4章参照）。

一九六〇年にはフランスのジュベ（Juvet）[4]らにより、覚醒だけでなく、レム睡眠を引き起こす中枢も脳幹網様体にあると報告された。彼らはネコの脳幹の橋《きょう》の上の中枢をすべて切除してもレム睡眠時にみられる、急速眼球運動や筋の弛緩を観察した。その結果、彼らはレム睡眠の中枢は大脳ではなく橋にあり、橋からの指令が脊髄へ下りて筋を弛緩させると考えた。さらに、ジュベらは橋から大脳に向けて信号が送られていることも見出した。彼らはネコの橋↓外側膝状体↓大脳皮質視覚野への信号の流れを記録し、レム睡眠の時も覚醒と同じように信号が送られ、レム睡眠時に覚醒と似た脳波が記録されることの裏づけを示した。

睡眠負債と体内時計とは？

フォン・エコノモやモルッチとマグーンの発見を発展させ、現在では詳細な神経路とそれぞれの経路で伝達される神経調節物質が同定されている。覚醒と睡眠の切り替えには、グルタミン酸やＧＡＢＡなどの神経伝達物質だけでなく、脳のモード変換に関わる「モノアミン作動性システム」と「コリン作動性システム」が存在している。

モノアミン作動性システムは「モノアミン」と総称される物質を作るニューロンが主役を演じるシステムだ。モノアミンは脳内では神経調節物質（第２章参照）として働き、ノルアドレナリン、セロトニン、ヒスタミンなどが含まれる。これらのモノアミンは脳幹の正中の近くに位置する神経核（青斑核（ノルアドレナリン）、縫線核（セロトニン）、結節乳頭体（ヒスタミン））で作られる。これらの神経核の軸索は大脳皮質の広範な領域にモノアミンを送り、グルタミン酸やＧＡＢＡと対照的に、作用時間が遅く、持続的に作用する。グルタミン酸作動性ニューロンが個人に向けて情報を発信するＥメールだとすると、モノアミン作動性ニューロンは不特定多数の人々に情報を送る館内放送にたとえられる。一方、コリン作動性システムはアセチルコリンをもつニューロンからなり、橋にある神経核（外背側被蓋核と脚橋被蓋核）から、視床を介して大脳皮質全体に影響を与える。

覚醒、ノンレム睡眠、レム睡眠は、モノアミン作動性システムとコリン作動性システムの組み合わせの変化によって切り替えられる。覚醒はモノアミン作動性システムとコリン作動性システムが共に活動し、大脳皮質の広範な領域が興奮させられる。ノンレム睡眠はモノアミン作動性システムとコリン作動性システムの活動が低下した状態であり、大脳皮質の広い領域の覚醒水準の低下をもたらす。一方、レム睡眠はモノアミン作動性システムの活動が完全に停止し、コリン作動性システムが大脳皮質を強力に興奮させる。この際、前頭前野の一部は働かないため、意識はなく、睡眠状態のままである。つまり、前頭前野が働くためにはモノアミン作動性システムの活動が必要なのだ。(4)

さらに、覚醒に関わるこの二つのシステムは視床下部の前部にある視索前野のGABA作動性ニューロンに抑制されて入眠する。逆に、モノアミン作動性システムとコリン作動性システムは視索前野のGABA作動性ニューロンを抑制する。したがって睡眠と覚醒は、視索前野の睡眠システムと脳幹から発する覚醒システム(モノアミン作動性システムとコリン作動性システム)との力関係によって決まる。

私たちが眠たくなるのにはその直前の覚醒時間の長さや心身の疲労が影響する。この現象を概念的に説明するために「睡眠負債」という言葉があり、覚醒して活動していると睡眠負債はどんどん増加していくことになる。現在、睡眠負債のメカニズムはわかっていないが、睡眠を誘導する「睡眠物質」が蓄積されて眠くなるという説がある。この睡眠物質は一世紀にわたって追跡され、現在のところアデノシンが最も有力な候補だ。脳内のアデノシンの濃度は睡眠中より覚醒中の方が高く、覚醒が持続すると濃度は高くなっていく。多くの神経伝達物質は分泌される時にアデノシン三リン酸（ATP）が一緒に放出され、このATPがアデノシン二リン酸（ADP）に分解されてアデノシンをつくる。そして、睡眠中はアデノシンがしだいに減少する。このように、睡眠負債とアデノシンの動態は一致する。日本庭園の「ししおどし」になぞらえると、ししおどしに溜まる水がアデノシンであり、眠りのタイミングを決める一つの要因は、どれだけ長く覚醒していたかを反映する脳内のアデノシン濃度であると考えられている[4]。

一方、脳内にはもっと正確な体内時計があり、視交叉上核はほぼ正確に二四時間のリズムを刻んでいる。したがって、睡眠のタイミングを決めるのは視交叉上核にある体内時計による正確な計時と、睡眠負債による計時の二つのバランスである。アデノシンは視索前野にあるGABA作動性ニューロンを刺激する。GABA作動性ニューロンは覚醒をもたらすモノアミン作動性システムとコリン作動性システムを抑制し、睡眠を引き起こす[4]。

さらに、モノアミン作動性システムとコリン作動性システムの覚醒システムを安定させる物質であるオレキシンが発見されている。オレキシンは視床下部外側部にあるニューロンから作られ、モノアミン作動性ニューロンを構成している神経核に送られる。オレキシンを作用させると、これらのニューロンの活動は促進される。また、オレキシンを作るオレキシン作動ニューロンは覚醒時に活動し、睡眠時に停止している。したがって、オレキシンは覚醒を司るニューロンに働きかけ、覚醒のスイッチそのものではなく、覚醒のスイッチが入った後に、スイッチが不適切なタイミングで切り替わらないように、覚醒状態を安定させていると言える。

以上、睡眠と覚醒の関係をまとめると、睡眠中枢（視索前野にあるGABA作動性ニューロン）と脳幹の覚醒システム（モノアミン作動性システムとコリン作動性システム）は相互に拮抗し合うシーソーのような関係にある。たとえば、重い「睡眠システム」と軽い「覚醒システム」がシーソーの上に乗っていると、睡眠システムの方に傾く。対照的に、シーソーが覚醒システムの方に傾くと、さらにオレキシンが覚醒システムを強力に手助けし、シーソーを覚醒側に傾けた状態で固定する。

学習と記憶を促す睡眠とは——レム睡眠

新生児ではレム睡眠が全睡眠時間の五〇％を占めるが、六ヶ月目には約三〇％に減少し、二、三歳児は二五％まで減少し、成人の割合に近づく。遡って、妊娠後期の胎児ではほぼ二四時間寝ているが、この大部分がレム睡眠である。このような生後のレム睡眠時間の減少に伴うノンレム睡眠時間の増加は大脳皮質の発達の結果と解釈できる。このことはヒト以外の動物の睡眠とも一致する。たとえば、ラットやウサギは脳が比較的未発達なまま生まれ、出生後もレム睡眠のみでノンレム睡眠はほとんどみられない。対照的に、モルモットやヒツジはかなり発達した脳をもって生まれてくるので、出生時からノンレム睡眠が観察される。

このような結果を逆にみると、レム睡眠が脳の発達に重要な役割を果たしているという見方ができる。大脳の発達には何らかの刺激が必要であるが、胎児の時にはこの刺激が乏しいので、レム睡眠が内的刺激として作用し、大脳皮質の発達を促進していると考えられる。新生児のレム睡眠の割合が大きいことは睡眠中のシナプスの刈り込みやシナプスの新生と再編を促し、これが乳幼児期の学習と大きく関係していると考えられる。このことは前頭前野以外の大脳皮質のニューロンの刈り込みが三歳頃に終わることに対応し、二、三歳児のレム睡眠の割合が成人に近づくことからも裏づけられる。

一九二四年、米国の心理学者であるジェイキンスとダレンバック（Jenkins and Dallenbach）は「睡眠は記憶によい結果を及ぼす」ということを最初に実験的に示した。実験に参加した二人の大学生は夜寝る前に一〇個の無意味な綴りを記憶してから寝た。そして、学生は一、二、四、八時間ごとに起こされ、一〇個のうち何個覚えているかテストされた。また同じ実験を昼間の覚醒中にも行った。その結果、学習してすぐに眠った時には二時間まで記憶が減少したが、その後減らなかった。対照的に、覚醒していた時には記憶は減少し続け、八時間過ぎても急激な減少がみられた。この結果から、眠った場合に忘却が少ないのは、精神活動による干渉が少ないためと考えられた(7)。

ジェイキンスとダレンバックの実験の頃はレム睡眠がまだ発見されていなかったのでこのような解釈になったが、レム睡眠の発見により、記憶の定着という能動的なプロセスが睡眠中に起こる可能性が強まった。記憶を定着させるためにはある決定的な時期に脳の賦活が起こることが不可欠であり、レム睡眠時の活動がこれに当たる。さらに、レム睡眠が幼児期に多いという事実は、この時期が基礎的な学習にとって重要な時期であるからレム睡眠と記憶とが関係する、という仮説を受け入れやすくする。

レム睡眠と記憶との関係を調べるために、次の二つの実験方法が用いられている。一つはレム睡眠が記憶過程にどのように影響するかの観察である。もう一つは学習がその後のレム睡眠にどのように影響するかの観察である。

学習と記憶の実験にはラットがよく使われ、いつかの学習過程でレム睡眠の増加が観察されている。たとえば、ラットは二つに分かれた箱の一つに入れられ、ブザーが鳴ってしばらくすると、足に電気ショックを受ける。ラットはブザーが鳴ると素早く前の部屋に逃げることを学習しなければならない。レム睡眠の割合は学習の初期段階にはあまり変化しなかったが、学習課題が習得され始める次の段階から増加し、学習課題が習得されると元に戻った。[7]

レム睡眠と水を飲むためのペダル押し学習との関係も調べられている。ラットは学習速度により二群に分けられた。学習が速い群はレム睡眠の増加がみられたのに対し、学習が遅い群はレム睡眠の増加がみられなかった。これらの結果から、学習後にレム睡眠が増加することは記憶過程に関係していると考えられる(7)。

レム睡眠が学習後に増加するならば、学習後のレム断眠は学習の保持を妨げるはずである。レム睡眠を抑制すると学習に影響するかどうかを文献で調べると、イエスとノーは半々である。レム睡眠だけを遮断するにはプール法や薬物が用いられる。プール法では水上の小さな台の上にラットを乗せ、ラットはそこで眠る。ノンレム睡眠の間は筋緊張があるので台上に居られるが、レム睡眠になると筋緊張が消え、重力に抗して台上にとどまれず、水中に落下し、眠りが妨げられる。ラットはすぐに台に上り再びウトウトとするが、レム睡眠に入るとまた水中に落下し、選択的にレム睡眠が奪われる。その結果、レム断眠の増加に伴い長期記憶の定着が妨げられた。しかし、再学習はレム断眠によって妨げられなかった。つまり、レム断眠は長期記憶のみに害を及ぼし、学習の習得と短期記憶は妨げない(7)。

一九九四年、ウィルソンとマクノートン (Wilson and McNaughton) はラットの海馬ニューロンが外部からの刺激がなくても睡眠時に自発的に活動を高めることを見出した。海馬の細胞は様々な場所をコード化するニューロンが埋め込まれ、通路の入口で活動するニューロン、途中で活動するニューロン、出口で活動するニューロンがあることから、場所細胞と呼ばれる。このように空間的に配列されている場所細胞はラットがたどった道筋に対応して順に活動し、実際の空間での動きが神経細胞の配列上を継時的に再現する。前日の覚醒時に迷路を学習したラットの睡眠中のニューロン活動を観察すると、迷路をたどった時に活動した場所細胞が再び同じ順序で活動しており、そのニューロンの発火の進行は二〇倍速にも達していた。ラットは睡眠中に迷路を高速で走り回る夢を見ているのだ[8]。

このような再生は海馬だけでなく、大脳皮質全体に広がり、そこでのシナプスの可塑性を引き起こして学習の定着に決定的な役割を演じる。睡眠中に神経回路が再び活性化されることにより、エピソード記憶として一度記憶されただけの出来事でも、睡眠中に何百回も再生されてしっかりと記憶されるのである。

同様に、ヒトも日中の覚醒時に活動した神経回路が睡眠中にも再び活動している。テトリスを何時間もプレーした人の脳を睡眠中にスキャンすると、その人は夢で幾何学図形が滝のように落ちる幻覚を見て、眼球はそれに対応して上から下へと動く。さらに、実験参加者がＭＲＩ装置内で眠らされ、夢をみていることを示す脳波が現れた途端に起こされると、夢の内容とＭＲＩ画像における脳活動領域が対応している。たとえば、参加者が夢に出てくる人々を報告する場合には、顔認識に関する皮質領域が活動している。

高校生を対象にした実験からは、記憶が徐波睡眠とレム睡眠の二段階で強化されることが報告されている。一〇歳代では眠るとすぐに最も深い睡眠段階である徐波睡眠に入り、引き続きレム睡眠が始まり、学習した情報を夢の中で再現し、記憶領域に保存していく。したがって、試験前の高校生は試験勉強をしてから寝ることによって、勉強したことがレム睡眠の働きにより記憶として定着する。

ピアノの上達に与える睡眠の影響も調べられている。実験参加者は二グループに分かれ、一方は練習後すぐに寝るように言われ、もう一方は練習してから時間をおいて寝るように指示された。その結果、前者が後者より高いパフォーマンスを示した。また、パフォーマンスに与える睡眠の影響を調べるために、睡眠の前後に課題を与えた。実験参加者を二グループに分け、一つのグループには早朝にある課題を練習させると、練習後パフォーマンスは上がった。しかし、次の日に同じ課題を課すと、前日の練習直後よりパフォーマンスが低下していた。もう一つのグループには夜寝る前に同じ課題を与え、翌日の夜に同じ課題を行わせると、前の晩のパフォーマンスが維持されていた。

一方、ハエがヒトと同じような睡眠覚醒サイクルをもっていることに注目し、若いハエが刺激の多い環境で育つとどのようになるかを観察した実験がある。照明が明るい広いケージで若い仲間と育ったハエは、狭いケージで一匹だけで育ったハエより、睡眠時間が二、三時間長く、ニューロンの樹状突起とシナプスが増加した。しかし、驚いたことに、刺激の多い環境で育ったハエのシナプスは大きくなったが、睡眠後に元の大きさに戻った。二万個あるハエのニューロンのうち、一日に学習したことを記憶するのに必要なニューロンはわずかに一六個だった。一方、同じ環境で一日をすごした後に、睡眠を奪われたハエのシナプスは、大きく高密度のままであった。これらの結果から、学習の定着には睡眠中に進むシナプスの刈り込みがおそらく関係している。睡眠中に脳はその日の活動で最も目立った情報を記憶に書き込み、残りは捨てているらしい。脳は大きさも処理能力も限られており、シナプスが増える一方だと、すぐに限界に達し、新たな学習ができなくなる。したがって、学習すればするほど、シナプスを刈り込み、情報に優先順位をつけるために、睡眠の必要性が高まるのだ。

睡眠と同様に、学習の後の休息も学習を促進することが報告されている。たとえば、学生に脳を疲れさせるために認知テストを課した後、一方のグループは植物園を五〇分間散策し、もう一方のグループは五〇分間、大学のある市中心部の交通量の多い通りを散歩した。両グループは散歩終了後に再びテストを受けた。その結果、前者が後者より成績がよかった。さらに一週間後、グループを逆にして同じ実験を行ったが、やはり植物園を散歩したグループの方の成績がよかった。この結果は、市街地の喧騒の中では多くの刺激から一つの刺激を選択して注意を向ける選択的注意への要求が高まり、脳の情報処理に負担をかけたと考えられる。一方、植物園では脳は選択的注意を休ませ、情報処理の負担を軽減したと考えられた。したがって、睡眠と同様に、休息にも学習と長期記憶を定着させる働きがあることが示された(9)。

レム睡眠と成績は相関する

一〇〇年以上前から、睡眠中の脳内で学習や記憶に関する情報処理が生じていると推測されていた。この文脈から一九六八年、健常な高齢者と精神遅滞のある高齢者の知能指数とレム睡眠の間に正の相関が見出されている[7]。一五名の正常高齢者では、ウェクスラー成人知能テストの得点はレム睡眠と正の相関があった。さらに、三二名の精神遅滞の高齢者が脳波と眼球運動を睡眠中に記録された。するとレム睡眠の量と知能指数との間には相関がみられなかったが、睡眠中の眼球運動と知能指数との間に高い正の相関が観察された。したがって、睡眠中に認知に必要な情報処理過程が進行していると推測され、それに伴う生理学的随伴現象である眼球運動は知能水準の指標となると考えられる。

さらに一九〇〇年以降、睡眠パターンと精神遅滞との関係が調べられている。たとえば、健常児と精神遅滞児の睡眠を比較した実験は、精神遅滞児は睡眠時間中のレム睡眠の割合（レム睡眠率）が少なく、眼球運動が遅いことを見出した。また、ダウン症児の睡眠パターンを調べた結果からは、同年齢の健常児と比べてレム睡眠が少なく、判別ができない睡眠段階である未分化睡眠が増加し、レム睡眠の出現が遅れると報告されている。

レム睡眠は神経系の可塑性の指標なので、精神遅滞児のレム睡眠率が減少しているのは、神経系の可塑性が低いこと、つまり環境に対する反応性が低いことを意味している。精神遅滞の脳の働きはその生得的なプログラムを変更できないか、または環境からの働きかけがない閉鎖されたシステムにみえる。

レム睡眠は年齢と伴に減少し、この減少は年齢に伴う神経系の可塑性の減少を反映している。対照的に、遅い眼球運動に対する速い眼球運動の比率は年齢と伴に増加し、取り込まれた情報がよりよく系統化されることを示している。その結果、この比率は学習能力と相関し、学習によって増加する。これらの観点から、レム睡眠が少なく、眼球運動が遅いことは精神遅滞児の神経系の可塑性が低く、系統的情報処理が乏しいことを意味している。つまり、精神遅滞児は睡眠に関して二重のハンディキャップをもっているのである。

睡眠パターンが精神遅滞児と健常児とで違うのであれば、知能指数の高い子と平均的な子の違いはどうだろうか。五名の高い子（平均知能指数：一四九、平均年齢：一一歳）と一七名の平均的な子（平均知能指数：一〇四、平均年齢：九歳）の睡眠が調べられた。その結果、睡眠時間は同じであったが、睡眠段階や睡眠周期はまったく異なっていた。レム睡眠の回数は知能指数が高い子の方が多かった。つまりレム睡眠率は知能指数と正の相関があり、高い子は特に相関が高かった。徐波睡眠率については両者の差はないが、知能指数が高い子は最も深い眠りの第四段階が睡眠の後半にしばしば現れた。成人でも知能指数の高い人は第四段階が多いと言われている。さらに、知能指数が高い子はレム睡眠

表7－1●幼児が夜10時以降に就寝する割合（%）（文献(10)より作成）

年齢（歳）	1980	1990	1995（年）
1	25.6	35.4	40.4
2	29.3	41.5	48.3
3	21.7	35.6	37.2

に先行する未分化睡眠が多く、レム睡眠が多いことと合わせて、彼ら彼女らの脳が未成熟なことを示している。(7)

寝不足の子どもが多すぎる

表7-1は夜一〇時以降に寝る幼児の割合である。もっと早寝するべきであるのに、一〇時まで起きている幼児が一九八〇年には二〇〜三〇%であったのが、一九九五年の二歳児は五〇%近くまで増加している。

三歳までは生物としての睡眠と覚醒のリズムを身につけることが重要であり、これが獲得されないと、高校生や大学生になっても睡眠障害を抱えることになる。脳は光に対する感受性によって睡眠と覚醒のリズムを管理している。目から入った光は視交叉上核にあるリズム中枢（体内時計）に達し、同時に松果体にも光刺激が伝わり、メラトニンの分泌を調節する。メラトニンは深部体温を低下させ、眠気をもたらす（本章のトピック04参照）。この神経回路の道筋をしっかりとつけることがこの時期の課題である。

四〜六歳児の睡眠では保育園の昼寝が問題になる。保育園の指導書には、年少児は午前と午後の昼寝、年長児は午後の昼寝をとるように記載されている。ほとんどの保育園では昼食後一時間の昼寝が日課になっている。三歳児ならまだしも、五、六歳児になっても保育園で一時間昼寝をすると、夜眠れない子が多くなる。したがって、昼寝は夜の睡眠とセットで考えることが重要である。さらに、幼児期は個人差が大きく、個別に対応したい場合もあるが、保育園の運営がそれを許さない場合が多い。

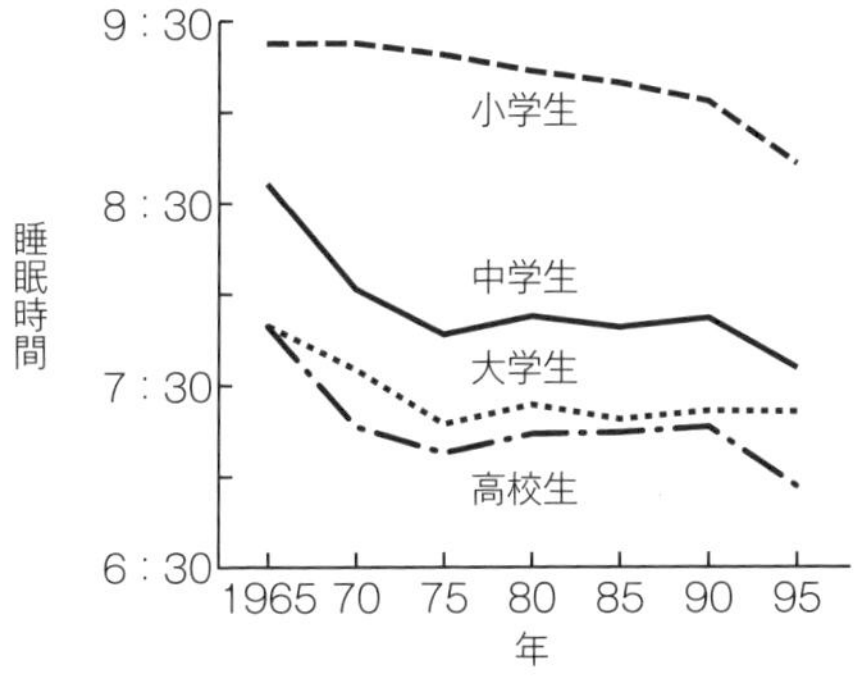

図7－2●児童、生徒、学生の睡眠時間（文献⑽より作成）

図7‑2はＮＨＫの国民生活時間調査による小学生から大学生までの四群の平日の平均睡眠時間である（一九九五年には一部に土曜休日制が実施され、調査方法もわずかに変わっているので、参考資料として示している）。

最も注目すべき点は中学生の睡眠時間が一九六五年から七五年までに一時間も短縮していることである。この急激な睡眠時間の短縮は八〇年頃に一度落ち着きをみせているが、九五年に再びわずかに短縮している。明確な理由はわからないが、社会の夜型化が子どもにも影響していることや、受験競争の加熱などが考えられている。高校生の睡眠時間は短いが、七〇年以降一定の水準を保っていた。しかし、九五年には六時間台に突入している。小学生のデータは幅広い年齢層を一つの数値で表現した大雑把なものになっているが、小学生も確実に睡眠時間の短縮がみられ、六〇年の九時間二二分から九五年の八時間四三分になり、三五年間に四〇分も短くなっている。

このような小中高生の睡眠不足が彼らの心身の発達にどのように影響しているかを調べるために、東京都教育委員会は一九九三年度に小中高生一万三四七一人を対象に調査を行った。その結果、睡眠不足を感じる子どもの割合は、小学生が四〇%、中学生が六〇%、高校生が七〇%に達し、学年が進むにつれて割合が増加した。理由として、「何となく」が三七%、「テレビを見ている」が三三%で最も多く、「寝つけない」が二七%、「勉強」が一九%であった。無目的な夜更かしや寝不足が学年を超えて広がっていることがうかがえる。調査前一ヶ月間の体調や心の状態を調べると、寝不足を訴える児童生徒が半数を超え、ついで眼精疲労や肩こりが三〇%の子どもにみられ、中高年者の不定愁訴の内容と変わらないことに問題の深刻さを感じる。

さらに、大きな問題は夜型生活と寝不足が朝食抜きを誘発することである。堀忠雄(10)は睡眠生活習慣の実態調査を一九九五年から九七年に実施し、生活の規則性をみる指標として朝食をとっているかどうかを調べた。朝食をとらない人は、大学生が半数、中・高校生が四分の一、小学六年生が三〇%、小学四年生が二二%であった。幼稚園児は一四%が朝食抜きであり、保育園児が二六%で、幼稚園児の二倍の数値に達している。大学生の数値があまりに不健全であるから、高校生以下の子どもたちが健全にみえるが、そうではない。すべての年齢層の未成人で「夜ふかし↓朝寝坊↓朝食抜き」の負の連鎖が蔓延し、学校園生活と共に学校園外生活でも心身の不健康な子ども像が浮かび上がってくる。

一九九九年に行われた岡山市と倉敷市における小中高生の睡眠時間の調査も、この傾向が続いていることを確認している。その結果、平日の小学四年生は平均して九時四九分に寝て六時四七分に起きる。五年生は一〇時五分に寝て六時四八分に起きる。六年生は一〇時一九分に寝て六時四八分に起きる。休日は平日より寝る時刻が四〇～五〇分遅れ、起床時刻が三〇分～一時間一五分遅れる。

中学生の寝る時刻は平日一一時二三分、休日〇時一〇分、起床時刻は平日六時五五分、休日九時一八分である。高校生の寝る時刻は平日〇時三〇分、休日〇時五〇分、起床時刻は平日六時五三分、休日九時二三分である。したがって、中学生の睡眠時間は平日七時間二三分、休日九時間五分であり、高校生の睡眠時間は中学生より一時間くらい少なくなっている[10]。

このような夜型の生活になると、夜食をとることになり、夜食は不摂生の指標である。パンや麺類などのデンプン質のものは一～二時間で消化できるが、タンパク質や脂肪の多い食物は消化するのに四時間ぐらいかかる。消化に時間のかかる物を食べてすぐ寝てしまうと、逆流性食道炎になりやすい。これは未消化の胃の内容物が胃の入口の噴門や食道下部まで上がってきて胃酸によって起こす炎症である。したがって、少なくとも食後二時間は寝ないのが目安である。

トピック04 Topic 始業時間を遅らせると成績が上がる

米国でも二〇一二年、中高生が小学生より夜更かしで朝寝坊であるかどうかを調べている。その結果、就寝時間は年齢が上がるにつれて遅くなっているが、全ての年齢の平日の起床時間は学校の始業時間に合わせて午前八時だ。結果として、平日の睡眠不足（平均二・七五時間）を補うために、休日の起床時間は年齢が上昇するにつれて遅くなっている。つまり、中高生は学校へ行くためにやむなく「早起き」をしているのだ。しかし、中高生はあながち怠慢なわけでもなく、鍛錬が足りないわけでもない。それには思春期の生理学的な背景がある。多くの人は思春期に夜更かしでも大人になれば早寝早起きになる。睡眠パターンは脳の信号とホルモンの複雑な関係から調節され、年齢に応じて変化する。(9)

米国の疾病対策予防センターは思春期に一日八時間半から九時間半の睡眠を推奨しているが、その水準に達しているのは一五％であり、大部分の若者は六時間半にも満たない現状である。日本の総務省の二〇一一年の調査では、一五〜一九歳の平均睡眠時間は七時間四二分である。両国の若者共に睡眠不足だが、その原因の一端には睡眠を誘発するホルモンであるメラトニンの年代別の変動が存在する。一〇〜一二歳の少年は体内時計が進み、午後七〜八時頃に最も覚醒水準が高く、九〜一〇時頃は親にとってはそろそろ眠くなる時間帯であるが、この時期の少年にとっては眠くない時間帯になっている。このような親子の覚醒水準の時間的差異はメラトニンに関係しており、一〇歳代の脳では、メラトニンの放出が大人より二時間遅い。さらに、メラトニンは一〇歳代の体内に長く残り、中高生が朝なかなか起きられない理由になっている。対照的に、大人は朝になると体内にメラトニンがほとんど残っていないので、朝起きるのがつらくない[9]。

近年、思春期の睡眠と学習には深い関係があるという知見が蓄積されている。たとえば、米国ミネソタ州の高校の始業時間を七時三〇分から八時四〇分に遅らせ、高校生七〇〇〇人に対する影響を調べた。その結果、始業時間を変更しなかった高校の生徒に比べ、睡眠時間が長くなり、成績が良くなり、うつ状態になる生徒も減少した。同様に、ケンタッキー州の高校でも始業時間を一時間遅らせると、出席率とテストの成績が上がった。また、ケンタッキー州の別の高校でも始業時間を一時間遅らせると、交通事故に巻き込まれる生徒数が激減した[9]。

このような始業時間を遅らせた効果にも関わらず、全米の学校の大半はそれを取り入れようとはしていない。教育委員会によると、始業を遅らせると放課後活動にしわ寄せが及び、教師にも親にも都合が悪いという。しかし、ミネソタ大学の教育改善応用調査研究センターの調査によれば、前述のミネソタ州の高校では始業時間を遅らせても放課後の仕事や活動に深刻な影響は出なかった。スケジュールの調整をしなければならないが、放課後活動の出席率はほとんど変わらず、運動選手の競技成績が上がった学校もあった[9]。

第8章 敏感期——学習に最適な時期

第Ⅱ部の第4章〜第7章では、ヒトが環境から情報を取り出す速さを最大にする四つの機能を取り上げてきた。本章ではそれらの機能を発揮するのに最適な時期があることについて述べていこう。最適な時期とは、臨界期（critical period）と敏感期（sensitive period）である。敏感期とは感覚入力が知覚—運動系の発達に影響されやすい時期を指す。一方、臨界期は経験を通して新しい行動が獲得される限定的な時期であり、その時期に獲得された行動は「不可逆的」である[1]。ガンのひなが新しい行動を獲得する「刷り込み」現象は臨界期を示すよく知られた例だ。

胎児の脳は変化に富む

胎児の神経回路の形成は子宮の中にいるうちに始まっている。感覚系の長距離接続が妊娠中期の二〇週目から二三週目に形成され始め、胎児は様々な種類の環境刺激の影響を受ける。環境刺激は出生前から神経回路を微調節しているのである。

しかし、このような子宮内での神経系の変化を調べるのは難しく、胎児期の脳の変化は少ししか知られていない。一九五〇年代に行われた初期の観察では脳波が用いられ、母体の腹部に電極をつけ、出生前の胎児の脳波を記録した。このような粗大な方法でも、胎児仮死、神経学的異常、出生時の脳損傷に伴う特徴的な脳波パターンが示され、出生前の脳活動に基づき、出生後の発達がある程度予測できた。

現在では脳イメージングにより胎児の脳活動を観察することができる。胎児に聴覚刺激を与えるのは容易なため、聴覚系が最もよく調べられている。視覚系はこの時期に感覚入力がほとんどなく、働き始めるのは出生後である。それに対して、聴覚情報を聞き分ける能力は胎内で生じる。音波を電気信号へ変換する内耳の聴覚受容器の有毛細胞は妊娠中に働き始めるため、新生児は胎内で聞いた音を認識し、母親の声と他の人の声を区別することができる。この聴覚弁別能力は生後三週間以内に完全に成熟する。[2] このような研究によって、注意や記憶などの認知過程が出生前から働いていることが明らかになりつつある。すでにバウアー（Bower）[3]が一九七〇年代に新生児の高い認知機能を指摘しているが、現在の研究では、それが胎児から新生児へ連続的に発達していることを示している。

視覚系の臨界期からみた「生まれと育ち」

一九六〇年代、ヒューベルとヴィーゼル（Hubel and Wiesel）は感覚経験が発達中の神経路の形成に与える影響を観察し、「発達の臨界期」と「遺伝と環境」の捉え方に新たな扉を開き、一九八一年にノーベル医学・生理学賞を受けた。彼らは微小電極を用いてネコの大脳皮質一次視覚野のニューロンの特性を調べ、眼球優位円柱とそれと直行する方位円柱を発見した（図8-1）。眼球優位円柱は左右の眼からの入力を受ける細胞群が交互に並び、方位円柱はスリット状の光刺激の特定の方向に選択的に反応する細胞群が並ぶ。[4]

そのため、左右の眼からの入力は一次視覚野に集まって場所の取り合いをする。生後間もない時期の子ネコの片側の瞼を縫い合せると、その眼は明暗を知覚できるが、物の形を判別できなくなる。次に生後一週間目に瞼を縫い合わせ、これを二ヶ月後に開き、さらに生後二ヶ月半目に瞼を縫い合わせ、

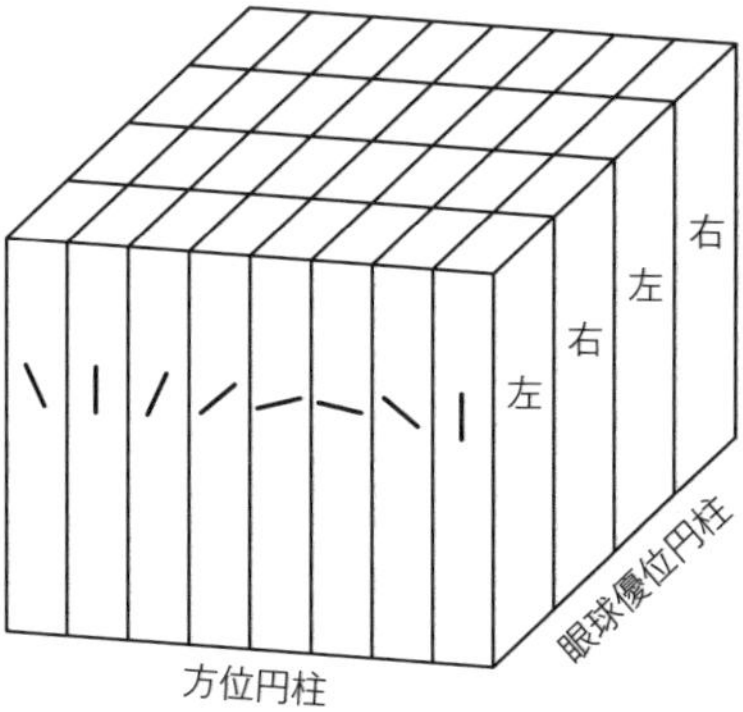

図8-1●視覚野における方位円柱と眼球優位円柱（文献(4)をもとに作成）

これを三八ヶ月後に開いた。生後一週間目と二ヶ月半目に視覚刺激を遮断された場合、遮断された眼の刺激に反応する視覚皮質の神経細胞はなかった。

また、生まれたばかりのサルの片方の眼にある種の放射性物質を注入し一次視覚野における左右の眼からの入力を観察した。左右の眼球からの入力が等しい場合、注入した眼からの入力に対応している白い領域と注入していないそれに対応している黒い領域が等しい割合の縞模様で視覚野に現れる。それに対して、生後すぐに一方の瞼を縫い合わせて視覚情報を遮断し、正常な眼に放射性物質を注入すると、正常な眼からの入力に対応している白い縞の領域は、遮断された眼に対応した黒い縞の領域より広くなる。このことは、視覚野は遺伝的に左右の眼球から均等にシナプス結合しているが、閉じられて活動していない眼に対応した領域は、開いて活動している眼に対応した領域に取って代わられている可塑性を示す。

しかし、網膜と大脳皮質への中継神経核（視床の外側膝状体）では縫い合わされた眼からの情報は正常に到達していた。つまり、この反応性の偏りは皮質レベルで起こることが判明した。そして、縫い合わせた目からの入力を受け取るはずの眼球優位円柱が発達せず、開いた目からの入力を受け取る円柱が本来よりはるかに大きく成長した。しかし、生後一年後に瞼を縫い合わせ、これを生後三八ヶ月後に開くと、視覚皮質の神経細胞は両眼から均等に視覚情報を受け取ることができる[2]。

これらの実験結果から、生後間もない時期の視覚体験が一次視覚皮質の神経路の形成に重要であり、子ネコがある時期までに目を開かないと元に戻らないことも判明した。これは神経系が特定の環境刺激に対して特に敏感である短い期間、いわゆる臨界期（critical period）の発見であるが、この敏感な時期はかなりの幅があるので、敏感期と呼んだ方が適切だ。その後の研究により、他の感覚系の発達も同じように経験に左右されることが証明され、感覚系の臨界期が発達神経科学だけでなく、発達心理学や教育学にとっても重要な概念として確立された。ヒューベルとヴィーゼルによると、ネコの視覚野における敏感期は生後三〜五週目であるが、生後四ヶ月以降はほとんど環境の影響を受けない。ヒトの敏感期は三歳以内である。三〜一〇歳でも閉眼遮蔽による視力低下がわずかにみられるが、回復しやすいと報告されている[5]。さらに視覚系の敏感期についての知見は幼児の約二％がかかる弱視の治療にもつながる。弱視は眼の発達異常が原因であり、視力の低さ、斜視、奥行知覚の低下をもたらすので、日本では三歳児健診で視覚異常を発見しようとしている。弱視の治療はもう一方の目に眼帯をつけて弱視の方の目を使わせ、弱視の方の目の視覚経路の発達を促すことだ。この治療は八歳より前に始めれば最良の結果が得られるが[2]、治療の時期を誤ると正常な眼の視力も損なわれることに注意したい。また、弱視の子は見える眼に眼帯をつけると見づらくなるので嫌がる。そこで登場したのが弱視訓練器オクルパットだ。オクルパットは一見普通のタブレット端末だが、裸眼で見ると真っ白にしか見えないのに対し、偏光フィルターを通すとゲームの映像が見える。つまり、オクルパットは弱視の眼の側だけに偏光フィルターのついた眼鏡をかけ、ゲームを楽しむことによって眼の発育を促す仕組みだ。

視覚系の臨界期の発見から、視覚系の発達における遺伝と環境の関係をまとめると、遺伝的には、一次視覚野における両眼からの入力領域は等しい割合である。しかし、臨界期内では、環境要因としての両眼からの入力は一次視覚野で互いに競合し、この競合は眼球からの入力が多い方が優位に立つようになっている。健常な状態では、両眼から同程度の視覚刺激を受け、一次視覚野では左右のバランスが取れた領域の占有の仕方を示す。対照的に、一方の眼からの入力が遮断されると、競合に敗れた方の眼が占めている領域は小さくなる。つまり、視覚遮断を受けた眼球に対応する神経細胞数は減少し、遮断を受けずに競合に勝った方の眼に対応する神経細胞数は増加する。一方、視力と両眼視は同じ眼の働きといってもその臨界期は異なる。また、色彩判別、動きの知覚、奥行知覚など、目の働きは一つではなく、それぞれに臨界期があることも知られている。

描画における「生まれと育ち」

生まれてから絵に接する機会のない人たちが人の絵を描いたら、どのような絵を描くだろうか。描画における「生まれと育ち」を考えると、これが問題になる。もし絵画能力が環境要因として身の回りに絵画がなくても発達するのであれば、定型な絵画の発達、すなわち頭と手足のみの「頭足画」から始まり、それに胴体が加わっていくものに変化するだろう（図8-2上段）。しかし、環境要因が描画発達に必須であれば、その人たちは頭足画にとどまるかもしれない。

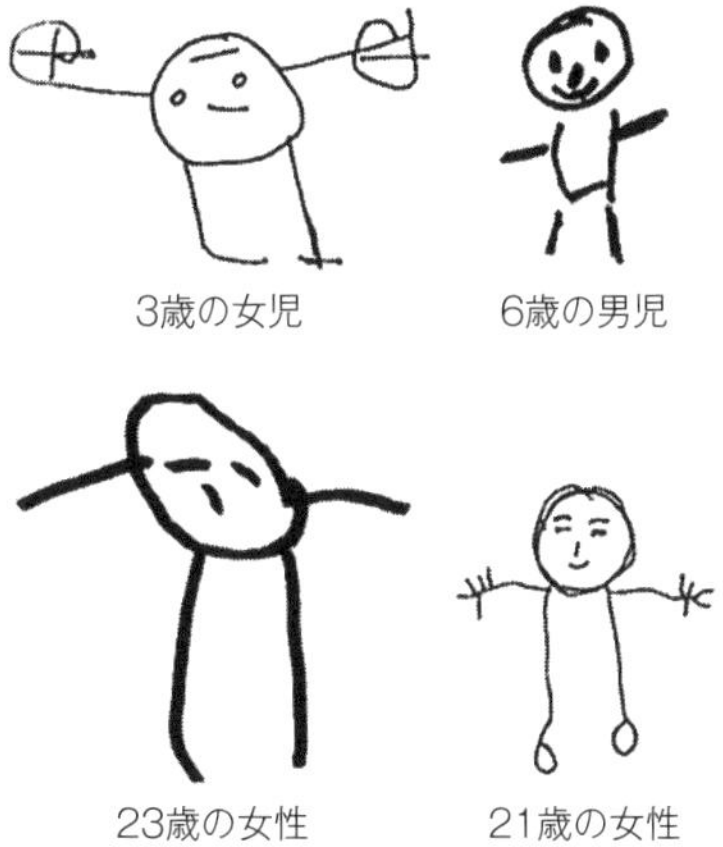
6歳の男児
3歳の女児
21歳の女性
23歳の女性

図8-2●描画の乏しい地域で描かれた絵（文献(6)より作成）

このことを調べるために、コックス（Cox）[6]は一九八〇年代のトルコで絵や文字をほとんど使わずに暮らしている地域の子どもと成人に絵を描いてもらった。図8-2上段に子どもの絵、下段に成人の絵を示した。その結果、子どもの絵は絵が豊富にある環境下の子どもたちとほとんど変わらず、頭足画から始まり、それに胴体が加わっていくものに変化した。しかし、生まれて初めて絵を描いた三〇名の大人の半数は、下段のような頭足画であった。右下の絵は目鼻立ちがバランスよく描かれ、そこだけ見れば幼児が描いた絵のように見えることはないが、胴体が描かれておらず、珍しく、かつ貴重なデータである。

この研究は一九八九年にフィンランドで開かれた国際学会で発表され、多くの学会参加者に驚きをもって迎えられた。二〇代になっても頭足画を描く人たちが正常な知能をもっているかどうかが疑われ、何人もが調査対象者の知能の遅れについて質問した。発表者であるコックスは、知能検査を実施していないが、調査対象者はごく普通に日常生活を送っており、知的に正常であると答えた。

その後、コックスの研究グループは、文字や絵の乏しい地域で成長した後に大都市のアンカラに移住して一〇〜一五年暮らした、文字の読み書きができない六八名（二一〜六五歳）に同様な調査を行った。その結果、約三分の一に当たる二三名が頭足画を描いた。アンカラは日本と同様に絵や文字に富む社会であるが、調査に参加した人たちは読み書きも学ばず、絵のような表象文化にも関心が低かったと考えられる。一方、描画の発達にも敏感期があり、アンカラに引っ越す前に敏感期が過ぎ、長じてアンカラに引っ越しても描画が発達しなかったのかもしれない。[6]

描画の系統発生を調べるために、ロシアのコーツ（Kohts）夫人はチンパンジーのジョニーを一九一三年から一九一六年までの三年間調査し、夫人の息子ルーディを一九二五年から一九二九年までの四年間調査した。図8－3Aと図8－3Bはそれぞれチンパンジーと息子ルーディの第一段階のなぐり描きであり、図8－3Cと図8－3Dはチンパンジーとルーディの第二段階の描画である。この四枚の描画は二つの重要な発見を示している。一つはチンパンジーのなぐり描きが発達することである。第一段階の描線は単純な線であるが、第二段階になると、細い線が太い線と交叉し、線が目と手の協調によって描かれている。これは類人猿が目と手の協調によって線を描いた最初の報告である。もう一つはルーディの描画が第二段階で頭足画らしき画像形成に達しているが、チンパンジーは画像を形成しなかったことである。[7]

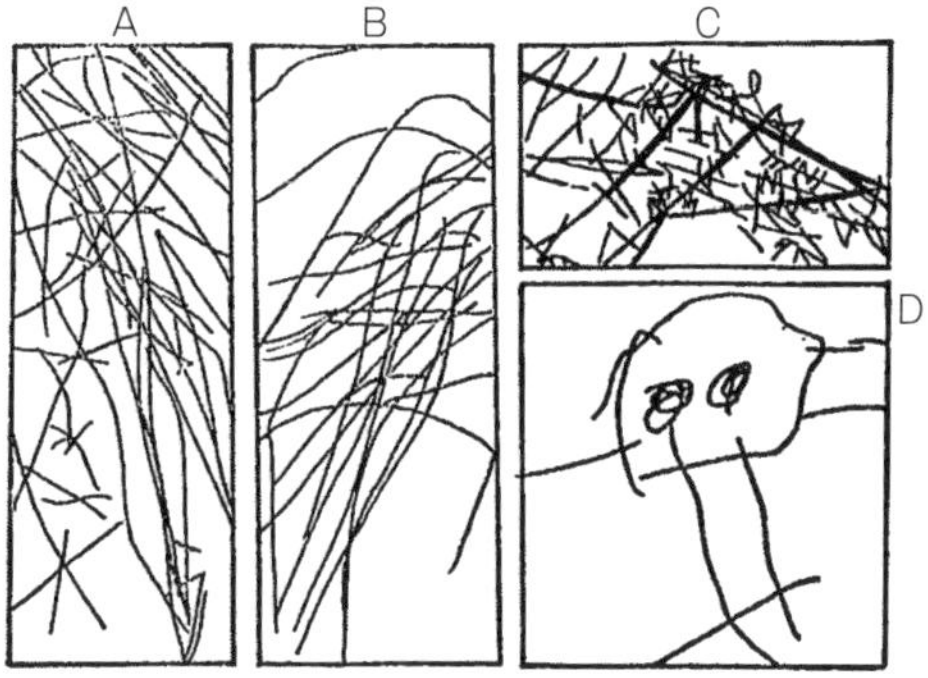

図8－3●チンパンジーと幼児によって描かれた絵（文献(7)より作成）。
A：チンパンジーの第１段階のなぐりがき、B：幼児の第１段階のなぐりがき、C：チンパンジーの第２段階の描線、D：幼児の第２段階の描画

モリス（Morris）[7]は一九六二年に、それまでの五〇年間の霊長類の描線に関する報告を要約している。この間、二三頭のチンパンジー、二頭のゴリラ、三頭のオランウータン、四頭のフサオマキザルの描線が調査された。特に二頭のチンパンジーの描線が集中的に調べられ、それぞれ約二〇〇枚と四〇〇枚の画を描いた。その結果、はじめ

単一線が描かれるが、その後複雑ななぐり描きに変化し、さらに太い線を描くようになる。チンパンジーの描線の発達は、ヒトの発達過程に沿っており、線の交叉を経て、円を描くまでになる。しかし、コーツが発見したように、どんな類人猿でも、類人猿がどんなに歳をとっても、どんなに経験を積んでも画像を形成できない。このように、類人猿は線を描けるが、絵が描けない。対照的に、ヒトは描線を経て描画に至る。

幼いチンパンジーは同年代のヒトに比べて動作のコントロールが発達しており、初期のなぐり描きでも目と手の協調が観察される。対照的に、同時期のヒトの幼児の描線は十分にコントロールされていない。その後、動作が発達するにつれて、子どもの画法的分化がみられる。この分化過程はヒトでは一〇年を要し、二歳から五歳にかけて頭足画に胴体が加わり、九歳から一〇歳にかけて写実的になっていく。

幼児の絵に立ち戻ったキュービズム

おもしろいことに、幼児は見たままの写実が不得意であり、対象物に関する知識に基づいて描画する(6)。たとえば、自動車を側面から見た幼児は、二つの車輪しか見えないにも拘わらず、自動車を展開図のように描いて車体に付いた四輪を描く。また、一一歳の少年が描いた二人のサッカー選手には視点の移動がみずみずしく描かれ、右の選手がボールを蹴り、左の選手がボールを受け取るところが捉えられている（図8-4）。この子はいつも鼻を顔の左側の輪郭の一部に描くが、左の選手は顔の中央にも鼻が描かれている。はじめ左に向いて走っていた体勢から立ち止まり、正面を向いてボールを受けたところを活写し、サッカーの連携プレーの連続写真を凝縮して描いている。つまり、子どもは対象物がある時点でどのように見えるかではなく、視点を移動させ、複数の視点から得られた対象物の見えを統合し、時間的に圧縮して対象物がどのようなものかを表現する。

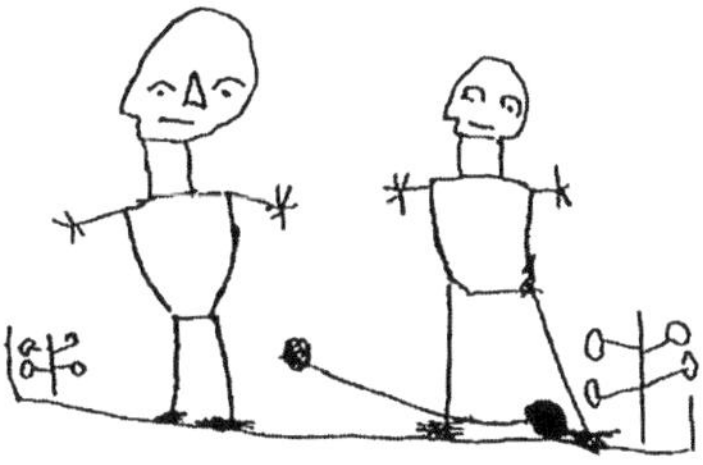

図8-4●11歳児が描いたサッカー選手（文献(6)より作成）

このような子どもの絵に基づいて、子どもの描画研究の先駆者であるリュケ（Luquet）は、一九二七年に、子どもが視点を移動させ、時間的に圧縮して対象を心の中に再構成した「内的モデル」に基づいて描画することを見出した。これを「知的写実性」と呼び、見たままに描く「視覚的写実性」と区別した。そして、リュケは子どもの絵が九、一〇歳に前者から後者へ移行すると指摘し、描画の発達でも九、一〇歳が節目になっている（第9章「九・一〇歳には段取りが芽生える」項参照(6)）。

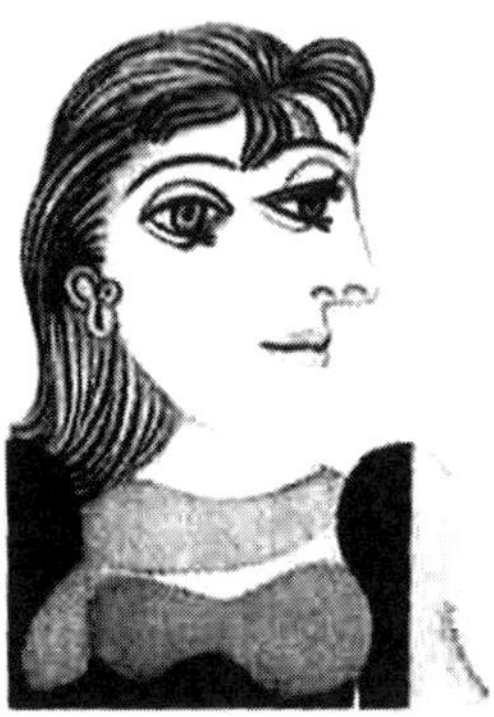

図8-5●ピカソの「ドラ・マールの肖像」（文献(6)より作成）

ギブソン（Gibson）[8]以前の視知覚は、静止状態の網膜に届いた光刺激を元に外界を推論した結果と考えられていた。極端に言えば、単一視点、つまり片目で外界を見た時の知覚を基本と想定していた。これに対して、ギブソンは視知覚が外界に働きかける動作を伴うことを重視し、見る位置を移動し、視点を移動することによって外界をよく理解できると考えた。視知覚に探索動作を組み入れ、異なる視点から対象を捉え、対象の知覚情報を不変構造と呼び、視点を移動しても変わらないものとみなしたのだ。まさに、幼児の絵は視知覚に探索動作を組み入れ、視点を移動して対象物を捉えようとしている。このようにして、幼児は外界を認識し、自分と環境との関係を学習し、学習した成果である内的モデルに基づいて絵を描いているようにみえる。

一方、幼児の知的写実性の説明を聞くと、ピカソを代表とする「キュービズム」を思い浮かべる。キュービズム（cubisum）は、視点の移動、複数の視点から得られた対象の見えを統合し、今現在「対象がどのように見えているか」より、むしろ「対象がどのようなものであるか」を表現しようとした。たとえば、図8-5は一九三七年にピカソが描いたものである。向かって右の目は鼻と同じ右を向いている。この女性からすると左目である。しかし、鼻の穴が二つあり、鼻は正面を向いている。それに合わせるかのように左に描かれた目は正面を向いている。図8-4のサッカー選手の顔と同様に、正面を向いた顔と右を向いた横顔が同居している。

そして、キュービズムは絵を見る人に頭の中で画家の対象把握の再構成をさせようとねらった。リュケの著書をみると、彼は同時代人としてキュービズムの影響を色濃く受け、キュービズムからヒントを得て幼児の絵を知的写実性と意味づけたそうだ。彼の描画発達論はピアジェの発達理論に影響を与えた。子どもは横顔に二つの目を描いたり、外から見た家に部屋を描いたりすることから、子どもは見えているように描くのではなく、固定的な図式に還元してしまうと言える。このように、子どもは目で見たことの結果よりも、心の中で構成されたことを無意識に出力し、他者との視点を共有できない。ピアジェはこのことを「自己中心的思考」と呼んだ[6]。

ここで注目すべきことは、キュービズムが子どもの絵の発達を逆に遡っていることである。子どもの絵は「対象がどのようなものであるか」から「対象がどのように見えているか」へと発達するが、キュービズムは逆に「対象がどのように見えているか」に飽き足らず、「対象がどのようなものであるか」を描こうとした。キュービズムに先行する伝統的絵画は、単一視点に基づく遠近法や明暗の法則によって、対象とそれを取り巻く世界を写実しようとしていた。

一九世紀の末期から二〇世紀初頭にかけて、ヨーロッパでは映画や無線通信が現実世界の知覚の常識を覆し、鉄道や飛行機の速度はそれまでの世界を縮小させた。このような知覚や世界観の揺さぶりを受けて、画家たちの間で既存の絵画を見直そうとする機運が高まり、その先頭に立ったのがキュービズムだ。ルネサンス以来の表現様式は対象を「ありのまま」に表現することを目指したが、キュービズムでは画家が外部環境に働きかけ、対象に対して集積された記憶を更新しながら表現するものだと考えられた。当時の画家が「対象がどのように見えているか」というリアリズムから「対象がどのようなものであるか」というリアリズムを模索した過程は、幼児が環境に働きかけて自分と環境との関係を学習する過程とかなり重複している。両者の違いは画家が時代の空気を読んで意識的に新たなリアリズムを求めたのに対し、子どもは自発的に好奇心の赴くままに対象とそれを取り巻く環境を探索していることだ。

もともと絵を描くことは、対象を見たまま描くより、描く人が対象をどう捉えているかという「内部モデル」や表象を反映した行為である。たとえば、画家の片岡珠子は還暦過ぎから富士山をよく描いたが、彼女の描く富士山の裾野の傾斜角度は、実際の角度と著しく異なり、片岡の内部モデルである富士山を描いた。子どもが描くサッカー選手と本質は同じだ。そうすると、絵画教育は、対象をありのままに描くスキルを練習しながら、対象の「内部モデル」の形成とそれを表現する描画スキルのせめぎ合いを扱うことだ。

獲得形質は遺伝するのか――ＤＮＡの塩基配列以外の遺伝情報

母親から受けた関わりの軽重は、子どものラットが成長してからの行動に影響を与える。[2] 母ラットの子育ては個体差があり、世話や保育の頻度がそれぞれ異なる。生後一週目に繰り返しなめられて毛づくろいされた子ラットは、母親とほとんど、あるいは全く接しなかった子ラットより、成長してからのストレスや恐ろしい状況に対処する能力が高かった。この違いに伴い、海馬におけるある種の遺伝子の活性化が変化した。このグルココルチコイド受容体遺伝子はストレス反応に重要な役割を担っており、母ラットからよく世話された子ラットは、そうでなかった子ラットより、この遺伝子の発現レベルが高かった。

このような効果はＤＮＡのエピジェネティック修飾によって起こり、これは環境要因による獲得形質の遺伝だ。獲得形質の遺伝というと、中学校の理科に出てくる一九世紀初頭のラマルクの用不用説を思い出す。しかし、用不用による獲得形質の遺伝は未だ発見されていないが、環境要因による獲得形質の遺伝は見出されつつある。エピジェネティックスとはＤＮＡの塩基配列が変わらなくても表現型が変わる現象のことだ。細胞分裂を通して娘細胞に受け継がれるという遺伝的な特徴をもちながら、ＤＮＡ塩基配列の変化とは独立した機構である。このような制御は化学的に安定した修飾であるが、食事、大気汚染、喫煙への暴露などの環境要因によって変化する。つまり、エピジェネティックスは遺伝子と環境要因の架け橋となる機構だ。[2] 詳しくみていこう。エピジェネティックスにはいろいろなものがあるが、一番有名なエピジェネティックスはDNAにメチル基がつくメチル化だ。DNAがもつ四種類の塩基（A、T、G、C）のうち、メチル化が起きるのはシトシン（C）であり、シトシンにメチル基が結合すると、メチル化シトシンになる。粗雑な育児に伴う子ラットの細胞内では、メチル基が酵素の働きによってシトシンに付加されるが、メチル化シトシンはアミノ酸への転写が阻害され、表現型の発現に影響を与える。このDNAのメチル化の一部も次世代に伝わるので遺伝情報だ。[9][10]

この発見の革新性は、エピジェネティックなメカニズムにより、遺伝子と環境との相互作用を明らかにし、獲得形質が受け継がれる一つの手段を示したことにある。さらに、この発見の注目点はエピジェネティックな修飾とそれに伴う習性は元に戻せることである。無関心な母ラットから生まれた子ラットが、思いやりのある母ラットに育てられると、グルココルチコイド受容体遺伝子を休止させていたエピジェネティックな目印が外される。その結果、ストレス反応の程度が、ストレスに対する質の高い保育を受けていた子ラットと同程度になる。また、この特定の種類のエピジェネティック修飾を阻害する化学物質の投与でも、この目印を外すことができる。[2]

これらの知見は同じ研究グループによってヒトでも示されている。児童虐待を受けて成人になってから自殺した人の脳を死後に調べ、児童虐待を受けなかった自殺者や別の原因で亡くなった人の脳を比較した。その結果、児童虐待されていた自殺者の海馬は、グルココルチコイド受容体のメッセンジャーRNAのレベルが他の二群より顕著に低下していた[2]。

発達障害と診断された子どもの数は、この二〇年で三〇％以上も増加しており、これは発達障害関連遺伝子の存在だけからは説明がつかないと指摘されている[11]。親からの虐待などを経験した子どもたちは、脳内の遺伝子そのものは変化することなくエピジェネティックに、つまり遺伝子発現を後天的に制御し、対人関係などに影響を及ぼしていると考えられるようになってきた（次項参照）。

健常児は生後二歳くらいまでに多数のシナプスが形成され、それが四歳から六歳までに刈り込まれる。このように、子どもの成長に合わせて必要なシナプスが残されていく。それに対して、自閉症児はシナプスの刈り込みが不十分であることにより、情報処理の混線が生じていると考えられる。対照的に、統合失調症の患者は青年期以降にシナプス数が減少する。

環境の影響を強く受けやすい脳の敏感期にこのようなことが起こりやすいのは、遺伝子変異ではなく、エピジェネティックスによって引き起こされる現象として説明できる可能性が高いと、明和政子[11]は指摘している。たとえば、齧歯類の動物実験では、幼少期に視聴覚メディアにさらされることによる過剰な感覚経験が注意欠如多動性障害（ＡＤＨＤ）を引き起こすことも報告され始めている。デジタル社会の進展に伴って、パソコンやスマートフォンを使用する機会が増大する現代の子どもたちの姿を上記の動物実験の結果に重ねてしまう（第4章参照）。テクノロジーの利便性を享受し、できるだけ負の局面を抑え、機械に使われないようにしたい。

生育環境は対人関係の発達に何をもたらすか——ブカレストの奇跡

遊びに教育的意義を見出したのは幼稚園を創始したフレーベル（Fröbel）である。異年齢集団で群れをなし、戸外でダイナミックに遊ぶことは、動作の発達だけでなく、認知能力、社会性、創造性の発達を促進する。それに対して、屋内でのひとり遊び、既製品のおもちゃを使った遊び、テレビゲームを用いた疑似体験による遊びは、本来の遊びと異なる遊びである。

子どもたちの遊び時間、遊び場所、遊び仲間は一九六〇年代から七〇年代のモータリゼーションの進行に伴って減少し、古典的な遊びは現在著しく衰退している。本来、遊びは子どもの自発的な活動であり、おとなが与えた遊びは遊びではない。したがって、おとなができることは遊びの条件を作ることだけだ。この点に留意しながらも、遊びの伝承が途絶えた今日、遊びを指導する必要があり[12]、子どもと共に遊べる教師が必要とされている。このような文脈から夏休みを活用した「冒険学校」や「川の学校」といった、野外活動を主体とした実践活動も行われている。

それでは遊び時間、場所、仲間の有無は人間の発達にどのような影響をもたらすのだろうか。ダイアモンド（Diamond）[13]は脳の発達と生育環境との関係を調べた。彼女はラットを三群に分け、離乳から八〇日間異なる環境で飼育した。すなわち、①一匹だけで遊び道具のないケージでの飼育、②遊び道具はないが、三匹一緒での飼育、③多数が同居し、遊び道具もある環境での飼育、の三群である。ラットの大脳皮質重量を比較すると、③の群が①の群よりも有意に重かった。この結果は単に感覚刺激が多いだけでなく、社会的刺激が多い環境で新皮質、特に視覚野の発達が促進されたことを示している。

同様に、一九六〇年代にハーロー夫妻[14]は生育環境が社会的行動に与える影響をサルによって研究している。兄弟と共に育ったサルはその後の生活において適切な個体間関係を可能にする社会的技能を獲得した。それに対して、生後一八ヶ月中六ヶ月間、母親、他のサル、ヒトとの接触を遮断して育ったサルは、その後、身体的に健康であったが、行動には異常がみられた。サルはケージの隅にうずくまり、自閉症の子どものように体を前後に揺り動かした。これらのサルは他のサルと接触せず、けんかをしたり、遊んだりすることはなかった。このように、生後直後の社会的隔離は永続的で深刻な行動障害をもたらす。比較のために、年長のサルを同じ期間隔離しても、子ザルのような劇的な影響はみられなかった。

脳から教育を考える場合、しばしば脳に刺激を与えることが重要であると言われる。そして、「刺激を与える」ということが誤って解釈され、新奇な環境を求めて育児しようとして、毎日遊び仲間や遊び場所を変えることが脳の発達を促すと誤解されることがある。しかし、長期間にわたって、同じ仲間で遊ぶことこそが人間関係を深化させ、脳の発達を促進すると考えられる。

一九四五年、精神分析医のスピッツ[14]（Spitz）は乳幼児の経験がのちの社会的行動に与える影響を体系的なデータから報告している。彼は孤児院と女性刑務所内の育児施設で別々に育った乳幼児を、育児方法に操作を加えずに発達を比較した。両施設は清潔で十分な量の食事と医療を提供した。刑務所内の育児施設の乳児は全員が母親に育てられ、日々の割り当てられた時間内で子どもに愛情を注いだ。それに対して、孤児院の乳児は複数の乳児を担当している保育士によって育児され、孤児院の子どもは刑務所内の育児施設の子どもより他者との接触が著しく少なかった。

さらに、両施設は別の観点でも異なっていた。刑務所内の育児施設のベビーベッドには囲いがなかったので、乳児は他の乳児が遊ぶところやスタッフが職務に取り組む姿を観察できた。対照的に、孤児院のベビーベッドは乳児が外を見られないような柵に囲まれ、乳児は知覚経験や社会的経験が著しく欠けた状態で育てられた。

このような生育環境下の両施設の子どもたちは新生児期から幼少期まで観察された。生後四ヶ月くらいまでは、孤児院の乳児は刑務所内の乳児よりいくつかの発達度テストで優れており、内因性の要因が刑務所内の乳児より劣っていないことを示した。しかし、生後一年が経つと、刑務所内の子どもの運動能力と知的能力は孤児院の子どもをかなり上回った。孤児院の子どもの大部分は依存性抑うつ症と呼ばれる症候群を呈した。これらの子どもは内向的であり、好奇心に乏しく、活動性が低く、情動障害や認知障害まで示した。さらに、彼らは感染症にかかりやすく、脳の働きが行動だけでなく、免疫系に影響を与えていることを示唆した。生後二、三年後には、刑務所内の育児施設の子どもは通常の家庭の子どもと同様に、活発に活動し、何百もの語彙を有し、文を話した。一方、孤児院の子どもは依然として発達の遅れがみられ、歩行ができなかったり、数個の単語しか話せなかった。

ネルソン（Nelson）[15]らは政変による乳幼児の過酷な養育環境が発達に及ぼす影響を報告している。一九八九年ルーマニアのチャウシェスク政権が崩壊した時、国営の孤児院に十数万人の子どもが置き去りにされた。施設から家庭に移すことに効果はあるのか、あるとしたら最も効果的な時期はいつかについて二〇〇〇年から調査研究が続いている。生後半年から二歳七ヶ月の一三六人を無作為に選び、半数が里親家庭、残りの半数が引き続き施設で育てられるように設定した。孤児と比較するために一般家庭で育つ集団を加え、この三群の発達の違いを三歳半、四歳半、八歳、一二歳と縦断的に調べた。三群を比較すると、認知、言語、愛着（第11章参照）の形成、脳の活動などの項目で里親に育てられた子は施設に残った子より発達がよかった。さらに里親への移行が早いほど、調査項目における改善効果が高かった。この調査で得られた社会的技能の臨界期は二〇ヶ月であり、二〇ヶ月以前に里親に預けられた子はそれ以後に預けられた子よりも社会的技能が明らかに高かった（図8-6）。また、隔離された子どもに関してスピッツと同様の結果を確認し、認知障害の罹患率は孤児院での滞在期間が

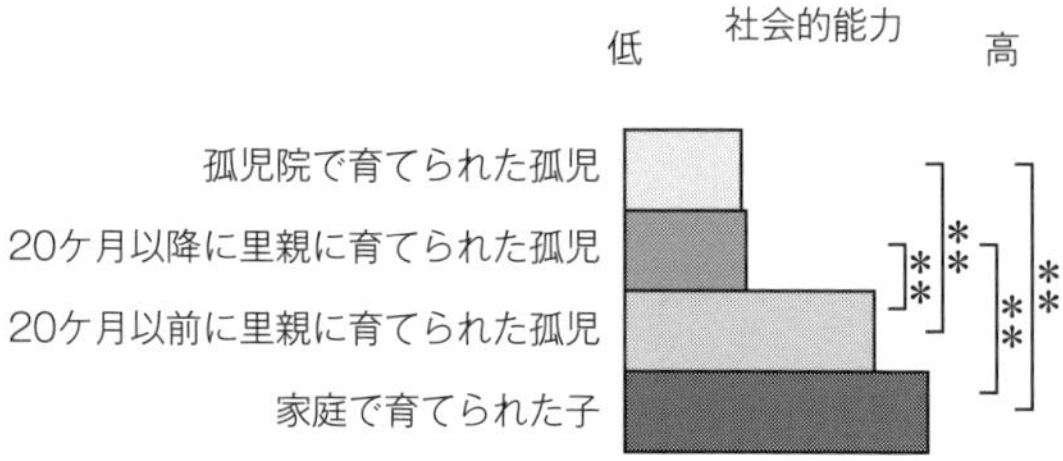

図8－6●里親に引き取られた孤児の月齢が社会的能力の発達に与える影響（文献(16)より作成）

長くなるにつれて増加した。これらの子どもはほとんど、または全く世話をされずに施設で数年間育てられ、その後、養子になった孤児の大部分は、養父母の努力の甲斐もなく、家族や友人と適切な関係を一度も築けなかった。[15]

さらに、一五ヶ月まで施設で養育され、その後、里親に育てられた子どもの三〇ヶ月、四二ヶ月時点のことばの発達を追跡すると、生まれてから親元で養育された子どものことばの表出、理解言語と差がなかった。それに対して、二四ヶ月まで施設にいて、それ以後に里子に出された子どもは施設児と同様のことばの発達の遅れがみられた。二歳までに里親に引き取られた子どもはことばの発達が改善されるが、二歳以降に里親に育てられた子どもは八歳時点の書きことばの発達も遅れていた。一五ヶ月頃の定型発達の子どもは有意味な語を三語くらい発話する時期であり、前言語期の環境が言語発達に重要であることを示している。[17] おそらく、ことばによるコミュニケーションができる前に、表情、視線、目の動き、音声、身振りなどによるコミュニケーションの相手の存在が言語発達には必須なのだろう。このように、ネルソンらの研究は言語、知能、愛着の形成にも敏感期らしい時期があることを示唆している。

同一の研究グループはこれらの子どもの脳に育児環境が与える影響を調べた。孤児院の子はグルコースの代謝や灰白質の総体積が不足していたが、二〇ヶ月以前に里親に預けられた子はそれらの測定値が上昇し、六年後の八歳の時には一般家庭で育った子とほとんど差がなくなった。また、脳のイメージングから観察した結果、[14] 正常な幼児ではよく発達している鉤状束が観察されるが、孤児院で育てられた幼児の鉤状束は細く未発達であり、社会的隔離状態の育児が鉤状束の発達に影響していた。鉤状束は前頭前野腹側部（眼窩部）と扁桃体や海馬との線維束であり（図10-2参照）、前頭前野腹側部と扁桃体との間における情動のコントロールがその主な働きである。孤児院の幼児はその年齢に対応した情動を保ちえないことがうかがえる。

トピック05 知覚―運動スキルの練習開始はいつが最適か？

Topic

臨界期や敏感期の基礎研究が確立されているが、個々の知覚―運動スキルの臨界期、敏感期に関する知識は驚くほど蓄積されていない。発達には決定的な順序があり、その順序内の一つの段階が省略されると、次の段階は始まらない。また、スポーツ、芸術、科学における専門的なスキルや知識を獲得するためには、特定の順序で学習段階を経験することが重要である。[1] このような考えを踏まえると、知覚―運動スキル学習の開始時期はレディネス（readiness）にも関わると言える。レディネスは学習に対する心身の準備状態、または準備性といわれ、学習者の生物的な「成熟」がこれに当たる。さらに、教師は児童・生徒の成熟を待って指導するだけでなく、児童・生徒に教育的に働きかけて学習に対する準備状態を作るべきという考え方もある。この捉え方はヴィゴツキー[18]の「発達の最近接領域」に始まる（第1章参照）。同様に、米国の心理学者ブルーナー（Bruner）[19]も「作るレディネス」を主張し、教科教育に大きな影響を与えた。以上のような観点から、発育と発達という術語を整理すると、発育は成熟に対応し、発達は成熟に環境も含めた後天的働きかけを加えたものであり、「発達＝成熟＋教育的働きかけ」と単純化できる。

まず、成熟に重点を置いたレディネスの研究として、楽器演奏の練習開始時期が成人のパフォーマンスに与える影響が調べられた。[20] 七歳以前と七歳以後に楽器演奏の練習を開始した音楽家がその時期により二群に分けられ、コンピュータのモニター上の系列光刺激に同時に反応するように言われた。その結果、七歳以前に練習を開始した音楽家は七歳以後に練習を開始した音楽家より正確な反応の割合が高く、テスト全体に正

表8-1●異なる年齢で水泳の練習を開始した子どもたちがレベル3に達するまでの平均練習回数、年齢、期間（文献(22)よりに作成）

開始年齢	参加人数	練習回数	到達年齢	練習期間(月)
2.7	24	110.6	5.6	36.1
3.5	39	84.3	5.6	25.2
4.5	60	54.1	5.8	15.5
5.4	74	38.6	6.3	9.9
6.5	64	28.7	7.1	7.5
7.4	42	18.0	7.8	4.6
8.4	23	14.7	8.6	3.0

確な反応が占める割合も高かった。そこで、楽器演奏の練習を開始した時期が異なる音楽家の脳活動がMRIで調べられた。[21]その結果、聴覚刺激に対する脳の反応は練習開始時期によって異なり、楽器演奏の敏感期は七歳前後であった。

一九九五年、水泳の盛んなオーストラリアのブランクスビー(Blanksby)[22]らは水泳の練習を開始する年齢がその習得の効率に与える影響を調べた。スイミングスクールの三二六名の子どもを対象に、練習を開始した年齢、練習回数、一〇メートル（オーストラリア基準によるレベル3）泳げるようになる期間を分析した。その結果（表8-1）、五歳に練習を開始した子どもはそれ以前に開始した子どもよりレベル3に達するまでの練習回数が少なく、期間も短かった。さらに、二〜四歳で練習を開始しても、レベル3に達するのは五歳の後半であった。したがって、最適な練習開始時期は五歳と六歳の間である。五歳の後半という年齢は他のスポーツや芸術活動のエリートで報告されている練習開始年齢と類似している。たとえば、フィギュア・スケーターは五・三歳、ピアニストは五・八歳、バイオリニストは五・〇歳に練習を開始していると報告されている。[1]

第Ⅲ部　発達と学習

――年齢が学習に与える影響

第Ⅲ部では年齢が学習に与える影響を扱う。最初に脳の発育を説明した後、中高校生と大学生が脳の未成熟を抱えながら進路や職業を選択しなければならないことについて留意するべきことを示す。次に、乳幼児期の養育者とのからだの触れ合い（アタッチメント）が自立と学習を促進することを主張する。アタッチメントと虐待が子どもの脳に与える対照的な影響をみた後、それに対応した情動の神経回路について述べる。最後に、母語と第二言語の習得における敏感期を指摘し、小学校英語の要点や中学校と高校での文学教材の重要性も強調する。また、聾児は手話を母語として口話を第二言語とすべきことを主張する。

第9章　脳の発育は行動をどう変えるか

脳は場所によって働きが異なり、しかも発育時期が異なるので、脳のどこがいつ働きだすかを知ることは、どのような学習をいつ始めるのかを知ることになる。母語のようなごく一部の機能は三歳までにそれに触れる機会をもたなければ重篤な障害をもたらすが、多くの機能は時期的に幅をもちながらゆったりと発達していく。また、大人になってからのニューロンの新生が発見されたが、その新生は身体活動によって促される。ここでは、このような神経科学的なエビデンスが生涯にわたって学習を促進するという、最近わかってきた重要な知見を紹介しよう。

三歳までに母語と絶対音感が決まる――ニューロンの刈り込み

脳の変化は発育による変化である「成熟」と、経験や学習による「可塑的変化」に大別される。ここでは、教育に関わる生物的基盤としてニューロンとシナプスの消長をみる。ニューロンとシナプスは時期的な増減が異なり、さらにこれらの増減は脳の部位によっても異なる。これらに関してのデータの蓄積は少ないが、視覚野と前頭葉におけるニューロンとシナプスの量的な変化が分かっている。

ニューロンの形成は出生前に概ね限られており、一〇週目から一六週目の胎児でピークに達する。この時期の胎児の脳では一分間あたり推計二五万個のニューロンが作られているという(1)。出生後も脳細胞の形成は続き、その速度は二、三歳までに急激に減少する。成人の脳も新たな細胞を作っているが、知られている限り、その形成能力はかなり限定的である。誕生時、大脳皮質に四〇〇億〜五〇〇億個あったニューロンは三歳までに七〇%が細胞死によって脱落し、一四〇億個のニューロンになる。脱落するのは誕生からの三年間使われなかったニューロンであり、この大量の脱落を「刈り込み」と呼ぶ。その後残った三〇%は変化せず、健康ならば一〇〇歳を超えても、この三〇%の神経細胞を使うことになる。たとえば、赤ちゃんの脳は何語にも対応できるように生まれつくが、日本語を話す養育者に育てられると、日本語のみに対応した神経回路になり、「r」と「l」の区別ができなくなる。

しかし、三歳までにすべての機能的基盤ができるわけではなく、三歳までに基盤が形成されるものとして現在知られているものは母語と絶対音感くらいである。したがって、「ヒトの脳は三歳までに出来上がる」という「三歳神話」は事実ではない。一方で、母語のようなごく一部の機能は三歳までにそれに触れる機会をもたなければ重篤な障害をもたらす。それについては第12章で述べる。

誕生時の脳の重量は四〇〇グラムくらいであるが、その後ニューロン数が減少する一方、樹状突起の枝分かれとシナプスの増加によって、成人の脳重量は一四〇〇グラムくらいまで増加する。シナプスの形成も胎内にいるうちに始まる。出生時には毎分二〇〇万のシナプスが形成されていると推計され、シナプス形成に関する遺伝子の活動は五歳頃にピークに達する。幼児期の経験は発達中の神経回路に大きな影響を与え、その影響はおそらく一生続く。青年期には膨大な数のシナプスの除去が起こり、脳のシナプスの総数は約四〇％減少し、それに伴って行動も変化する。つまり、シナプスの形成と刈り込みは一生を通して起こり、今では正常な脳機能にとって欠かせないと考えられている。

小児科医ハッテンロッカー（Huttenlocker）(2)は、神経の病気以外で亡くなり剖検に付された新生児から九〇歳までの脳組織のシナプス数を電子顕微鏡で数えた。新生児の視覚野はすでに成人並みのシナプス密度であるが、さらに乳幼児期に増加し、一歳頃までに一・五倍くらいまで達する（図9-1）。しかし、その後急速に減少し、一六歳頃までに全シナプスの三分の一が失われる。一六歳から七三歳のシナプス密度は一立方ミリメートルあたり約一一億個あるが、七四歳から九〇歳になると、シナプス密度は少し減少し、一立方ミリメートルあたり約九・五億個になり、加齢による情報処理速度の低下や物忘れの増加に対応している。このようなシナプス数の消長は前頭前野以外の多くの大脳皮質でみられるが、前頭前野では事情が異なる。ハッテンロッカーら(3)は前頭前野の第三層（他の大脳皮質内へ出力を出す層）のシナプス密度を算出し、シナプスは児童期まで増え続けるが、青年期になると次第に刈り込まれ、シナプス密度が一〇歳代に徐々に減少していくと報告している。

視覚野と前頭前野におけるシナプス密度の経年変化を横断的にみたが、さらに皮質間のシナプス密度の経年変化を縦断的にみてみよう。ｆＭＲＩを使って、一三名の子どもの脳の縦断的変化が調べられた(4)。脳画像は四歳から二一歳まで二年ごとに撮影され、灰白質の厚みを算出した。脳の中の灰白質には神経細胞の細胞体が存在し、その厚みはシナプスを形成している樹状突起の張り出しに依存している。したがって、成長に伴って樹状突起が刈り込まれると、灰白

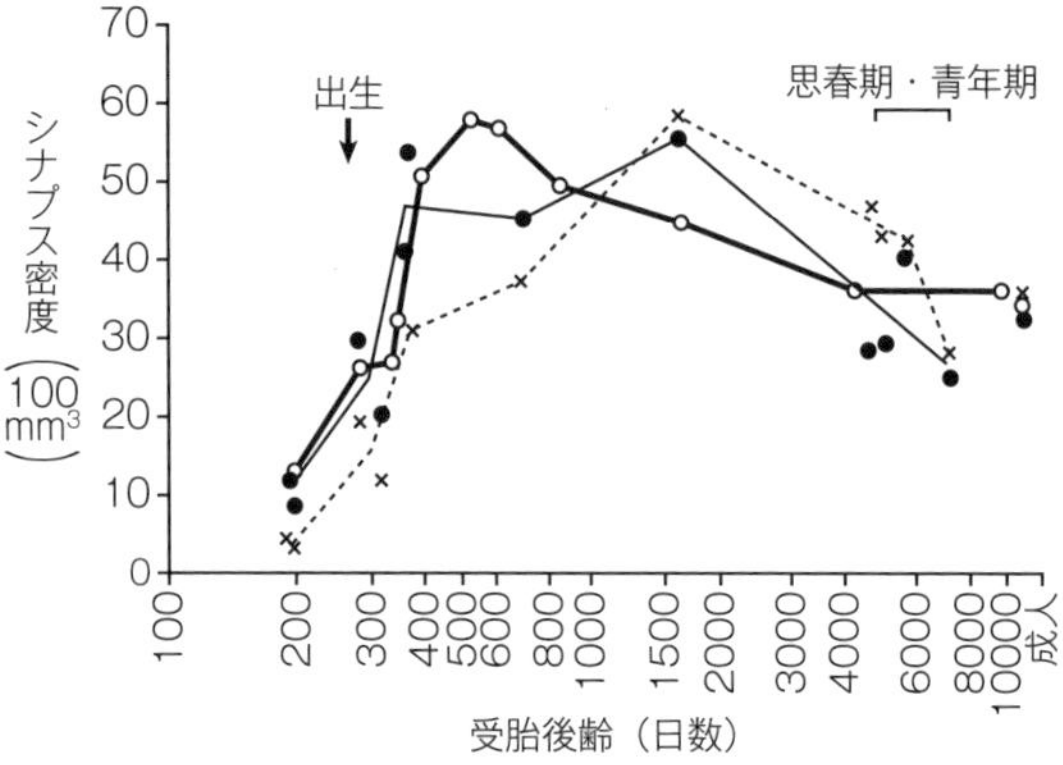

図9-1●ヒトの第一次聴覚野（細実線）、第一次視覚野（太実線）、前頭前野（点線）におけるシナプス密度の発達的変化（文献(2)をもとに作成）

質はだんだんと薄くなっていく。つまり、灰白質が厚い部分は未成熟なままであるが、薄くなった部位は成熟が進んでいることを意味する。

その結果、脳の領域ごとに発育の度合いが異なり、脳の後部は前部より発育が早く、左側が右側より早く発育する。つまり、前頭葉より後頭葉（視覚野）が先に成熟し、前頭葉の中でも運動の制御に関わる運動野が先に成熟し、意思決定に関わる前頭前野の成熟が最も遅く、その変化は二一歳まで続く。このような脳の発育は、子どもの認知機能や精神機能の発達に対応しており、首が座る前の赤ちゃんが、動くものを目で追いかける能力をいち早く身につけるのは、視覚野の発育が他の脳領域より早いことを裏づけている。一方で、前頭前野の発育が遅いことは、思春期の子どもの価値判断や意思決定が成人のレベルに達するのに時間を要することを意味している。

九、一〇歳には段取りが芽生える――スキャモンの発育曲線

中学校の保健体育科の教科書に登場するスキャモン（Scammon）[5]の発育曲線は、ヒトの発育を示す概略図の中で最も知られたものだ。図9-2の縦軸は二〇歳の臓器を一〇〇%とした発育の割合を示し、横軸は年齢を示している。神経型は脳、脊髄、感覚器などの発育を示し、四、五歳で成人の八〇

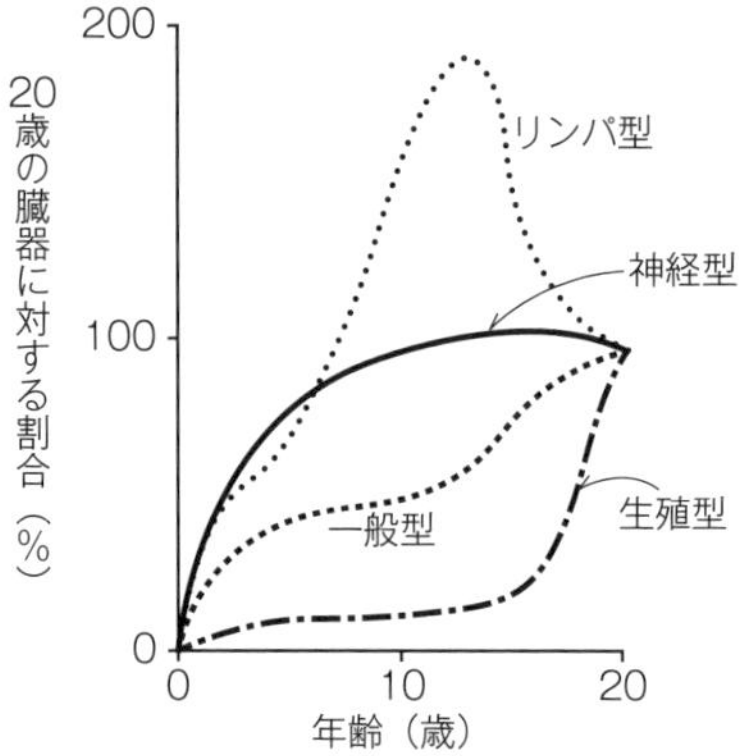

図9－2●スキャモンの発育曲線（文献(5)をもとに作成）

%以上に、九、一〇歳で成人の九五%以上に達する。生殖型は男子と女子の生殖器の発育を示し、中高生になって急速に成熟する。リンパ型は胸腺、扁桃、リンパ節などのリンパ組織の発育を示し、一二歳くらいで成人の一九〇%まで達するが、二〇歳には一〇〇%に戻る。一般型は呼吸器、循環器、消化器、骨、血液などの発育を示し、中高生になり、徐々に成熟する。

内臓や骨格筋の発育は中高生になって徐々に成熟する。スポーツとの関わりをみると、中学生の骨格筋のトレーニングでは、自分自身の体重を用いたトレーニングが適切であり、バーベルのような器具を用いたトレーニングは早くても高校生になってからが望ましいだろう。また、中学校の長距離走では二〇〇〇～三〇〇〇メートル走が主流であるが、高校生になると、五〇〇〇メートル走が一般的になる。これは理に叶っている。このような文脈からすれば、マラソンは大学卒業以降が適齢期になる。同様な理由から、ラグビーは早くても高校生からが適切であり、中学生では発育的に早すぎる。

リンパ組織は呼吸器官や消化管の内腔面の粘膜に集合し、細菌やウイルスの抗原の侵入に対する生体防御として働く。外部からの抗原に最初にさらされる口腔、咽頭、鼻腔には、舌扁桃、口蓋扁桃、咽頭扁桃の三つのリンパ組織（ワルダイエルの咽頭輪）が口腔、咽頭、鼻腔の周りを要塞のように外敵から守っている。これらの扁桃は五、六歳頃まで大きく、風邪の流行る時期になると、幼児はよく咽頭の炎症を起こし、扁桃腺肥大（アデノイド）と診断される。この症状が現れるのは扁桃の粘膜上皮の下に多数のリンパ組織があり、上皮細胞から侵入した抗原に対して反応し、リンパ球が増殖するためだ。このプロセスによって幼児は免疫を獲得する。これも一種の学習と記憶であるが、読み書き算盤の学習と記憶のプロセスとはかなり異なる。

なお、リンパ系は小学生の時期に急速に増大するので、小学生のリンパ系は原発事故による放射能汚染の影響を受けやすい。チェルノブイリの原発事故では小学生の甲状腺癌が増加した。福島原発の事故でも子どもの甲状腺癌が懸念され、事故当時一八歳以下だった県民三八万人を対象に調査が続いている。二〇二〇年六月現在二七五名の子どもの甲状腺癌が報告され（OurPlanet-TVより）、事故による被曝とがんとの因果関係は明確ではないが、長期の調査検討が必要だ。

多和田葉子(6)のディストピア小説『献灯使』には、放射能で汚染されたと思われる日本の子どもたちが描かれている。大きな災厄に襲われて全土が環境汚染され、鎖国政策が敷かれ、英語を使ってはいけなくなり、インターネットも自動車も消えてなくなり、子どもたちの体は弱り切っている。一〇八歳を過ぎている作家の義郎は、身体が軟弱な曾孫の世話をしながら、仮設住宅で暮らしている。そんな時、鎖国の法を犯して、子どもたちの中から選ばれたものを献灯使としてインドへ密航させるという話が持ち上がる。この小説は近未来を設定しているが、すでに日本では自然災害、原子力発電所の事故や二〇二〇年代以降の感染症が子どもの心身の発達や学校教育に影を落としており、多和田の描いた情景の一端が進行している。

一方、神経系の発育は九、一〇歳で成人の九五%以上に達することに基づき、この年齢になれば行動を計画的に遂行できるようになる。言い換えると、段取りする能力が芽生えてくる。認知科学的には、ものごとを系列的に情報処理できるようになると表現される。分かりやすい心身の発達の大きな節目は生後一歳頃と第二次性徴期であるが、それは前者は直立歩行、道具の使用、ことばの獲得が出現し、後者は身体的・精神的変貌が著しいためだ。しかしながら、従来あまり意識されなかった九、一〇歳は少年期における発達の重要な節目であり、ここでは九、一〇歳までに達成された神経系の発育を考察する。

特別支援教育では以前から九、一〇歳の発達の節目に注目していた。精神遅滞児の教育では、知的に遅れているかどうかは健常児の九、一〇歳のレベルを越えられるかどうかで判断されている。[7] 一般に精神遅滞児は小学校三、四年生の算数までしか理解できないと考えられており、もしそれ以上の学年の算数が理解できるならその子どもは精神遅滞かどうか疑わしい。また、聾児はことばが耳から入ってこないので、九歳頃に抽象的思考能力が伸び悩むと従来指摘されていた。現在では聾児に対する早期からの言語教育の発展によって、この「九歳の壁」が克服されつつある（第12章参照）。このように、障害児がその障害のために、ある一定の時期に発達のつまずきを多く経験するとすれば、健常児においてもその時期が発達の節目であると考えられる。

本章で後述する神経系の髄鞘化の時期も、九、一〇歳頃までに、前頭前野へ行く神経線維を除き、その他の部位は髄鞘化が完成している。つまり、神経系のほとんどの部位が働き始めていることを示している。幼児期から小学校低学年までは一日の行動計画もおぼつかなかったが、小学校中学年頃になると、一日の計画、週間計画、月間計画と計画づくりの時間軸が徐々に延長されていく。加えて、具体的な思考だけでなく、抽象的な思考も可能になり、スポーツのルールのような抽象的な人間関係の約束事が理解できるようになる。

計画性から動作をみると、系列動作の発達がこの時期からみられるようになる。つまり、ある動作目標にしたがって異なる動作が順序だって結びつき、ひとまとまりになる。系列情報処理の発達の観点から動作の発達をみると、多くのボールゲームが九、一〇歳以降に可能になる。系列情報処理が未発達な幼稚園児がサッカーを行うのは早すぎる。九、一〇歳までは基本的な運動パターンを身につけることが中心である。

幼児期から小学校低学年までは、基本的な動作である歩・走・跳・投・泳に変動を与えることが、この時期の子どもたちに行わせるべき運動経験である。言い換えると、それぞれの動作の運動速度、発揮筋力、運動の方向を変化させ、様々な速度、力、方向を経験することである。具体的には、歩く場所や走る場所が芝生、土、舗装道路、砂地と変わると、発揮筋力や運動速度がおのずと変わる。また、ボール遊びではドッジボール、バレーボール、ソフトボール、テニスボールなど様々な大きさや重さのボールを経験したい。一方、小学校中学年からは動作の企画を伴った系列動作を用いた様々なスポーツを練習できるようになる。ボールゲームでは個人内での系列動作だけでなく、個人間にまたがる系列動作ができるまでに発達してくる。後者の例にはサッカーのアシストやコンビネーション・プレーが当たる。

しかしながら、他の年齢と異なり、成人の機能と子どもの機能が混在しているところに九、一〇歳児の特徴がある。したがって、様々な発達に関する調査や実験では、小学校中学年のデータは成人に近い高学年のデータと幼児に近い低学年のデータが混在し、データの解釈を難しくする。こうしたことから、小学校の教育現場でも、九、一〇歳児の系列情報処理の個人差の扱い方は大きな教育課題である。

何がいつ発育するのか――神経線維の髄鞘化

脳の働きから子どもの発達と教育を考える時に考慮しなければならないのは、中枢神経系（脳と脊髄）の各部の髄鞘化される時期が異なることだ[8]。灰白質の成熟と同様に、白質の髄鞘化も後頭葉の方が早く、前頭前野が遅い傾向にある。個体発生では系統発生的に古い神経路が新しいものより早く髄鞘化する（用語解説2参照）。

ヒト以外の霊長類でも髄鞘化の時期的差異が皮質領域間にみられるが、生後の成熟までの期間がヒトと比べて短いため、皮質領域間の髄鞘化の時期的差異が圧縮され、ほぼ同時期にすべての皮質領域が髄鞘化されるようにみえる。対照的に、ヒトでは生後の成熟までの期間が延長し、それが領域間の相違をもたらす。特に前頭前野の髄鞘化はゆっくりと二〇～三〇歳まで続き、相対的に大きな皮質を形成する。

図9-3に示したように、脊髄神経（1・2）や聴覚神経（3）はすでに胎児期に髄鞘化され、それによって吸啜《きゅうてつ》反射などの出生直後から生きるために必要な反射運動が可能になっている。運動野から脊髄への直行路である錐体路（20）は生後数ヶ月で髄鞘化され、原始反射を随意運動の支配下に置く。たとえば、頸反射により新生児の顔は左右どちらかに向いているが、錐体路の髄鞘化に伴い顔が正面

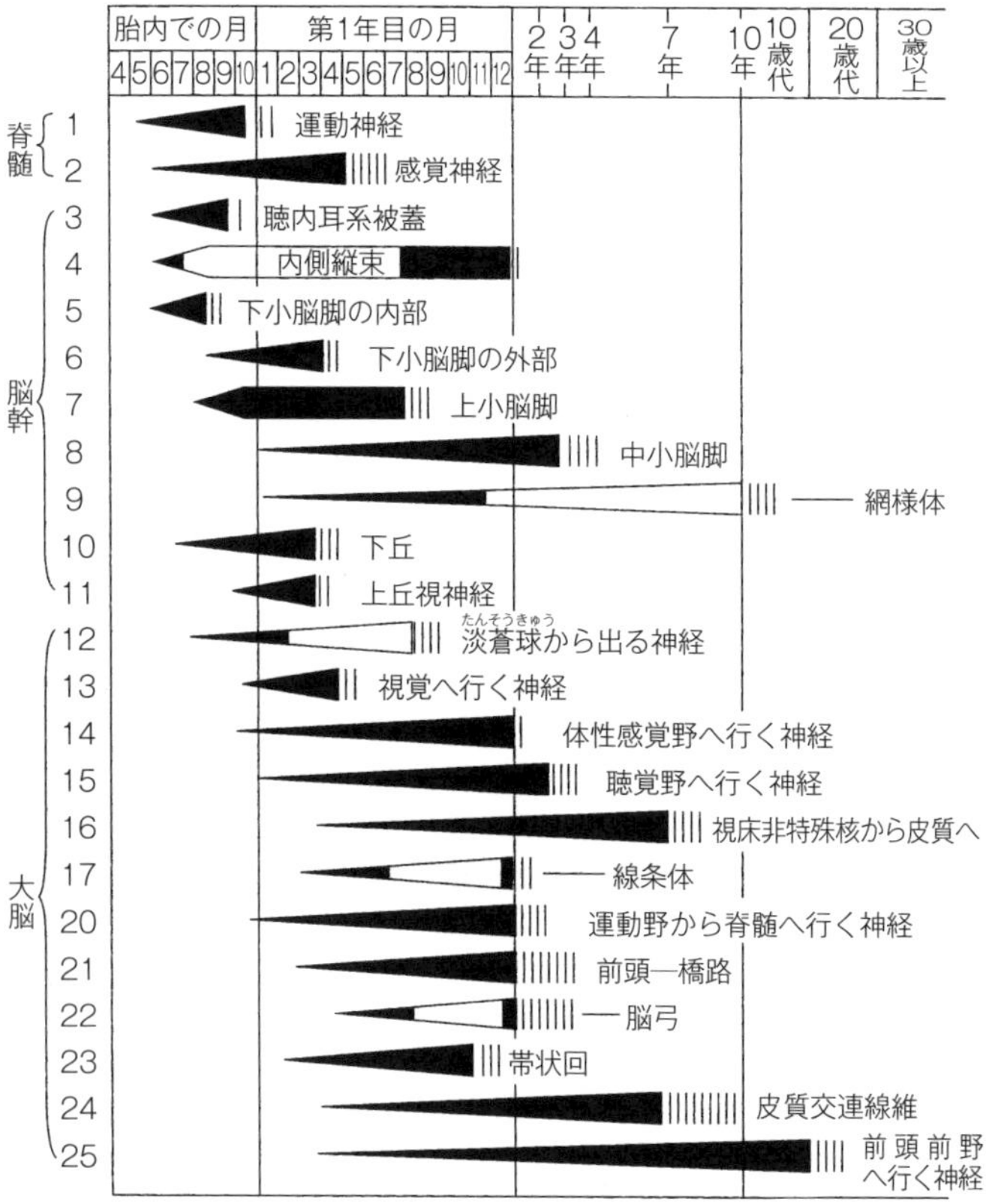

図 9 - 3 ●年齢の変化に伴う髄鞘化（文献(8)をもとに作成）

を向くようになる。一方、前頭前野（25）の連合線維（同一半球内をつなげる線維）は二〇歳以降まで髄鞘化し続け、この領域のシナプスの増加が二〇歳以降続くことと対応している。

中小脳脚（8）は大脳からの入力を受けた小脳の腹側にある橋核と下オリーブ核の軸索が新小脳へ入るところであり、図9-3では生後数年で髄鞘化されることになっている。しかし、二〇一九年の雨宮ら[9]の研究はこの知見と一致しない。彼らは健康な実験参加者が一ヘルツの音に同期させて動かす右手首の屈曲伸展運動中の大脳—小脳系の活動をｆＭＲＩで調べた。課題実行中、同側小脳と対側の第一次感覚運動野を結ぶ長距離機能結合では児童・青年より成人が強く結合していた。対照的に、小脳内の結合では児童・青年が成人より強い活動を示した。このような単純な動作はもっと早期に発達すると思われていたが、そのメカニズムを担う中小脳脚を経由した大脳—小脳系は、青年期でもまだ発達途上であることを示した。

脳の機能から教育を考えると、大脳の働きに関心が集中しがちであるが、神経系の髄鞘化をみると、幼児期は大脳以下の領域の機能を促進する時期であることがわかる。つまり、幼児教育は「大脳帝国主義」から脱出してなされるべきであり、知覚—運動系の発達順序を無視してはならない。

大人でもニューロンは新生する

長らく「脳は一生もの」であり、その構成要素のニューロンは生後は新生しないと思われていた。しかし前世紀末、ヒトのニューロンが一生を通じて新生されることが発見された。これは生物学的に重要であるだけでなく、教育学的にも非常に意義が大きな発見だ。ニューロンの新生はある時点での学習容量の増加だけでなく、学習時期の延長につながり、生涯学習の裏づけになる。

カハール（Cajal）は人を含めた動物の神経系がどのように発達するかを調べ、ニューロンが成熟に伴いどのような段階を経るかを明らかにした。それによると、ニューロンは細胞分裂によって生まれ、軸索を伸張させ、最後にシナプス結合を正確な形で作る。カハールは成体の中に未成熟なニューロンを見出せなかったため、脳は出生後構造的に固定されてしまうと結論した。一九一三年の著書『神経系の変性と再生』(1)の中で、彼は成体の脳と脊髄の神経経路は「固定されて完成しており、不変である」と述べている。この結論は広く受け入れられ、哺乳類の成体の脳は新たな細胞を作らないという考え方が、一九一〇年代以降の神経科学の中心的教義になった。胎内では膨大な数のニューロンやグリア細胞が生成されるが、その生成過程は誕生直後に終わると考えられた。言い換えると、我々は誕生時の脳細胞を生涯もち続け、けがや病気で失った脳細胞は決して補われないとされた。

しかし、一九六五年、アルトマンとダース（Altman and Das）[1]は新しい方法により様々な動物を調べ、この教義に挑戦した。この方法は、動物にある種の放射性物質を注射すると、それが細胞に取り込まれ、新生した細胞の中で新たに合成されたDNAに組み込まれるので、その動物の脳を解剖し、X線を使って放射能を検知するという手法である。この手法により、彼らはラットの海馬歯状回、嗅球、大脳皮質、そしてネコの大脳皮質の中に新たな脳細胞が成長していることを見出した。その後、彼らの発見は追試されて確かめられたが、神経科学会から無視された。

しかし、一九八一年、小鳥の脳の研究[1]から成体のニューロン形成に関心がもたれ、性的に成熟したオスのカナリアが意中のメスに恋の歌を聞かせるために毎年新たな歌を覚え、その歌の学習と作曲が二つの神経核に支配されていることが見出された。どちらの神経核も羽が生え変わる秋に比べて繁殖期の春の方が大きくなり、神経核の大きさが季節によって変動する。この変動は作曲に必要な神経核の中にあるシナプスやニューロンの数が増減するために起こると考えられた。繁殖期が終わると、多数のニューロンが死んで神経核が縮むが、春になると新たなニューロンが形成されて神経核を再生し、カナリアは再び歌を学習することができる。脳と行動との間の明確で直接的な関係性が発見されただけでなく、成体の中でもニューロンが新生され、既存の神経回路に組み込まれていることが証明された。

このように、脳は自己再生する能力をもたないという長年にわたる教義が、ラットと鳥類における一連の発見によって覆された。さらに一九八〇年代後半に新生ニューロンが成体のラットの海馬、さらにマカクザルの海馬と大脳皮質に見出された。[1] 進化上、サルはラットよりはるかにヒトに近いため、ヒトの脳にも生後新たなニューロンが作られる可能性が浮上した。さらに、特定のタンパク質と結合した蛍光標識抗体を用いた新たな方法が開発され、組織サンプル中のニューロンとグリア細胞とを区別できるようになり、成体のマウスの脳から神経幹細胞が分離された。[1] 神経幹細胞は胚のような未分化の状態を維持し、脳の中にあるどのような種類の細胞でも作ることができる。しかも、分裂が非対称に起こるため、新たなニューロンやグリア細胞を生み出すと共に、際限なく自己再生することもできる。

成体の神経幹細胞は、脳脊髄液で満たされた左右半球の空間である側脳室の壁の中にあり、左右半球の離れた場所に閉じ込められている。脳室下帯で作られた細胞は前方の嗅球の先端へ移動し、海馬で作られた細胞は海馬の近くに留まって顆粒細胞へ分化する。嗅球に新たなニューロンが追加されることは新たな嗅覚記憶を形成する上で不可欠である。また、海馬にニューロンが新生されると、空間記憶に役立つ。このようなニューロン新生の過程は環境要因に左右され、新たなニューロン産生の速度に影響を与える。たとえば、身体活動や学習課題は神経幹細胞の増殖を高めて新生ニューロンの生存を促進するが、ストレス、ある種の炎症、感覚遮断はその逆の影響を与える。[1]

さらに、一九九八年にエリクソン（Eriksson）[10]らはヒトの脳も一生を通じて新たなニューロンを作っていることを発見した。その後、ヒトの脳からも神経幹細胞が単離され、一生を通して新たな細胞を作り続けることがわかったが、海馬の新生ニューロンの産生速度は加齢とともに減少していく[1]。

このように、ニューロン新生に関する知見が蓄積され、脳の損傷による知的障害児や肢体不自由児の神経幹細胞も分裂することがわかってきたことを踏まえ、この自己修復機構を利用した教育プログラムが考えられる。このような神経系の可塑性は特別支援教育や身体障害者のリハビリテーションの有効性を裏づけるものである。

身体活動はニューロン新生を促進する

ある程度まとまった量の身体活動をすると、脳血流量が増加し、新鮮な酸素が脳全体に供給される。また、高強度の持久走を行うと、脳下垂体や視床下部などからβ―エンドルフィンなどの鎮静作用をもつ麻薬用物質が分泌され、これがセカンドウィンドやランナーズハイと呼ばれる持久走中の苦痛軽減現象を引き起こす。さらに、動物と人の研究から、身体活動が脳の機能を促進し、気分が好転し、学習も向上することが示されている。マウスでは身体活動によって脳内から学習を促進する化学的変化が起こることが報告されている。

遺伝的に同一のマウスが二つのグループに分けられ、一つのグループにはケージの中で餌と水だけを与えた。[11] もう一つのグループは餌と水に加えて回転かごの中で走ることができた。マウスは走るのが好きで、回転かごを与えられたマウスは一晩平均五キロメートルも走った。それぞれのケージに六週間置かれた後、マウスは複雑な迷路を学習する能力をテストされた。六週間走ることができたマウスはそうでなかったマウスより、迷路のゴールを見つけるのが速かった。さらに、走ることのできたマウスは身体活動しなかったマウスより、海馬のシナプスの数が増加し、記憶に対応した生理学的現象であるニューロンの興奮が長く維持された（長期増強、第2章参照）。[12] 海馬の細胞数の増加と長期増強は迷路学習を促進した神経基盤とその働きによるものと考えられる。さらに、このような過程が脳由来神経栄養因子と呼ばれるタンパク質の産出と関係し、この因子は活性化したニューロン内で作られ、ニューロンの養分となって働き、その新生も促進する。

ヒトにおける身体活動と認知機能の関係が、米国の二一歳から四五歳の一一人を対象に調べられた。週に四回の身体活動を一二週間にわたって行い、学習と記憶について調べた。一回の運動時間は約六〇分であり、ウォーム・アップ五分、ストレッチ五分の後に、ランニング・マシーンやサイクリング・マシーンなどで四〇分のエアロビック・トレーニングを行い、最後に一〇分間クール・ダウンとストレッチを行った。その結果、身体活動をした人は一二週間後に有意に記憶力が高まった。この研究では身体活動の時の最大酸素摂取量を調べ、酸素摂取量が増えた人ほど記憶力が高まった。さらに、ドイツの五〇歳から七八歳までの七五人を対象に身体活動と記憶の関係を観察すると、一週間の運動量と記憶の間に正の相関を示し、日頃から身体活動している人は記憶機能が高いことを示した。[13]

エリクソンとクレイマー（Ericksson and Kramer）[14]は一二ヶ月間の有酸素運動が高齢者の脳由来神経栄養因子の増加、海馬の拡大、記憶力の改善につながると報告している。また、英国の中高年者七〇〇〇人以上を対象とした脳イメージング調査は、適度か激しい身体活動を行う時間が長い人の海馬は大きく、前頭前野皮質も有酸素運動によって拡大すると報告している。[15]しかし、身体活動が海馬以外の脳領域にもたらす効果は、ニューロンの新生ではなく、既存のニューロン間の結合の増加によると考えられている。前頭前野皮質はワーキングメモリーの実行機能を営み、様々な感覚情報を処理して一時的に貯蔵し、それらの情報を比較・判断・予測するような認知的操作を加える（第10章参照）。このような実行機能は記憶と同様に老化に伴って衰え、アルツハイマー病患者ではさらに低下している。

狩猟が海馬のナビゲーション記憶を促した

有酸素運動が脳、特に海馬を拡大し、その拡大はニューロンの新生によることをみたが、なぜ海馬は有酸素運動に特異的に影響を受けるのだろうか。我々が今までに知っている海馬は記憶中枢であり、その記憶はもともとは場所情報やナビゲーションに特異的に関わっている。人類進化をたどると、海馬のナビゲーションに特化した記憶は狩猟採集生活による獲物の獲得行動に行き着く[15]。狩猟採集は約一万年前に農耕と牧畜が始まるまでの約二〇〇万年間、人類の主要な生存戦略であった。狩猟採集生活では獲物を求めて長距離を移動するため、ヒトは類人猿よりもはるかに多くの有酸素運動が必要であった。獲物を得るために遠出すると、周囲を見渡し、自分がいる位置を常に自覚していなければならない。この種の位置情報やナビゲーションの記憶を担った中枢が海馬であり、記憶中枢としての海馬はまず最初に位置情報を記憶する中枢として発達したと思われる。

　狩猟採集生活は、自分が住んでいた場所、移動してきた距離、ある種の食物を得た場所と時期を記憶し、獲物の手がかりを得るために、視聴覚情報によって周囲を探索しなければならない。このような記憶や情報処理は海馬と前頭前野で営まれ、意思決定や進路の企画を立ててきた。狩猟採集生活は集団で食物を獲得することが多く、コミュニケーションが発達することになる。必要な情報を処理しながら、速足で二〇キロメートル以上にもおよぶ距離を移動するので、狩猟採集は身体活動であると同時に、高度な認知活動でもある。このような脳を作り上げて維持するためにはニューロンの新生と生存を支える生理的なシステムが必要である。そして、このシステムを日常的に利用しなければ、失われる可能性が高いだろう。

　現代社会では生きるために食物を獲得する目的で有酸素運動を行う必要はない。したがって、海馬や前頭前野の機能を発達させ維持するためには、日常生活の中に実行機能を伴う有酸素運動を仕組まなければならない。身体活動だけでも海馬によい効果があるが、実行機能を伴った認知活動を身体活動と組み合わせるといっそう良い効果が得られ、さらに多くのニューロンが新生される。たとえば、軽度の認知障害の人に対して認知能力を要するビデオゲームをプレイしながら身体活動をさせると、認知機能が改善された。その時、認知活動と身体活動を組み合わせた方が身体活動だけより血液中の脳由来神経栄養因子が増加しており、この因子が認知機能の向上に与える身体活動の効果を裏づけている。さらに、空間ナビゲーションを要する課題と適度な有酸素運動を組み合わせた場合、高齢者の認知能力の向上にどのように影響を与えるか調べられている。また、特別に設計された介入に加え、認知機能と有酸素運動の両方を含むスポーツが脳に与える影響も調査されている。たとえば、舗装されていない道でトレーニングすることの多いクロスカントリーの大学生の選手は、運動不足の同年代の若者より実行機能に関連した脳領域の接続性が高いと報告されている[15]。

第10章……不安定な中高生の脳——未成熟な前頭前野

中高生は教科の学習内容の難易度が高まることに加え、進路選択の岐路に立たされ、不登校、引きこもり、統合失調症などを引き起こしかねない環境にさらされている。ここでは中高生の心の問題を前頭前野の未成熟さに求め、このことを踏まえた中学校と高校の保健の授業が望まれることについて考えたい。

前頭前野と「こころ」の正体

「こころ」とは何か。「こころ」はどこに宿っているのか。この問題は永年のテーマであるが、一つの捉え方として脳、身体、環境の相互作用によると考えられている。脳も身体の一部であるが、脳は構成要素の相互関係が著しく、複雑な臓器であるので他の臓器（すなわち身体）と区別すると、脳と身体は互いに影響し合い、気の持ち様はからだの具合に影響し、逆にからだの調子は気分に影響する。環境としての人間関係は良くも悪くも脳と身体に影響を与え、人と人との間につくられる関係が脳に内在化する。また山海の絶景は脳に高揚感をもたらす。

一方、神経科学的に「こころ」を捉えようとすると、古くから前頭葉、特に前頭前野が注目されてきた。前頭前野の働きは現在ワーキングメモリーという概念のもとに調べられているが、ワーキングメモリーだけでは要約しきれない。もう少し大きな網をかけて前頭前野の働きをみるために古典的な研究を参照すると、神経疾患による前頭葉損傷患者や、前頭葉を他の脳部位から切り離すロボトミー手術を受けた精神病患者は、自ら建設的に前に踏み出す精神と、自分の内面に向かった洞察力が欠落している。[1][2] つまり、前頭前野は未来志向性と内省を担い、前頭前野のお陰で将来の生活設計をしたり、老後の心配をしたり、自分の性格に悩んだりできるのだ。そうすると、ワーキングメモリーは未来志向性に含まれるが、内省はおそらく第11章で述べる前頭前野―扁桃体に関わる。

前頭前野は収束ゾーン（第2章参照）であるので、感覚系、記憶系、情動系との入出力関係がある。感覚系からワーキングメモリーに感覚情報を送る過程はボトムアップ処理であり、一時貯蔵として働いている。たとえば、電話をかける時、一時的に電話番号を覚えておくことがこれに当たる。

前頭前野の一時的記憶を調べるために考えられたのが遅延反応課題だ。サルの前に二箇所の報酬を隠す場所を設定し、その一方に報酬を置き二箇所を小板で覆った後、数秒から数分の待ち時間（遅延時間）を入れ、サルに報酬のある方を選択させる。遅延反応課題を遂行する時、サルの前頭前野ニューロンが遅延期間に強く活動しているので、前頭前野に損傷を受けたサルは遅延反応課題ができない[3]。

一方、ワーキングメモリーによる感覚処理のコントロールはトップダウン処理であり、実行機能（計画、問題解決、行動制御）という概念のもとに調べられている。ワーキングメモリーの概念がなかった一九三二年、バートレット（Bartlett）[3]はすでに一時的なワーキングメモリーが長期記憶に影響されるトップダウン処理を見出している。彼は実験参加者に外国の昔話を聞かせ、その後にその話を再生させた。その結果、参加者はあまり正確に昔話を再生できなかったが、その思い違いに規則性がみられた。参加者は物語を自分流に作り直し、なじみのある物語に改変していたのだ。この結果を受けて、バートレットは記憶が想像力に富む再構築であり、アクセス可能な過去の経験から作り上げられると考察している。

さらに、前頭前野の実行機能を調べるためによく用いられている方法にストループ課題がある。読み書きができる人は文字を見ただけで自動的に読んでしまうという特性があるが、この特性を利用した心理学のテストがストループテストだ。このテストはいろいろな色で描かれた単語のリストを見せて、書かれているインクの色の名前を答えさせる。その際、インクの色を答えるのにかかった時間を計測する。このテストのトリックは、時々色の名前の単語が違う色のインクで書かれていることである。単語で書かれた色名とインクの色が違うと、それが同じ時に比べて反応が遅くなる。これはインクの色を答えるよりも先に、無意識に単語を読んでしまうから、単語を読むことを抑制し、インクの色を答えなくてはならないからである。前頭前野に損傷のある患者はこの課題ができず、インクの色を言うように言われても、何と書いてあったかを言い、単語を読むことを抑えられない。ストループ課題の場合、前頭前野の実行機能が自然な単語を読む反応を抑え、不自然なインクの色を言う反応を促すと考えられる。(3)

複数の認知的活動を含む課題では、ワーキングメモリーの実行機能が段取りを決め、一つの活動からもう一つの活動へ注意の方向を切り替える。様々な行動の選択肢の中から選択できるのは実行機能のお陰であるが、実行機能は基本的に同時に一つか少数のことしかできない。一度に二つの課題をこなすのはハードルが高いので、両手運動を要求されるピアノ演奏は膨大な練習時間を要する。また、「言語的課題」と「視覚的課題」を用い、この二つの課題を別々に遂行した場合と同時に遂行した場合の前頭前野の活動がｆＭＲＩで比較された[4]。別々に遂行する場合は実行機能を要しないが、同時に遂行する場合は実行機能を要する。「言語的課題」は連続して話される単語の中から野菜の名前を聞いたら反応させる課題で、「視覚的課題」は正方形の中のどこかに小円を一つもつものを二つ提示し、小円の位置が両方の正方形で同じ時に反応させる課題であった。その結果、二つの課題を同時に遂行する時には前頭前野が活動し、別々にする時には活動しなかった。このように、ワーキングメモリーの働きは一時的貯蔵と実行機能に分けて研究されているが、両者は前頭前野の同じ神経回路の中で処理されていると考えられている。

前頭前野は特にヒトでよく発達しており、他の霊長類にも存在するが、発達は悪く、それ以外の動物では存在すらしない。前頭前野は外側部、内側部、腹側部に大別される（図10-1・図10-2）。コッペパンを大脳半球になぞらえると、茶色い部分が外側皮質であり、白い部分が内側皮質である。内側皮質になる帯状回の前部が前頭前野内側部であり、実行機能に関わっている。腹側部は内側皮質の前方の眼窩回であり、ワーキングメモリーだけでなく、情動

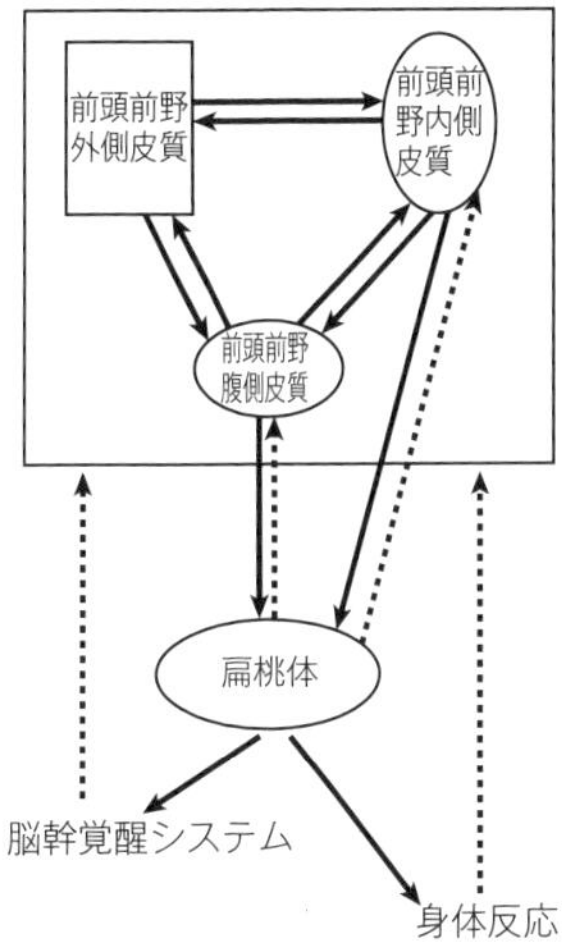

図10-1●ワーキングメモリー回路と扁桃体との連絡（文献(3)より作成）

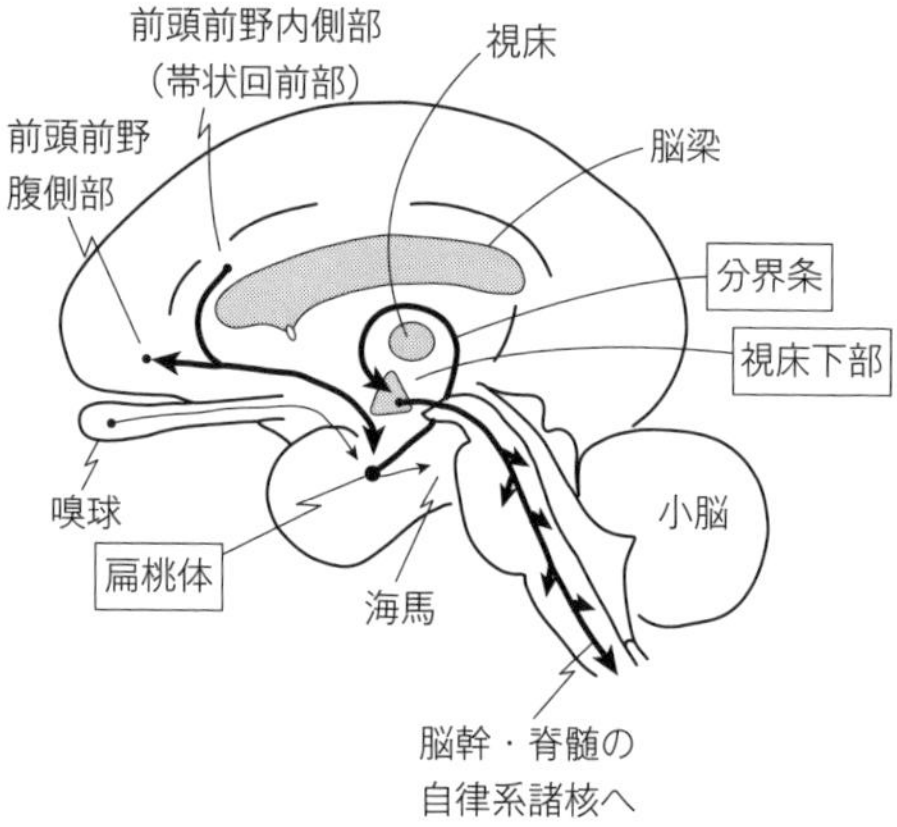

図10－2●扁桃体の入出力関係

を担う扁桃体とも関わりが強い（図10－2）。霊長類だけが前頭前野外側部をもっており、他の哺乳類は内側部と腹側部しかもっていない。霊長類の認知的特徴は外側部が発達し、既存の内側部と腹側部の神経回路を統合して生まれたものであると考えられる。たとえば、ラットも情報の一時貯蔵ができるが、ラットは外部環境からの様々な感覚刺激や出来事を区別し、直ちにそれらを関係づけ、その結果を問題解決や意思決定に役立てられない[3]。それは霊長類の専売特許である。複雑性の増大は相互作用の数の増加に対応する。前頭前野はまさに複雑な情報処理、つまり膨大な情報の相互作用を処理する場であり、その配線は三〇歳までかかる上にその運用の仕方は生涯試され続け、様々な人生模様を織り成す。

前頭前野の成熟は三〇歳までかかる

典型的な一〇歳代は怒りっぽく、感情を高ぶらせることが多い。また同年代の仲間から認められることを重んじ、認められるために大きなリスクをとる。一〇歳代や若年成人は不安やストレス、うつ病や統合失調症になるリスクが高いが、この年代のこころの問題はおそらく一〇歳代から二〇歳代に脳の中で進行している変化と密接に関連している。特に、前頭前野は一〇歳代を通じて長い間構造的・機能的に変化し続け、二〇歳代後半にならないと完全に成熟しない[5]。前頭前野は全ての感覚情報が入力し、それに基づいて行動の企画、選択、意思決定、情報の保持を行い、辺縁系との密な線維連絡に基づき、感情の制御を行っている（第11章参照）。さらに二つのことを並列処理する機能を担っている。

思春期（一二、一三歳～一七、一八歳）の前後では、二つの大きな脳の変化がみられる。一つは思春期以降の前頭前野ではそれ以前よりもニューロンの軸索が通る白質が増加することである。つまり、思春期以降、前頭前野でのニューロンの髄鞘化が進み、神経信号の伝導速度が速くなり、処理速度が上昇すると考えられる。

もう一つの変化は小児期に上がった前頭前野の樹状突起棘の密度が、思春期以降は徐々に下がり始

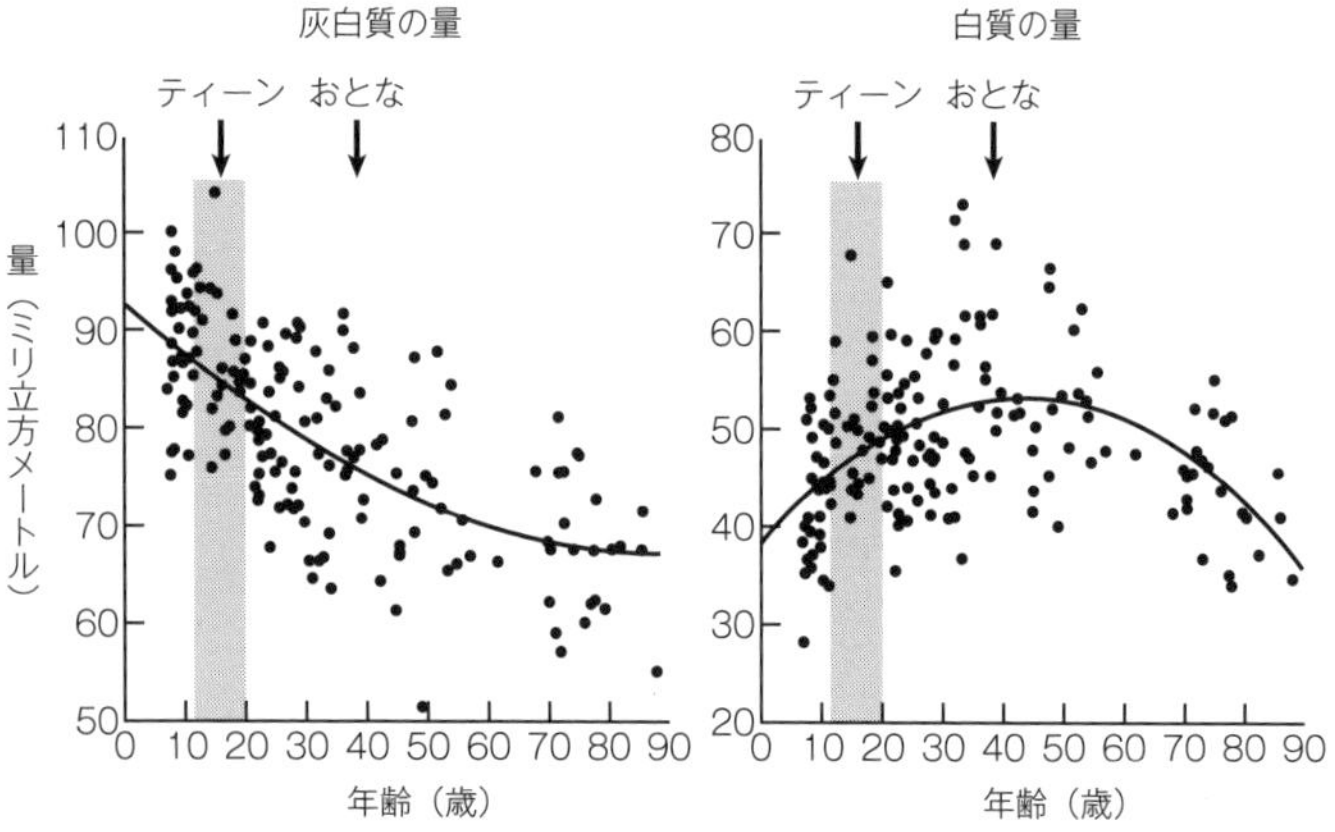

図 10-3●灰白質と白質の年齢別変化（文献(7)より作成）

めることである。[6] 前頭前野以外の脳領域のシナプスは誕生直後から一歳頃まで増加し、この時点でシナプス密度は最大になり、三歳までに使われていないシナプスは刈り込まれ、使われているシナプスは増強されている。しかし、前頭前野では児童期までシナプスが増加し続け、思春期に至って初めてシナプスの刈り込みが始まる。このシナプスの刈り込みは一〇歳代後半から二〇歳代を通して起こり、シナプス密度は少しずつ減少していく。シナプスの刈り込みは脳のネットワークと知覚の微調節に欠くことができないので、前頭前野の機能的微調節は二〇歳代になってから起こることになる。

さらに、平均年齢九歳のグループ（児童期）と一四歳のグループ（思春期）の脳をスキャンすると、[7] 児童期では前頭葉と頭頂葉で灰白質が白質より量的に多いが、思春期には灰白質と白質の量が逆転した（図10-3）。児童期から思春期にかけて、灰白質が次第に減少し、それに伴う白質の増加は思春期後のシナプス密度の減少と軸索の髄鞘化によると考えられる。同様に、脳を二年ごとにスキャンした縦断的観察によると、[6] 前頭前野の灰白質の厚さは幼児期と児童期に上昇して一二歳でピークに達した後、徐々に減少し、逆に白質が増加することを確認している。白質の増加は髄鞘化によって起こり、シナプス結合が再構成され、脳の他の領域との接続性が高まり、前頭前野の回路が徐々に整理されていく。その結果、前頭前野における情報処理の効率が上がり、それと伴に意思決定などの実行機能も向上する。さらに前頭前野の白質の増加率は男子が女子より大きく、ピークに達する時期が遅いことが示されている。前頭前野増加率の性差は、男子が女子よりも前頭前野の働きに対応した功罪のリスクを大きく被ることを示し、その成熟の遅延はその功罪のリスクが二〇歳代までずれ込むことを示唆している。

前頭前野の灰白質密度のピークが一二歳であることは、シナプス増加による。それに対して、一二歳以降に灰白質が次第に減少していくことは、前頭前野でのシナプスの刈り込みによるものと考えられる。つまり、思春期初期にシナプス数が増加し、余分なシナプス結合が生じたので、思春期後期にこの余分なシナプス結合が削除されたということだ。このような、思春期の灰白質と白質の変化に伴い、この時期を通して知能指数（IQ）が変化し続けることが報告されている。[7] IQは一三歳から一七歳までの間に、実験参加者の三分の一が変化せず、三分の一が低下し、残りの三分の一が大きく上昇した。IQが上昇した人の脳をスキャンすると、言語性IQが上がった人は言語領域の灰白質が増加していた。一方、非言語性IQが上がった人は手の動きを司る領域の灰白質が増加していた（惜しむらくは、この研究は一三歳から一七歳まで参加者が何をしていたかを調べていないことである。この空白の四年間の行動調査があれば、生活と脳内変化の関係がいっそう具体的に考察できたはずである）。

脳がいつ成熟した状態になるのかを調べるために、七歳から一一歳の児童期の脳、一二歳から一六歳の思春期の脳、二三歳から三〇歳の成人の脳がスキャンされた。その結果、従来の知見と同様に、前頭前野の灰白質は児童期から思春期にかけて減少していたが、白質の増加は三〇歳に達するまで続いていた。さらに、七歳から八七歳の一七八人の健康な人を対象に脳がスキャンされた結果、従来と同様に前頭葉と側頭葉において、灰白質の減少に伴って白質が増加していることが確認された。しかし、灰白質の減少は児童期から成人期初期にかけて顕著であったが、白質の量は六〇歳になるまで増加し続けることが明らかになった[7]。この発見は、成人になっても脳は発達し続け、初老まで前頭前野は髄鞘化がみられるという驚くべき事実を示している。このような今世紀になってからの発見により、生後二、三歳に脳の臨界期があり、その後は発達が起こらないという従来の考えを否定されたのである。

前頭前野の成熟は進路選択に間に合わない

脳イメージングの研究が示しているように、一〇歳代を通して前頭前野に大きな変化が起こり、この時期に実行機能が向上することが予想される。つまり、選択的注意、意思決定、反応抑制、複数課題の並列処理などを行う能力が、青年期に向上する。選択的注意、複数課題の実行、問題解決を必要とする様々な実行機能を調べるために行われた実験では、一一歳から一七歳の実験参加者は多くの課題を課せられた。その結果は、年齢の進行に伴って実行機能の向上がみられ、前頭前野の髄鞘化に対応していた[6]。

しかし、「見本合わせ」課題の成績は一〇歳代の実行機能が一定の速さで着実に発達していくパターンを示さなかった[6]。この課題では、実験参加者に喜び、悲しみ、怒りを表す顔写真、あるいはこれらの感情を表す言葉（幸せ、悲しみ、怒り）を見せ、その感情が何かをできるだけ早く答えるように要求した。さらに、参加者は顔と言葉を同時に提示され、顔の表情と感情語が一致しているかどうかを判断した。この一致課題はワーキングメモリーと意思決定を必要とし、前頭前野の回路に大きな負担を与えるため、年齢が高い子どもほど高い成績が期待できる。

顔と言葉の一致課題に対する反応時間を分析した結果、一一、一二歳児は一〇歳未満の子どもより反応時間が一五％遅いことが見出された。しかし、一三、一四歳では反応時間は改善され、一六歳で一〇歳代前のレベルに回復した。この一〇歳代開始時点での反応時間の遅延は、この時期のシナプス密度の増加によると考えられた。すでに述べたように、前頭前野の灰白質の厚さは一二歳でピークに達した後、徐々に減少し、逆に白質が増加する。一二歳をピークとした余分なシナプスの増加は認知課題の成績を低下させるが、一〇歳代後期になって、余分なシナプスが刈り込まれ、成績が一〇歳代前のレベルに回復したと考えられる。

fMRIを用いて、実行機能の発達に対応した脳の活動を観察した実験がある。実験参加者は七歳から一二歳の子どものグループと、二一歳から二四歳の若い成人のグループである。この実験では、ある刺激（GO刺激）のみに反応し、そのほかの刺激（NO-GO刺激）に対して反応しない課題を設定して（こうした課題をGO／NO-GO課題という）実行機能を調べた。参加者は文字を次々に見せられ、Xでない文字の時にボタンを押し、Xを見た時にボタンを押さないように指示された。つまり、ここではXでない文字がGO刺激、XがNO-GO刺激である。その結果、両グループ共に反応抑制を要する課題の時に前頭前野が活動したが、子どもが成人より強い活動を示した。子どもは成人より成績が悪く、前頭前野の広い範囲で強い活動が観察された。対照的に、成人は前頭前野外側部の下部で強い活動がみられ、前頭前野外側部の上部の活動と課題遂行の正確さとは負の相関を示した。この課題解決は前頭前野の小さなネットワークに限定されているため、一〇歳代から成人期にかけて、広範囲な前頭前野の活動から限定的な活動部位へ変化していくことがわかる。このことは一〇歳代後期に起こるシナプスの刈り込みに対応し、この時期に前頭前野のネットワークが整備され、限定的な前頭前野の活動部位が課題遂行を担うようになると推測できる。

さらに、fMRIを用いた別の研究では、実験参加者は同じ文字で始まる言葉をできるだけ早く発声する課題を課された。参加者は平均年齢一一歳の子どもと平均二九歳の若い成人である。その結果、子どもは成人より成績が悪く、前頭前野の活動が六〇%も高かった。当然、子どもは成人より言葉を知らないし、前頭葉の発達も未熟であるので、未発達の神経回路を補うために、強い活動を示したと考えられる[6]。

ニューロンは三歳までに七〇%刈り込まれることから、三歳児までの教育が注目されてきた。しかし、中高生の時期に前頭前野を中心としたネットワークが急速に再編されることを考慮すると、幼児期と異なる情報処理の発達を助ける中等教育の重要性を指摘しなければならない。

重要なことは、前頭前野の灰白質量と白質量が逆転し、ネットワークが再編される一二歳を境にした時期が、中学、高校、大学における進路選択や職業選択の時期に当たることだ。

中等教育を受けている生徒は性的成熟に達しているが、脳はまだ発達途上である。一〇歳代後期に起こる前頭前野のシナプスの刈り込みによって、ネットワークを形成しながら、アイデンティティを確立し、社会での自分の立ち位置を見つけていかなければならない。つまり、進路選択や職業選択に対応した脳の成熟状態でないにも拘らず、中高生の時期に進路選択や職業選択をしなければならないのである。その結果、中高生の時期に不登校、引きこもり、統合失調症がよくみられる。さらに、前頭前野での髄鞘化は三〇歳くらいまでかかることから、大学の入学や卒業の時期に進路や職業の選択の不具合が引き金になり、中高年まで続く引きこもりを誘発する恐れがある。

一〇歳代後期における神経系のネットワークの形成とアイデンティティの確立はどのように相互作用し、どのような社会が神経系に取り込まれていくのだろうか。第5章では直接経験による遊びが対人関係を発達させることを指摘した。ここでは一九六〇年代から九〇年代にかけて激変した生育環境が青少年のアイデンティティの確立にどのように影響したか踏み込んでみてみよう。

一九六〇年代前半ぐらいまでは、①異年齢集団による外遊びで共通感覚を養い、他人でも仲間になりうると感じる対人能力を養った。②親や教員が与えた視点に親戚のおじさんや近所のおばさんによる違った視点が与えられた。③学校にはサラリーマン、農家、商店などの子が集い、互いの家を行き来し様々な生き方を学んだ。しかし、六〇年代の団地化で地域が崩壊し、八〇年代のコンビニ化で家族関係が希薄になった。一九八三年公開の映画「家族ゲーム」では森田芳光監督は家族の食事風景で観客を驚かせた。森田監督は横一線に並んだ食卓の配列で家族関係の希薄さを観客に見せた。さらに九〇年代のケータイ化で様々な関係が空洞化した。地縁のない新住民の不安から遊具の撤去や校庭のロックアウトが進んで外遊びが消え、地域に不信感が漂い親以外との交流が消えた。その結果、親と教員とネットと友人との希薄な関係だけが残った。日本に限らず、貧富の差があっても同じような服装でケータイやスマホをいじり、弱者同士の連帯がしづらく、互いに弱者だと見られたくないというマウンティングのせめぎ合いが起こる(8)。

未来志向性と内省を担う前頭前野は、一二歳を境にネットワークの再編が起こり、それが三〇歳まで続く。中学生、高校生、大学生は脳の未成熟なまま複雑に変化する社会の中での立ち位置を見出さなければならず、社会変化を差し引いても心の問題を起こしがちだ。青少年自身はもちろん親や教師を含めた社会全体がこのことを知識として共有した上で、三〇歳ぐらいまでは社会的な不適応が起こりうる可能性があり、それが特異的ではないこと、「レールから外れる」という固定観念をなくしていくことが前頭前野の未成熟からみて妥当だ。

このような視点に立てば、現行の初等中等教育に不適応な青少年が一〜二割存在することを前提に、従来の高等専門学校や中高一貫校と異なる学校の複線化や学校以外の教育システムが必要だ（「はじめに」と次項参照）。さらに、初等中等教育に不適応だった青少年が、前頭前野の成熟（二五〜三〇歳）以降に「学び直し」ができるリカレント学習の場として、専門学校、専門職大学、大学院などが期待される。リカレント教育はもともと技術革新に対応した職業能力の更新を産業界から要請されたものであるが、「人間の発達と教育」の観点からの学び直しとも位置づけられる。日本の教育行政もリカレント教育のために二〇歳代後半から中高年に至る教育の複線化を企画しつつあるが、日本の学士課程に在籍している二五歳以上の者の割合は〇・五八％（文部科学省、二〇一八）であり、最高比率であるスウェーデンの三一・九四％（OECDStat、二〇一八）と対照的に、我国のリカレント教育は大きく出遅れている。

子どもの心の問題に授業と財政配分でどう向き合うか?

高校の学習指導要領における精神疾患の記述は一九七八年から消えていたが、心の問題を抱える中高生の増加を踏まえ、二〇二二年から約四〇ぶりに復活した。統合失調症の家族会の保護者一六一人に、症状が現れた子の年齢をアンケートすると、一六歳が一七％で最多であった。その兆候が現れた時期は一二～一五歳の四五％に集中していた。これは前頭前野のシナプスの刈り込みとネットワークの再編の時期にぴったりと一致している。健康教育学の佐々木司は、「高校進学前に発症する子どもも多い。精神疾患は友達関係や進学に大きく影響する。小学校高学年や中学校から症状や経過を教え、自分や友達の不調に早くから気づき、相談できるようにする必要がある」と指摘している[9]。

精神疾患とは脳の働きの変化により、感情や行動に顕著な偏りが現れる状態である。現在、精神疾患は癌や脳卒中などと並ぶ五大疾病の一つだ。統合失調症、うつ病、不安障害、摂食障害、認知症などの精神疾患で治療を受ける患者は増加傾向にあり、二〇一七年の厚生労働省の報告によると約四一九万人に達し、このうち二四歳以下の患者は約三九万人いる。女子高生の自殺原因はうつ病が最多であり、男子高校生も三番目にうつ病が多い。

佐々木によれば、学習指導要領の精神疾患の記述は「ゆとり教育」による学習内容の削除対象に含まれ一九七八年から消えていた。しかし、当時の学習内容は「不良な子孫の出生を防止する」旧優生保護法（一九四八年制定）の影響を受け、〝精神疾患は危険〟という扱いであった（優生保護法は一九九六年に母体保護法に改正され、障害者差別に当たる記述が削除された）。それに対して、現在の高校の保健体育の学習内容は一九七八年以前のものから大きく改変されている。現在の授業では統合失調症やうつ病などを取り上げ、①誰でもなる可能性があり、②一生で五人に一人は経験し、③一〇代など若い年代で発症しやすく、④予防や早期発見、早期治療が大切であり、⑤早期の適切な治療で回復の可能性が高まることを教え、偏見や差別の対象にならないことを促す。

一方、義務教育では小学五年生で不安や悩みへの対処、中学一年生でストレスの対処を学ぶにとどまっている。さらに小中での問題点は教員の知識不足である。二〇一八～一九年に全国の小中学校二五〇校の教員三九八人に実施された授業での精神疾患の扱いについてのアンケートによると、七割が知識不足などを理由に「不安」や「それなりに伝えるしかない」と回答している。[9] しかし、教員の知識不足は小中にとどまらず、中高の保健体育の教員はスポーツの部活動にその関心が集中しているのが現状だ。精神疾患に関する授業への養護教員の参入を期待したい。

さらに、教育財政学の貞広斎子[10]は、すべての子どもに学びを保障するために学校への財政配分のあり方を見直す必要があると提言している。日本の初等中等教育は、同時期に空間を共有し同じ方法で一斉授業を行う学年制を前提とし、対面で集団の中で学ぶことが重視されてきた。しかし、二〇二一年の時点で、なんらかの理由で学校に通わないか、通えない不登校の子どもは義務教育段階だけで二四万を超えてしまった。この数は例外的に学校に馴染めない子がいるというレベルを超え、現在の学校システムと子どもの発達過程における齟齬《そご》が表面化したと読み取れる。

したがって、貞広は多様な子どもたちのニーズに応えるために、それを支える財政配分の提案に際し次の二点を強調している。①均等な条件整備の原則を再考するか、適応範囲を限定する。②①と連動して就学義務以外の多様な教育ニーズを視野に入れる。この提案が導き出された第一の観点は、成長期から成熟期へ移行した社会の学校システムは、均等による財政配分を維持しながら、追加的配分を組み合わせる方策を必要としていることだ。追加配分は義務教育未修了者や不登校児童生徒への対応と、低所得者への対応が含まれる。第二の観点は、いじめによる不登校のような切迫した要求がある場合、学習の場の多様性も一部認める財政配分を想定することだ。

たとえば、米国は一定の条件下で、家庭の学習を義務教育と認めている。このホームスクールの中には学校以外から教育の提供を受ける「退出のホームスクール」だけでなく、「拡張のホームスクール」がある。この学習の場は主として家庭だが、二重学籍やパートタイム就学を認め、ホームスクールと公立学校の両者に在籍するものだ。具体的には、学校の一部の授業や課外活動に参加したり、公立学校が提供する遠隔教育を受けたりする。つまり、学校から完全に切り離すのではなく、既存のシステムと緩やかなつながりを維持しながら、様々なニーズに応えている。しかし、こうした例でも学習の進捗状況の把握や評価の方法は課題として残る。教員の加配や遠隔教育のインフラ整備など人的、物的な条件を整備し、「はじめに」で述べたように新たな義務教育の姿を模索しなければならない。

新学期に先生がいない――過重労働が教師の精神疾患をもたらす

子どもの精神疾患の増加と同様に、教師の精神疾患の増加も深刻な事態に陥っている。二〇二一年の文部科学省の調査によると、「心の病」が原因で二〇二〇年度に休職した公立小中高、特別支援学校の教職員は五一八〇人に達し、四年連続五〇〇〇人を超えた。精神疾患による休職と一ヶ月以上の病気休暇所得者のうち二〇歳代は二一四〇人であり、初めて二〇〇〇人を超えた。二〇歳代の休職者の教職員全体に対する割合は一・四三％であり、他の世代よりも高かった。[11]

このような教員の精神疾患の多発は長時間労働が第一の要因だ。休日にも部活動の指導にあたる事例は少なくない。さらに、デジタル化が急進したことを受けて、新しい機器やその操作に不慣れな中年世代に代わって二〇歳代の教員にしわ寄せがもたらされた。また、団塊の世代の大量退職によって、二〇歳代の教師は本来ならば先輩教師から伝承される教職の人生観や学級経営の手順を身につける機会を失った。忙しくとも、生きがいを感じるような仕事内容であれば精神疾患まで至らないだろうが、教材研究や授業の準備が不十分なままで授業に臨む場合が多くなり、教師の本分がないがしろになりがちだ。その結果、教師としての理想と現実の落差があまりにも増大し、心が支えきれなくなるケースが多い。

教員の長時間労働をもたらす大きな要因の一つは教員の未配置だ。これは新学期を迎えているのに、教員不足によって担任の教員が着任していないことであり、しかも文部科学省はその実数を把握していなかったという呆れた事態だ。教育学を専攻する佐久間亜紀と元教員の島崎直人は、教員の未配置が教員の働き方改革に逆行するだけでなく、学校での教授—学習過程に大きな影響を与えるという問題意識から、文部科学省に先駆けて教員未配置の調査を行った。[12] 佐久間と島崎が扱った未配置は、①正規の教員が未配置の場合、②正規の教員未配置を補うためにフルタイムの臨時的任用教員（臨時教員）も確保できない場合、③未配置の補填を非常勤講師まで広げても確保できない場合だ。調査対象は公立小中学校約五〇〇を抱えるX県。二〇二一年五月一日時点の未配置について県内の全教育事務所を調べた。

その結果、正規教員の未配置数は驚くべきことに一九七一人と判明し、これを「第一次未配置」と呼んだ。この未配置の内訳は、①県教委が学校に配置する正規の教員数がそもそも不足していた一二三二人、②正規教員が産育休をとったことで不足した七〇三人、③本項の前半で述べた正規教員が病気で休職したことで不足した三六人だ。この第一次未配置を補填するために、市町村教委は県教委と連携しフルタイムの臨時教員を一八二一人見つけた。結果として一五〇人が未配置となり、臨時教員を配置しようとしてもできない場合を「第二次未配置」と呼んだ。さらに第二次未配置を補填するために、市町村教委は非常勤講師一二二人を見つけたが、二八人の未配置が残った。非常勤講師を配置しようとしてもできない場合を「第三次未配置」と呼んだ。この状態に陥ると、教頭が授業を受け持ち、各教員の担当授業数を増やすことになる。ここまで対処しても授業を担当する教員がいない場合を「第四次未配置」と呼ぶが、この県はそこまで至らなかった。第四次まで行くと、新学期に担任表が作れず自習に追い込まれる。中学校の場合、担当者不在の授業を翌月に回すことになる。

佐久間と島崎の調査発表に遅れること二ヶ月余り、文部科学省は二〇二一年四月の始業時点での全国の公立学校の教員未配置数を発表した。それによると、欠員数は二五五八人であり全国の五・八%の一八九七校に該当した（表10-1）。その原因は佐久間と島崎の調査結果と同様であり、産休や育休の取得者が増えているにもかかわらず、代役となる臨時教員が集まらなかったことだ[13]。この時点での臨時教員の割合は小学校一一・〇六%、中学校一〇・九〇%、高校六・九五%、特別支援校一六・九

表10-1●全都道府県と政令指定都市68団体の教員不足数（日本経済新聞、2022）。2021年度始業開始時点での数値であり、割合は全体に占める％を示す。

	不足教員数		不足が生じている学校数	
	実数	割合（%）	実数	割合（%）
小学校	1218	0.32	973	4.9
中学校	868	0.40	649	7.0
高　校	217	0.14	169	4.8
特別支援学校	255	0.32	142	13.1
合計	2558	0.31	1897	5.8

二%であった。その他の非常勤講師を加えると、その割合は小学校一六・五六%、中学校一七・七四%、高校一八・六八%、特別支援校二二・三六%となり、全体で一七・八二%に達し、公立学校の非正規教員は五〜六人に一人の割合になった。[14] しかし、この調査は教員採用を担う全都道府県と政令指定都市の教育委員会など六八団体の状況であり、市区町村が独自に配置した教員数とその不足は含まれていない。つまり、日本の教員不足数の全体像は未だ把握できていない。

このような異常事態を引き起こした原因は二〇〇四〜〇六年にかけて断行された小泉純一郎内閣の「三位一体改革」だ。国庫補助負担金改革、財源移譲、地方交付税の見直しの三つを一体として進められたこの改革は「四兆円分程度の国庫補助負担金の廃止、縮減」が方針とされ、義務教育費国庫負担金がその標的とされた。それ以前、公立学校の教員の給与は国と地方自治体が半分ずつ負担していたが、国の負担が三分の一に減らされた。残りの三分の二は地方交付税交付金や税源移譲によって賄うとされたが、実際にはその財源が保障されず、各自治体の教育財源は逼迫した。結果として、多くの自治体は非正規教員の割合を増やし始めた。さらに、二〇〇四年に義務教育費国庫負担制度に導入された「総額裁量制」によって、教員の給与は削減された。総額裁量制とは国が支払う負担金の総額を超えない範囲で、各都道府県や政令指定都市が給与額と教員数を自由に決められるということだ。同年に教員給与の国立学校基準制度も廃止され、それ以前、公立学校教員の給与は国立学校教員の給与額に準拠し、どの自治体も変わらなかったが、各自治体が教員の給与額を自由に設定できるようになった。その結果、多くの自治体が教員の給与と正規教員数を削減し、浮いた財源で教員数を増やし、少人数学級や特別支援学級を設置し、非正規教員の増加を招いた。

一方、特別支援学級の在籍者数は二〇一一年の約一五万人から二〇二一年には約三二万人に倍増し、それに伴って特別支援学級も増加し、教員不足に拍車をかけた。特別支援学級の在籍者数の増加は社会環境や家庭環境から情緒不安定になる子どもが増えている上に、安易に発達障害と判断されたり、普通学級での指導や支援が工夫されずに支援学級へ転籍されるケースが多いためにもたらされた。たとえば、小学三年生のクラスで学級崩壊が起き、担任教師は三六人中八人の子の親に病院に相談すべきだと助言したが、学年が上がって担任が交代したところ何の問題もなかったというケースが報告されている(14)。

教員不足は義務教育費国庫負担制度に総額裁量制が導入され、地方自治体が教員の数も給与も削減し、正規教員の削減が行き過ぎた結果だ。これを修正するには、国は教職員定数を増やし、地方自治体が中長期的な教員需給を財源的に見通せるようにすることだ。

さらに、国立の教員養成の単科大学と学部は行財政改革によって縮小され、文部行政は教員養成の重心を私立大学へ移行された。しかし、市場原理に拘らず、教員を一定数養成しなければ、教員を確保できない地域も教科もあることを国は認識しなければならない。小中学校で教えるためには幅広い知識と技能が求められ、教師は限られた授業数に幅広い教育内容を盛り込み、効率的に学習させなければならない専門性が求められる。そもそも教師は子どもたちの神経回路形成に働きかける職種であり、その専門性ゆえの身分保証が必要だ。したがって、教職は本来正規が常態であるべきで、非正規雇用は異常事態であり、景気の動向によって非正規雇用で調節するような職種ではない。

教員未配置の問題だけみても日本の公立学校では、教員の労働環境の劣化に伴って、子どもの学びの環境が劣化し、教師と子どもの精神疾患が増加している。子どもの場合、教育環境の劣化の上に脳の未成熟が加算されることで、心の問題は深刻さを深め、大きな禍根を残すことは火を見るより明らかだ。

トピック06 Topic

貧困と階層は脳に何をもたらすか？

二〇世紀の教育社会学的調査は経済的な貧困や社会階層が学業成績や進学に深く影響していると指摘した。[15][16]さらに近年では脳イメージングから、貧困と社会階層が脳の発達に与える影響に関する知見が報告されている。ここではまず、貧困や社会階層が学業成績や進学に与える影響を概観してみよう。

一九五七年、三宅和夫[15]は三つの小学校の児童を保護者の階層（俸給生活者、常傭工員、日雇い労働者）によって三つに分け、それぞれの家庭出身者の子どもがクラスの中でどのような地位を占めているかを調べた。親の職業によって、クラスの中で他の子どもの友達として選ばれる可能性が異なっていた。また一九五四年、籠山京[15]は貧困と子どもの身体、知能、学力の関係を知るために、小学校の児童を対象に、PTA会費を払えない児童（貧困）、生活保護を受けている児童（保護）、その他の児童（一般）に分け、それと身体状態、知能、成績との関係を調べた。その結果、身体状況は予想に反して経済状態の違いに影響を受けていなかった。しかし、知能テストで測定された知能と学業成績は出身家庭による差が見出され、一般家庭の児童の成績が最も高くなった。

一九七一年、英国の教育社会学者ケディ（Keddie）[15]は総合制中学校において、教師が生徒の能力をどのようにみなし、それに基づいて教師の教え方がどのように異なるかを調査した。その結果、教師が理想とする生徒像は中産階級の価値観や行動様式に見合ったものであり、教師は生徒の言動や成績を階級的背景と結びつけて理解した。それに基づき、学力別編成の中で、低いレベルのクラスに入れられた労働者階級の生徒は教師の低い期待と低い教授内容に対応して将来の進路を選択するようになると報告した。

このような文脈から一九六六年、コールマン（Coleman）[15]は学業成績が教育に注ぎ込まれる資金、設備、教師の質、カリキュラムといった教育環境より、子どもの人種、階級などの社会的背景に制約されることを主張した。同様に一九七二年、ジェンクス（Jencks）[15]も大規模な調査から、同じ年数だけ誰にでも教育を受ける機会を与えたとしても、それによって縮小される社会の不平等はほんのわずかに過ぎないと報告している。遺伝による影響を全く無視したとしても、どのような家庭に育つかによって、不平等な知能テストの得点が生じてしまう。したがって、ジェンクスは、教育の機会均等が図られたとしても、子どもの能力がすでにその社会的背景によって強い影響を受けていることを明らかにしている。

二〇一九年に刊行された、ブレイディみかこ[17]の『ぼくはイエローでホワイトで、ちょっとブルー』は最近の英国の学校の格差を活写している。「底辺公立中学校」へ通う息子が中学校対抗水泳競技会に出場した。彼女がその応援に行くと、こちらのプールサイドは父兄で混み合っているのに、向こう側は空いていることを不思議に思った。そして、彼女はこちら側が公立学校の座席であり、向こう側が私立学校の座席と決まっていることに驚かされる。さらに、競技が始まると、両校は水着や水泳のスキルに格段の違いがあり、親の所得格差が学業成績だけでなく、水泳の成績にも影響していることを見せつけられる。しかしながら、息子が通う底辺校は「ドラマ」という教科で教育効果を上げ、公立中学のランキングで真ん中ぐらいまで浮上した。その教科によって生徒たちは言葉を使って役柄や経験を再現できるようになり、コミュニケーション力と共に学力も向上した。

ベストセラーとなったこの本の読後感の清々しさは何だろう。英国は日本より顕著な階級社会だから、読者は英国を理想の社会とみているのではない。中学生が移民問題やセクシュアリティの問題に葛藤し、しかもその問題に日々格闘していることを言語化していることに、日本の大人の読者は驚き感動したのである。

日本に目を転じてみると、東京大学を頂点とした有力大学への入学者は特定の社会階層出身者の寡占状態になっていると指摘されている。たとえば、東京大学の学生の保護者の職業構成を一九七一年から二〇年間にわたって調べると、医師、弁護士、大学教授などの専門職、大企業・官公庁の管理職、中小企業の経営者である上層ノンマニュアルと呼ばれる階層の出身者が二〇年にわたって七〇%を超えている。苅谷剛彦[15]は、高額な教育費を負担できる財力だけでなく、上層ノンマニュアルと呼ばれる階層と結びついた要因が東京大学入学までの機会を強く規定していると述べている。

一九九五年時点では、貧困は教育問題の中心から周辺へと押しやられていたかにみえたが、四半世紀を経ても、学校における成功の機会は出身階層に依存し、この不平等は変わらず、貧困がむしろ教育の主要な問題点に再び躍り出ている。

前世紀に教育社会学の知見で定着した学業成績と階層との関係を背景に、今世紀に入ってから、脳の発達と社会的地位との関係を探ろうとする研究が増えている。貧しい人は裕福な人より不健康であり、十分な医療を受けられずに早死にすることが知られている。それを裏づけるように、貧困な環境で育つと、脳の発達に永続的に深刻な影響を及ぼし、成人になってからの精神的健康と身体的健康の両面に影響を及ぼすことが報告され始めている。このような研究は社会経済的な地位とある種の脳の構造と機能とが相関していることを示している。たとえば、貧しい家庭の子どもは裕福な子どもより海馬の灰白質の体積が小さく、扁桃体と前頭前野の活動にも違いがみられた[18]。これらの特徴は海馬における認知記憶、前頭前野による扁桃体の情動抑制などの欠如と関係すると考えられている。

資本主義の歴史を手短に振り返ると、一八世紀の産業革命で確立された資本主義は世界に広まったが、一九三〇年代の大恐慌で危機に直面した。その際、「大きな政府」が需要を作り出し、景気を刺激する方法で乗り切った。しかし、一九七〇年代には政府の肥大化などの制度疲労が深刻になり、一九八〇年代には英米の政策に代表される「小さな政府」への改革である新自由主義が広まった。その後、二〇〇八年のリーマン危機や二〇二〇年からのコロナ禍に遭遇し、再び「大きな政府」に期待する機運が醸成されている。このように資本主義は「大きな政府」と「小さな政府」のバランスによって保たれてきた。しかし現在、不平等や地球温暖化の危機が広がり資本主義の負の局面が顕在化し、人々が自分自身で人生を決められるシステムとしての資本主義が生き残れるかどうかが問われている。

日本でも英米の「小さな政府」に連動し、一九八六年の国鉄の解体に始まり、郵政の民営化、国立大学の法人化、国立病院や保健所の削減など公的機関の解体と削減はとどまることを知らず、特に地方は目を覆いたくなる惨状だ。新自由主義が公共的なものを解体し、民営化の進展に伴い低賃金の不安定雇用も増え、社会階層を分断して「新しい身分制」を生み出した。[19] 二〇二一年、ノーベル経済学賞のディートン(Deaton)[20] は、世界で最も高い医療費を負担し、コロナ禍で最多の死者を出している米国で、白人労働階級で増えているに自死に着目し、学歴による寿命や生きがいの格差に警鐘を鳴らしている。一九九〇年代以降、薬物、自殺、アルコール性肝疾患による死亡率が、学士号をもたない人々で上昇し、ディートンはこの自死を「絶望死」と呼んだ。米国は産業構造が製造業からサービス業へ転換し、労働組合の衰退による地域社会の崩壊と賃金や労働条件の低下により、低学歴者の絶望死が増大している。

かつてチャップリンの映画「モダン・タイムス」（監督：C・チャップリン、一九三六年）は恐慌後の苦しい生活を送る米国人たちを代弁し、米国文明と社会を痛烈に批判した。製鉄工場で働く主人公チャーリーはベルトコンベヤーを流れる部品のナットをスパナで締め続ける単純作業を繰り返し、その様子は監視テレビでモニターされ、やがてチャーリーは精神的におかしくなる。チャーリーは強大組織の部品となることに拒否反応を示した。一方、村田沙耶香[21]はコンビニの店員を通して現代人の心の闇に光をあてた。彼女の小説『コンビニ人間』（二〇一六年）はコンビニバイト歴一八年の主人公がコンビニという「全体」を円滑に働かせる「部分」として生きることに安らぎを見出し、コンビニのルールに徹底的に同化して働く姿を描いた。「モダン・タイムス」のチャーリーと対照的に、『コンビニ人間』の主人公は組織の部品になることに適応し快感すら覚えている。村田は現代社会に生きる誰もが感じる社会─他者─自己の関係の闇をコンビニという社会装置によって増幅し、普通の人の生活もマニュアル化していることをみせた。

このような現状を改善するために、ディートンは富裕層から貧困層への富の再分配と、顔と顔の向き合う関係の再構築を挙げている。この提案は至極当たり前だが、その再構築はたやすくはない。一方、バルセロナ、パリ、アムステルダムでは従来のように国に任せるのではなく、市民参加型で水道、鉄道、電力を再公営化し、二一世紀のコモン型社会＝コミュニズムが萌芽している。[22]社会基盤と異なり、教育に関わる貧困の問題は、社会的共通資本[23]の中でも特に制度資本の充実を図ることによって是正しなければならない。適切な感覚的刺激やアタッチメントが脳の適切な発達に欠かせないことが実証されているので、様々な公的な教育的介入によって貧困の悪循環を断ち切り、幼児期や少年期の放置や虐待の影響を最小限に抑える方策を実施しなければならない。

社会保障の観点から貧困問題に切り込んでいる岩田正美[24]は、最後のセーフティネットと言われる生活保護制度を解体し、社会保障全体の中でもっと肌理細やかな制度に見直すべきだと主張している。現在の生活保護制度は一九五〇年に制定され、生活扶助、住宅扶助、教育扶助、医療扶助、介護扶助、出産扶助、生業扶助、葬祭扶助の八つの扶助に分かれ、一見細やかな生活支援をしているようにみえる。岩田は医療や教育という一体型ではなく、ニーズに応じた部分利用ができるように変えるべきだと主張している。たとえば、義務教育の教育扶助では、家計の苦しい家庭への学用品などを援助する「就学援助」制度を拡充し、現在の生活保護基準より少し上の層までカバーすべきだと提起する。貧困に陥るリスクが高いひとり親家庭は遺族基礎年金を見直し、新たに「ひとり親世帯等基礎年金」とし、これに児童扶養手当を吸収すると提案している。

第11章

子どもの自立と学習を促すアタッチメント

子どもの脳は養育者の愛情と虐待によってどのように影響されるのだろうか。乳幼児は食事より養育者とのやさしいからだの触れ合いを好み、それによって情動を安定させ、認知と学習を促進させる。これがアタッチメント（愛着）理論につながる。それに対して、子どもが養育者に虐待されると、虐待された時期によって脳の異なる部位に重篤なダメージを被る。本章では、アタッチメントと虐待が子どもの脳に与える対照的な影響をみた後、それに対応した情動の神経回路を述べる。

親子の「ふれあい」が自立と学習を促す

親子の情愛の絆が人間の成長に不可欠であることを示す、こんなエピソードがある。山高帽子にステッキとだぶだぶの靴をはいた喜劇王チャップリンの自伝[1]を読むと、彼は一八八九年ロンドンの貧民街で母の三度目の夫との間に生まれた。父は彼が五歳の時に亡くなり、母は生活苦のために心を病んでしまう。もちろん彼は学校にも行けない。ある寒い雪の日の夕方、慈善鍋のスープを配給する教会の鐘が鳴る。ベッドに横たわっていた母親が「早く走っていってスープをもらってこい。大きな鍋を持って」と叫んだ。チャップリンは靴がなかったので、素足のまま雪道にとびだした。その時、心を病んだ母親が「冷たいのになぜわたしの靴をはいていかないのだ。この馬鹿が」と怒鳴りつけた。この時、チャップリンは母親の愛情を感じただぶだぶの靴をトレードマークとして生涯はき続けた。母親の愛情が、ひとりの人間を真っ当に育ててゆくのに十分な力をもっているというエピソードである。

親子の情愛の絆が人間の成長に重要なことは論をまたないが、精神科医のボウルビィ（Bowlby）は養育者と子どもの関係を身体接触から生物学的に追究した。その結果、彼は他者との身体接触が人間の認知や対人関係の発達に重要な役割をしていると指摘し、アタッチメント（愛着）理論を構築している[2]。

一九五八年、ボウルビィは第8章でも登場した同時代のハーロウによるアカゲザルの代理母実験に強く影響を受けた。生後すぐに母親から引き離された子ザルには二種類の「代理母」が与えられた。一つは哺乳瓶が取り付けられた針金で作られた代理母であり、もう一つは哺乳瓶がつけられていないが、柔らかい布で覆われて体温くらいまで温められた代理母である。子ザルは一貫して布製の代理母を好んだ。空腹になると、子ザルは針金性の代理母に移動して乳を飲むが、その後はすぐに布性の代理母の方へ戻った。当時の精神分析学では、子どもは食事を与える存在を信頼するという考え方が主流であったが、ハーロウの実験は温かいからだの触れ合いが子どもにとって食事より高い優先順位にあることを明らかにした。

ハーロウの実験結果に刺激されたボウルビィのアタッチメント理論は、文字通り、人を含む動物の子どもが養育者とアタッチする、つまり身体的にくっつこうとする行動特性に基づいている。子どもが危機的な状況に遭遇すると、養育者のからだに寄り添い、接触することによって生存を保持する戦略をとる。ボウルビィはこの原理を精神活動まで拡張した。子どもが危険を察知すると、恐れや不安に伴って情動反応が起こる。情動反応は扁桃体で起こり、分界条を介して視床下部に伝わって自律神経性反応を生じる（図10-2参照）。つまり、心拍数は上昇して瞳孔は散大する。このとき、急激な生理的反応を一定の範囲内に保とうとする制御が働く。この制御が未成熟な乳幼児は養育者にくっついて情動変化を鎮静させようとする。アタッチメントとは生物が進化的に獲得した生存戦略の一つなのかもしれない。
アタッチメントが認知学習を促す実験結果も報告されている。一つの実験条件では、生後半年過ぎの乳児のからだに触れながら、実験者が新奇な単語Aを発話した。もう一つの条件では、実験者が乳児のからだに触れずに、別の新奇な単語Bを発話した。引き続き、実験者が乳児に発した単語AとBをスピーカーから聞かせ、その時の乳児の脳波を記録した。その結果、乳児の脳は「からだに触れながら」聞いた単語に対しての方が「からだに触れずに」聞いた単語に対してよりも大きく活動した。さらに、からだに触れた時によく笑顔を見せた乳児ほど、その単語を聞いた時に高い脳活動を示した。(2)このように、他者との身体接触の経験が乳幼児期の認知発達に与える影響に関する観察が増えつつある。

さらに、アタッチメントは乳幼児期に限定された特別な人間関係を意味するだけでなく、養育者の保護が必要なくなり自立した後も重要な意味をもつ。子どもは養育者から守られながら、少しずつ離れて新たな環境に適応していくようになる。アタッチメント理論の要点は、身体的接触によって心身が安定的に制御されるだけでなく、その身体接触の経験を下地に、成長するにつれて自立的に振る舞えるようになることである。

一方、最近の人類学や社会学によると、アフリカや南米の狩猟採集社会では、アタッチメントが母子の二者関係に限定されず、複数で共同して養育する形が見出されている。約二〇名が子どもの養育に関わり、子どもがアタッチメントを示す対象は、母親を含めて五～六名に絞られると報告されている。[2]したがって、ボウルビィのアタッチメント理論をさらに拡張すると、人は血縁関係だけでなく非血縁を含む所属集団の複数メンバーが共同で子育てを行い、複数の人とアタッチメントを形成し、その多様な経験を統合して社会的適応を可能にしていると考えられる。一九六〇年代前半までの日本でも、三世代同居の家族が多くみられ、隣近所での子育て支援も日常的な風景であった。しかし現在では、都市部だけでなく田舎でもそのような子育て風景は崩壊し、地域の教育力の低下が指摘されて久しい。

スキンシップの正体——細い触覚線維と島皮質

子どもがけがをした時、「痛いの、痛いの、とんでいけ」といって患部に触れるが、この行為は生理学的に痛みを軽減する効果がある。つまり、注射のような鋭い痛みに対する乳児の脳の反応は、毎秒二～三センチメートルの速度で撫でられると減少する。また、生後九ヶ月の子が毎秒三～一〇センチメートルの速度で撫でられると、心拍数が安定する。

このようなアタッチメントの生理学的メカニズムには、細い末梢神経（C線維）が関与し、毎秒三

表11-1●哺乳類の神経線維の型（文献(3)より作成）

神経線維の型		機　　能	線維の直径［μm］	伝導速度［m/s］
A	α	固有受容、体性運動	12 〜 20	70 〜 120
	β	触、圧	5 〜 12	30 〜 70
	γ	筋紡錘への運動神経	3 〜 6	15 〜 30
	δ	痛、温度、触	2 〜 5	12 〜 30
B		交感神経節前線維	＜3	3 〜 15
C	脊髄後根	痛、各種の反射	0.4 〜 1.2	0.5 〜 2
	交感神経性	交感神経節後線維	0.3 〜 1.3	0.7 〜 2.3

〜一〇センチメートルの速度で軽く撫でた場合に活性化される。この条件で他者からからだを撫でられると、C線維が活性化され、その信号が島《とう》皮質後部に伝わり、心地よさを喚起させる。島は大脳皮質の外側溝の行き止まりにある逆三角形の皮質であり、三方向から覆われ、それぞれの発生上の由来から前頭弁蓋、頭頂弁蓋、側頭弁蓋と呼ばれている。

まず末梢神経の分類（表11-1）から説明すると、その直径の大きさからA、B、Cに分けられる。[3] A線維は髄鞘に包まれ、信号の伝導速度が速い。A線維はさらにいくつかの種類に分けられ、それぞれの働きをもっている。Aα線維は筋、関節、腱の感覚器官から信号を伝達し、身体イメージ（第1章参照）が形成される。Aβ線維は皮膚の感覚器からの信号を伝え、細かい触覚が識別される。Aδ線維はやや細く髄鞘も薄く、信号の伝わる速度もAα線維とAβ線維より遅く、鋭い痛み、危険な熱さや冷たさを伝える。信号の伝導速度はAα線維が時速約四〇〇キロメートル、Aβ線維が時速約二四〇キロメートルである。

道具を使って作業をする場合、道具や対象物の形、質感、振動などの変化に素早く反応して作業をするには速い信号を伝える線維が必要である。

一方、C線維は髄鞘に覆われていないので伝わる速度が遅く、時速三・二キロメートルほどである。従来、C線維は痛み、温度、炎症を伝えるものとして知られ、歯科医院で局所麻酔すると、C線維がブロックされる。最近、C線維は時間をかけて情報を統合し、ある触覚の感情的トーンを判別するために働くことが分かり、「C触覚線維」と呼ばれ、人と人の触れ合いに特化した愛撫のセンサーとして注目されている。(4) C触覚線維の終末は有毛皮膚にしか存在せず、その終末は毛包を取り囲み、毛の動きに反応するようになっている。そして、毛が動くと、C触覚線維だけでなくA線維も信号を伝えるので、C触覚線維の働きだけを同定することは長らく難しかった。

しかし、Aα線維とAβ線維が失われている(急性感覚神経細胞障害)が、C線維は無事残っている患者の出現により、この働きが解明された。一九八〇年代のはじめ頃、この患者は三二歳で触覚を失った。彼は認知や感情に問題はなく、骨格筋の収縮も正常であった。C線維は残っているため、痛みと温度の感覚は正常であった。しかし、Aα線維とAβ線維が失われているため、手足の位置は視覚で確認しなければならなかった。その結果、動きは緩慢になり、身体各部の協調がうまくいかないので車椅子で移動していた。長期にわたる理学療法の末、彼はひとりで生活できるようになり、二〇一五年には六五歳となり、カナダのケベックの自宅で生活している。(4)

この患者に対して多くの検査が行われた結果、当初は全ての触覚が消失しているかにみえたが、柔らかい筆や指先で前腕の有毛皮膚を優しく撫でると、彼は「ぼんやりとした快感を感じる」と報告した。痛み、熱、痒み、くすぐったさは感じないものの、注意を集中すれば、触れられている正確な部位は識別できないが、どちらの腕に触れられているくらいは分かった。最も重要な点は、手のひらの無毛皮膚を優しく撫でても、「ぼんやりとした快感」は得られなかったことだ。C触覚線維は有毛皮膚につながっているが、無毛皮膚にはつながっていない。この患者は感情を伴わず、強い刺激ほど活性化し、撫でる速度が速いほど強く反応する触覚を失っていたが、心地よい漠然とした触覚をゆっくりと伝える系が生き残っていた。一方、健常者の前腕や大腿を様々な速度で撫でてみると、最も心地よいと報告された速度は、毎秒三〜一〇センチメートルであり、この範囲はC触覚線維が最も強く活動する範囲と一致している。

さらに、脳画像を撮影して二つの触覚系を処理する皮質領域を特定した。健常者の前腕を撫でると、Aβ線維由来の情報を処理する一次、二次体性感覚野と共に、C触覚線維由来の触覚の感情的側面を処理する島皮質後部が活動することが分かった。それに対して、この患者の脳では、前腕を撫でると、一次、二次体性感覚野は活動せず、島皮質後部のみが活動した。つまり、C触覚線維は有毛皮膚に接続し、愛撫の情報を島皮質後部に伝え、そこで漠然とした快感はゆっくりと生じることに貢献しているのだ。そして、発達心理学で特に注目されているように、C触覚線維がもたらす社会的情報は、新生児の情動の発達に欠かせないものであり、この系が形成する社会的接触は、成長後の人間関係を築くために重要な役割を果たすと考えられている。この意味で、C触覚線維の機能はアタッチメント理論の生理学的な基盤となっている。

この発見は、C線維が残っている患者とは逆に、Aα線維とAβ線維が残っているが、Aδ線維とC線維が失われているノルボッテンの患者によって確かめられた[4]。ノルボッテンはスウェーデン北部の北極圏内に位置し、近親婚が多く、無痛症の遺伝確率が高いことが古くから知られている。無痛症の人は痛みを感じないから、よくけがをする。この体質がノルボッテンの人々の間ではしばしば遺伝的に受け継がれた。ノルボッテンの患者の前腕を最適な速度で撫でながら脳をスキャンしても、島皮質後部はあまり活動しなかった。

緩急二つの触覚系をみると、それぞれの経路は体性感覚野と島皮質へ到達するが、両者が相互作用し、双方向の情報交換をしている。この相互作用の意味するところは、触覚系全体が社会的文脈に色づけられ、情動や感情を調節していると思われる。同一の速度で撫でられても、誰にどのような文脈で撫でられたかによって全く感じ方が異なってしまう。最近の研究[4]は、一次体性感覚野の活性度すら撫でた相手の性別などの社会的要因によって調節されることを見出している。

親になると脳はどう変わるか？

親になることに伴う脳の変化も研究され始めている。これまでの研究の大部分はネズミを対象としているが、妊娠中や出産後のヒトの脳の変化が脳イメージングによって観察されている。

生まれたばかりのマウスは空腹になると周波数の低い呼び声を出し、寂しくなると周波数の高い超音波の声を出す。母親はしばらくするとそれらの声に適切に応えるようになる。母親が最初に子マウスの声を聞いた時、一次聴覚ニューロンがそれぞれの声の高さに対する反応を変え、それが母親の適切な行動に対応している。子マウスが周波数の高い声を出す時に、母親の一次聴覚ニューロンの活動を微小電極で記録すると、子マウスの声の周波数に合ったニューロン活動が増える。子マウスの声に反応する母親の一次聴覚ニューロンは、子マウスの匂いがしただけでも自発活動が高まる。

別の動物実験では、母親になってしばらくすると、前頭前野、視床、視床下部（母性ホルモンを合成する部位）、扁桃体（感情を処理する部位）、大脳基底核の線条体（報酬と動機に関する部位）などの構造的再構成が起こり、灰白質の体積が増える。これらの変化のうち、いくつかは子どもに対する母親の態度と密接に結びついており、子どもと触れ合った母親の方がそうでない母親より脳の形態的変化が大きい。これらの変化は母親らしい行動をもたらし、子どもを育てたいという母親の動機を高める。(5)

縦断的な脳イメージング研究から、ヒトの母親でも出産後に同様な構造変化が起こることが確かめられている。また、ヒトの母親が出産後一ヶ月間に子どもに対してどのような態度をとるかをみると、その後の数ヶ月間に灰白質の体積がどの程度増えるかを予想することができる。対照的に、産後うつになった新米の母親はそうでない母親より子どもの泣き声に鈍感で、重要な脳領域同士の接続が悪く、前頭前野の興奮性神経伝達物質であるグルタミン酸が増加する(5)。

さらに、父親になることに伴う脳の変化も縦断的に追跡され、父親の脳でも母親の脳と類似した変化が見出されている。出生から四ヶ月の間は父親と子どもの関係にとって重要である。前頭前野の外側部と内側部、視床、視床下部、扁桃体、線条体の灰白質の体積が増加するからだ。それに対して、前頭皮質腹側部（眼窩部）、帯状回、島の体積が減少する。これらの変化はおそらく父親らしい行動や態度の変化と結びついているが、父親らしい行動と脳部位の対応関係は充分解明されていない(5)。

アタッチメントに関連が深いホルモンの一つはオキシトシンだ。オキシトシンは視床下部から下垂体後葉にかけて合成され、血中へ放出される。オキシトシンの働きは従来から母乳放出や子宮の収縮を促すことが知られていたが、オキシトシンは近年「幸せ」ホルモンとか「愛情」ホルモンなどと呼ばれる側面が注目されている。

オキシトシンの分泌は身体的接触によって高まる。分娩後、母親の血中のオキシトシン濃度は低下するが、乳児を抱っこし、授乳し、優しく触れることによって再びオキシトシンの分泌を高く維持できる。オキシトシン濃度の高い母親ほど、乳児の目を長く見て、身体的接触の頻度が高く、育児に積極的に関わると報告されている。このような行動特性は、母親に限らず、育児中の父親にもみられ、オキシトシン濃度の高い父親ほど育児に積極的に関わろうとする。注目されるのは、育児中の夫婦間のオキシトシン濃度が類似しており、さらに、両親のオキシトシン濃度が高いと、乳児のオキシトシン濃度も高くなり、さながらオキシトシンが三者間の愛情の指標になっていることだ[2]。

子どもの虐待は脳に何を引き起こすか？

親子の愛情に育まれた脳の発達に対して、養育者に虐待された脳はどうなるのだろうか。友田明美[6]を中心とした研究グループは、幼少期に身体的、精神的、性的虐待、ネグレクト（育児放棄）、アタッチメント形成の不全によって養育された人の脳にどのような影響が起こるかを調べている。その結果、このような養育を経験した年齢によって、損傷を受ける脳部位が異なることが分かってきた。

図11-1には性的虐待を受けた人の海馬、脳梁、前頭前野の容積の萎縮割合を縦軸に示し、虐待を受けた年齢を横軸に示した。認知記憶に関与する海馬は、性的虐待を三～五歳に受けた場合に最も大きな萎縮を生じた。両半球の情報交換を担う交連線維が通る脳梁は、九～一〇歳に虐待を受けた場合

に大きく萎縮した。ワーキングメモリーや意思決定に関与する前頭前野は、一四〜一六歳に虐待を受けた場合に大きく萎縮した。これらの結果は、それぞれの脳部位の敏感期に不適切な経験にさらされると、その脳部位が萎縮することを示している。

さらに、友田ら[6]の研究グループはアタッチメント障害と診断された一〇〜一五歳の脳容積を調べた。その結果、アタッチメント障害をもつ子どもは定型発達の子どもに比べ、左半球の一次視覚野の容積

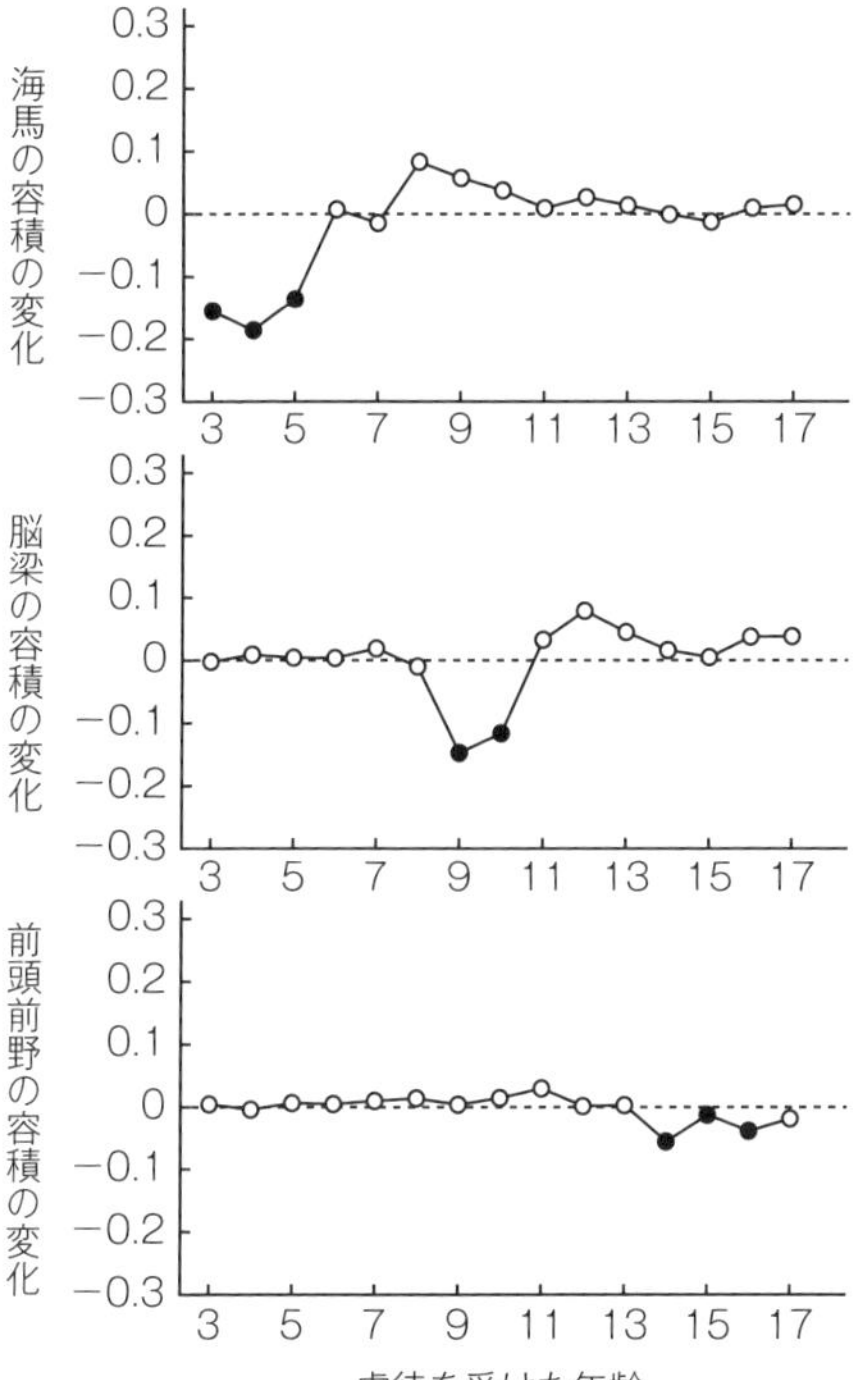

図 11-1 ●虐待を受けた年齢による海馬、脳梁、前頭前野の容積変化（文献(6)より作成）。縦軸の容積変化は effect size（効果の大きさ）であり、それは特定の年齢で虐待を受けた群の脳部位の容積平均値と、その特定の年齢以外で虐待を受けた群の脳部位の容積平均値の差を、標準偏差で割ったものである。

が二〇%以上減少しており、この数値の大きさは驚くべきものである。この結果は視覚野の敏感期（乳幼児期）にアタッチメント不足を経験したことが、このような形で現れたと考えられる。

また、アタッチメント障害をもつ子どもは、報酬系の一つである大脳基底核の線条体の活動も弱いことが示されている。線条体の活動が弱いと、何か報酬を得ても喜びや心地よさを感じにくくなっている。アタッチメント障害をもつ子どもは、通常の刺激では快楽が得られず、強い刺激を求めて、薬物などの依存症に陥りやすい。線条体の活動低下に最も大きな影響を受けた子どもは一歳前後に虐待やネグレクトを受けていた。この時期は養育者とアタッチメントを形成する時期であり、養育者との身体接触によって心地よさや快適さを体感する役割をもつ線条体が発達する時期であると思われる。

さらに、脳と腸のつながりを研究しているメイヤー（Mayer）[7]は、粗雑な育児を含む幼児期の逆境体験から、ストレスに対して過剰反応するように脳が配線され、このプログラミングは次世代に遺伝して種々の脳障害だけでなく、消化器官の障害も引き起こすと指摘している。

約五万四〇〇〇人の米国人の調査では、幼児期に虐待を受けた人は成人後に健康不良、心臓発作、脳卒中、喘息、糖尿病を発症しやすいと報告されている。保護者による虐待などの子どものストレス経験は子どもの脳に永続的な悪影響をもたらし、抑うつ、不安障害などのストレス障害だけでなく、過敏性腸症候群のような消化管の障害を誘発する。

また、一八歳までに虐待、ネグレクト、親の重病や死、両親の離婚などを経験した一〇〇人の健常な成人の脳画像を調べた結果、不安、抑うつ、消化管障害などの症状を全く呈しない健常者でも、脳の構造に加え、周囲の危険や身体刺激の意味を評価する役割を果たす神経回路の活動に変化がみられた。つまり、脳は子どもの頃に経験した逆境に反応して再配線され、その変化を生涯もち続ける。さらに、このような逆境に対する脳の再配線は遺伝することが報告されている。たとえば、ホロコーストの生存者が産んだ子どもが成人すると、自分自身は逆境を経験せずに成長したにも拘らず、うつ病、不安障害、心的外傷後ストレス障害（PTSD）などの精神障害を発症するリスクが高い。このメカニズムは、すでに第8章のエピジェネティックスの説明で述べたように、粗雑な育児に伴う子ラットの細胞内のメチル化シトシンがアミノ酸への転写を阻害して表現型の発現に影響を与えたためである。(2)

虐待を受けた子は思春期が早まる

虐待、恐怖、不安を伴う養育経験が後々の脳と心の発達に与える影響を考えると、もう一つ重要な視点がある。それは、幼少期に虐待や不安を伴う養育を受けると、子どもである時期が短縮され、思春期の開始が早まることだ。(2) 発達の前倒しを進化生物学的にみると、幼少期が短い生存戦略は個体の生存よりも、生殖機能を早めて次世代に遺伝子を残すことを優先した戦略である。対照的に、幼少期に時間をかける生存戦略は個体そのものが生き延びることを重視した戦略である。ヒトは後者の戦略をとる代表であり、長い幼少期を通して親に守られながら、多くのスキルを学習している。

情動は前頭前野から扁桃体への神経路によってコントロールされる（図10-2参照）。前頭前野の髄鞘化はすでにみたように二五〜三〇歳くらいまでかかるので、前頭前野による扁桃体のコントロールは幼少期には不十分である。

このような神経回路を念頭に置いて思春期の前倒しを考えると、恐怖刺激に対する学習が早まり、恐怖刺激に対する扁桃体の反応が促進され、アタッチメント形成の機会が剥奪された子ども（五〜一六歳）や、母親がうつ病の環境下で乳児期を過ごした子ども（一〇歳）は、そうでない子どもより、扁桃体の容積が大きくなる。逆に、ネグレクトを含む虐待を受けた子どもは、三〜四歳の時点と一一〜一二歳の時点で扁桃体の容積が小さいと報告されている。同様に、ネグレクトを含む虐待や、母親のうつ状態を体験した子ども（三〜一二歳）は、そうでない子どもより、海馬の容積が小さい(2)。

このような養育経験に伴う扁桃体や海馬の容積の増減に対する生理学的解釈は、いまだ十分ではない。しかしながら、扁桃体や海馬の容積が、定型発達より肥大もしくは萎縮すると、おそらく行動上の異常をもたらすことは間違いないだろう。

また、恐怖刺激に対する学習が早まると、幼少期の恐怖体験の記憶が消えにくくなる。記憶の中枢である海馬に、恐怖刺激が早くから記憶に残るのは、海馬の働きが促進されるからだ。このことに関する解剖学的な裏づけとして、扁桃体と海馬は隣接していることが挙げられる（図10-2参照）。しかも扁桃体からの出力を海馬が受けており、扁桃体からの恐怖刺激が海馬で記憶される神経回路が存在するのである。[8]

養育者が乳幼児の前頭前野の肩代わり

乳幼児は、大人にとってはたわいもないことでも恐怖や不安を抱く。たとえば、乳児は大人のくしゃみに驚いて泣き出すことがある。そんな時、アタッチメントは、乳児の生理的状態を安定させるために養育者のからだを借りて乳児の生理的状態を安定させる。大人であれば恐怖や不安にさらされて扁桃体が活動すると、扁桃体の活動を抑制する前頭前野が活動する。前頭前野が未成熟な乳幼児は、その働きを養育者に求めていると言えるだろう。つまり、養育者が子どもの前頭前野の働きの代わりを果たしているのである。

しかし、乳幼児期にアタッチメントが奪われてしまうと、不安や恐怖の情動の情報処理が未成熟であるにも拘らず、養育者のからだを借りることができないために、ひとりで情動の不安定さを処理しなければならない。結果として、身体の発達が前倒しされ、養育者の支援なしで環境に適応しなければばならない。これが、アタッチメント不足の養育環境で育った子どもたちが思春期を早く迎えることの背景である。

扁桃体の働きが早められると、前頭前野による扁桃体のコントロールが発達していないにも拘らず、前頭前野―扁桃体の系が働き始め、機能と構造のくいちがいが生じる。結果として、精神疾患が起こりやすくなる。このような発達過程における過度な早熟は、早期教育と同様に、それぞれの時期に養うべき能力が欠落してしまう恐れを伴う。長い幼少期に養育者のからだを介してゆっくりと時間をかけ、前頭前野―扁桃体系における恐怖や不安に対処する情動制御回路を整備していかなければならない。思春期から成人に至り、養育者の介助がなくなった後も、前頭前野―扁桃体系の成熟には一〇年ほど時間を要する。なにしろ、前頭前野の髄鞘化は定型発達でも二五～三〇歳まで続き、中には六〇歳くらいまで続く人もいるというのだから。

情動が知情意をリードする

本章の主題であるアタッチメントは、情動の神経回路でどのように営まれるのだろうか。本項と次項で、これについて述べる。特に、情動が知性を先導する一方、情動が社会的文脈によってどのように条件づけられるかについて考えてみたい。

人間の「こころ」を考える時、多くの先人は知情意の相互作用を想定した。中でも私たち日本人にとって幸福なことに、漱石の「草枕」[9]の冒頭に知情意の相互作用がレトリック豊かに表現されている。


智に働けば角が立つ。

情に棹させば流される。

意地を通せば窮屈だ。

とかくに人の世は住みにくい。


情動に流されないで、知性に基づいて生きられれば、一見すると、我々はつまずきのない幸福な人生を送ることができるようにみえる。喜怒哀楽がなければ、味気ない人生のように感じるが、それでもつまずきや人生選択の失敗はかなり少なくなるように思われる。しかし、精神科医の神谷美恵子[10]は、生きがいについていちばん正直なものは感情であり、生きる喜びは思いがけなくほとばしり、本人をおどろかせ、先に理屈が立っても感情はそれについていけず、理屈がたいてい後追いすると指摘している。

神谷[10]は感情と知性の関係を「感情が知性を先導する」と看破し、その後、ダマシオ（Damasio）[11]は神谷の達見を神経科学的な発見により裏づけている。彼は前頭前野の腹側部（眼窩部）に損傷をもっ

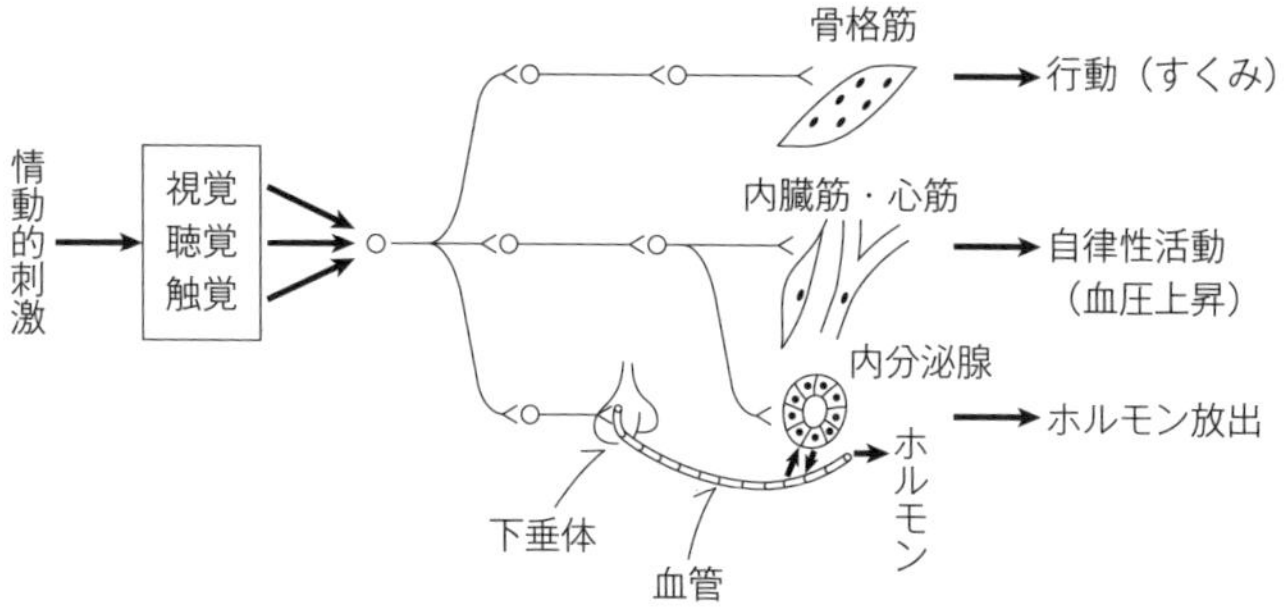

図11-2●外的刺激に対する情動反応の神経制御（文献(13)をもとに作成）

た患者を調査して、知性が正常でも、情動が欠落し、まっとうな人生が送れないことを見出した。

ここで情動と感情という術語を定義しておきたい。たとえば、私たちが危険な状況に遭遇すると、心臓は高鳴り、瞳孔は散大し、骨格筋は緊張して恐怖を感じる（図11-2）。このように、脳が危険な状況を検出し、無意識に生じる生理的反応を情動と呼ぶ。この時働く脳部位は扁桃体であり、脳幹の覚醒系の賦活（自律神経系を介した心臓機能の亢進や瞳孔散大など）と身体的反応（体性神経系を介した筋緊張の亢進など）を生じる（図10-2参照）。一方、扁桃体によってもたらされた脳内の変化と身体的反応の意識的な経験を感情と呼び、前頭前野の腹側部が主要な役割を担う。そして、哲学の立場から、信原[12]は、扁桃体によって生じた覚醒反応と身体的反応は外部環境や状況の変化にある種の価値を見出し、直感的に感じ取る心の状態を反映したものであり、このような反応を全て情動と認めるべきだと指摘している。この指摘は情動に関する神経科学の主張を哲学が全面的に受け入れたことを表明している。

このように、扁桃体が情動刺激を評価して活動し、前頭前野腹側部がこの過程を意識的な経験として感情に処理するならば、ダマシオ[11]が調べた前頭前野腹側部に損傷をもつ患者は、感情抜きで生きている人間といえる。この患者は意思決定に重篤な問題を抱えており、ごく簡単なことでさえ、延々と迷ってなかなか決断できない。また、計画的に行動したり、約束をしてそれを実行するなどの社会的、道徳的な振る舞いを適切に行うことがほとんどできない。ダマシオの研究によって、私たちが意思決定をする時、感情が様々な仕方でその決定に影響を与えることが分かった。たとえば、鳴門から横浜の学会に参加する場合、飛行機と新幹線のどちらを利用するか、ホテルは学会会場と駅のどちらに近い方にするか、自分の発表の日だけ参加するか、発表の前後も参加するかなど、意思決定しなければならないことは多い。しかし、ダマシオの患者と異なり、健常な情動と感情をもつ人は、考慮すべきことを絞り込み、考慮事項の優先順位を直感的に評価する。情動と感情が提供するこのような直感的評価に基づいて、我々の知性は意思決定を行う。したがって、意思決定に先立ち、考慮事項の絞り込みと直感的評価がなければ、おそらく知性はほとんどまっとうな意思決定を行えない[12]。

このようにみてくると、私たちは基本的に情動と感情に基づいて生きているようにみえる。つまり、自分が置かれた状況が安全かどうか、不正がないかどうかという価値的なあり方を情動と感情によって直感的に感じ取りながら、私たちは状況変化に対応していけるように思える。しかし、情動と感情が状況の価値を誤って捉え、その状況に相応して行動できない場合がある。たとえば、ヤモリが現れたので怖くなって逃げたとしても、実際にはヤモリはほとんど攻撃性がなく、害虫を捕食する、人に有益な動物である。このように情動は誤ることがあるが、ヤモリに対する恐怖心は大した害を生じない。しかし、情動や感情の誤りが人間関係に大きな影を落とすことがある。仕事で大きな成果を挙げた場合、自分の自信としてしまいこんでおけばよいが、優越感に浸り、高飛車な言動が目立つと人間関係に問題を起こす。ここで知性の出番である。情動は時に誤り、害をもたらすので、知性が情動の誤りを見抜き、害をもたらさないように情動をコントロールしなければならない。このように、知性は情動をコントロールするが、基本的には情動が自分にとっての状況の価値を見出し、それに対応した行動を起す。[12] 知性は誤って見積もった情動を補正するだけだ。つまり、主役は情動であり、知性は補佐役に過ぎない。

前頭前野による情動の条件づけ

ヒトを対象とした多くの研究は、前頭前野腹側部（眼窩部）、前頭前野内側部（帯状皮質の前部）、島皮質、扁桃体が感情と情動の情報処理に関与していることを示している。それぞれの部位は異なる情動に関わり、概して、恐怖には扁桃体が関わるが、嫌悪には島の活動が関与する。

さらに詳しい感情の神経的基盤に関する研究は、脳のイメージングと脳損傷患者の神経心理学的検査から始まった。たとえば、健康な実験参加者に悲しみ、幸福、怒り、恐れの四つの感情を含む個人的な出来事を想起し、それらの出来事に伴う情動を忠実に再体験するように指示した実験がある。再体験を指示した瞬間からスキャンの終了まで、皮質と皮質下領域の活動と精神性発汗などの心理生理学的な指標が並行して連続的に分析された。その結果、島皮質、二次体性感覚皮質、帯状皮質、視床下部、脳幹上部で活動が変化したが、その変化は情動ごとに異なり、活動パターンに重複はなかった。扁桃体は無意識的な情動に関与しているので、意識的な感情の際には活動しない。たとえば、参加者が悲しみを想起した時には帯状皮質前部が活動した。この領域はうつ病患者で特異的に活動する領域であり、脳イメージングによれば、慢性うつ病患者では薄くなっている。

脳イメージングや局所脳損傷の患者の観察から、右半球の一次、二次体性感覚皮質と島皮質は共感などの社会的感情に関与していると言われている。たとえば、右の体性感覚皮質に損傷がある患者は、他者の顔の表情の背景にある感情を正確に推測できない。一方、左の島皮質の損傷は喫煙などの依存症行動が中断されると言われている。このことは、島皮質が外的な情報を快楽や欲望などの内的状態と結びつける役割を果たしていることを示している。

前頭前野の損傷は、社会的情動と関連した感情を大きく損なう。さらに、これらの患者は社会行動の顕著な変化を示し、それは後天的な反社会的パーソナリティの患者の行動に似ている。前頭前野に損傷をもつ患者は仕事を継続できず、安定した人間関係を維持できず、社会的慣習を破りがちであり、経済的に自立できない場合が多い。このような状態に陥ると、家族や友人との関係が崩壊に至る。

最近の観察では、前頭前野に損傷を負った患者は道徳的判断に欠陥が生じる場合があると報告されている。運動野や頭頂葉の損傷患者と異なり、前頭前野の損傷患者は四肢の麻痺や発話障害などの運動障害をもたないので、一見神経学的に正常にみえる。彼らの注意、知覚、学習、言語、運動能力は正常であり、知能指数（ＩＱ）の高い患者もいる。このような理由から、前頭前野損傷の患者は回復後に仕事や社会生活に復帰する。そして、ようやく彼らの障害がわかり始める。社会的情動の障害をもつ患者のほとんどは前頭前野腹側部が左右の半球で損傷しており、右半球に限定した損傷でもかなり非社会的症状を呈する。

前頭前野腹側部は前頭前野の外側部と内側部から大量の線維連絡があり（図10-1参照）、扁桃体、視床下部、脳幹（中脳被蓋部の水道組織周囲灰白質領域）などの情動に関する皮質下領域に多くの神経線維を送っている（図10-2参照）。しかし、前頭前野に損傷をもつこれらの患者は、通常なら情動を起こす画像を見せられても、その内容は説明できるが、心拍数や手掌の精神性発汗は変化しない。対照的に、健常者は同一の画像を説明できるだけでなく、それに対して、心拍数の上昇や精神性発汗のような心理生理学的な反応を示す。このように、健常者と異なり、前頭前野に損傷をもつ患者は、危険を伴う不利な意思決定の際に交感神経活動の指標である精神性発汗の変化が見られず、意思決定が必要な場面でも情動が作動していないことを示している。

健常者の脳イメージング研究は、前頭前野腹側部が意思決定に先立ち活動していることを見出している。罰や報酬は経済的・道徳的な意思決定に関わる実験でよく用いられ、前頭前野腹側部が罰や報酬に関わる課題に関与する報告は、罰や報酬の情動的価値が意思決定に関与すると考えられている。しかし、前頭前野を損傷した患者は罪、報酬、責任について尋ねられると、それらのルールについての知識はもっているが、実際の状況に合わせてそのルールを行うことができない。このような彼らの行動上の問題は、知識の欠如ではなく、情動の処理の障害に基づくようである。[13][14]

情動に対する知性の条件づけを示すぴったりの実験がある。扁桃体は、信頼できないと評価した顔が提示されると活動する。[15]実験で提示された顔は実験参加者が知らない人のものであり、その意味でこの実験結果は「偏見」の一種である。たとえば、白人の米国人が見知らぬ黒人の米国人の顔を提示されると、扁桃体の活動が一貫して観察される。[16]この時、扁桃体の活動の程度は人種的偏見を測定するテストで示した得点と相関する（参加者にとって見知らぬ黒人と、身近であり信頼をもっている黒人とでは扁桃体の活動が異なる。まさに「偏見」が見られるのである）。しかし、扁桃体を損傷すると、人種的偏見は取り除かれないが、扁桃体の反応の度合は人種的偏見の得点と相関しなくなる。[17]つまり、扁桃体は顔に対する情動的評価を行い、我々に恐怖や信頼の印象をもたらすのである。なお、黒人の顔が提示される時間が三〇ミリ秒から五二五ミリ秒へ延長されると、その顔に対する扁桃体の反応が減少し、その減少に対応して前頭前野の活動が増加する。このことは前頭前野から扁桃体への線維連絡（図10-1参照）によって、前頭前野が扁桃体をコントロールしていることを示している。[18] つまり、この前頭前野から扁桃体への結合は、大脳皮質で情報処理されたことが扁桃体の情動活動を条件づける神経路なのだ。

Topic
トピック07 情動が働かないと親も「親に似た顔の人」になる

目から鱗が落ちるような話だが、人間の顔も情動が参加しないと、人間関係を伴って認識されない。一九三七年クリューバーとビューシー（Kluver and Bucy）[19]は扁桃体を含む側頭葉を損傷したサルが、ヒトやヘビなど正常ならば恐れるものを恐れないことを見出した。この症状はクリューバー・ビューシー症候群と呼ばれている。その後の研究は、サルの扁桃体のニューロンが、顔やその他の生物学的に重要な刺激（食物や脅威になるもの）に対してそれぞれ特異的に反応することを発見している。

恐怖に関するヒトの脳イメージング研究は、表情に現れた情動表現が強い情動刺激になることを示している[19]。たとえば、実験参加者におびえた顔や怒りを表した顔を見せると、扁桃体は強く活動する。対照的に、扁桃体に損傷があると、顔や声に表現された情動を判断する能力が損なわれる。扁桃体に損傷がある人は、日常生活で誰を信頼していいか決めるのに困難を感じると言われている。

表情に現れた情動を読み取ることは日常生活では当たり前のことであり、小説では表情と情動の関わりをどう表現するかが作家の腕の見せ所である。たとえば、漱石と同時代の「心理小説」の先駆者であり、都市に生きる近代人の孤独と苦悩を描いたヘンリー・ジェームスの『嘘つき[20]』の中では、表情が重要な役割を演じる。ちなみに、ヘンリー・ジェームスは心理学者ウイリアム・ジェームスの弟だ。

肖像画家のライアンはある晩餐会でかつて求婚した女性と再会する。しかし彼女はすでに、美男子だが嘘つきの悪癖がある大佐の妻になっていた。ライアンは彼女の表情の中に、嘘つきとの結婚を後悔し、誠実な自分と結婚したほうが良かったという思いを見出そうとする。さらに、ライアンは大佐の肖像画を描き、その表情に虚言癖の悪徳を描き込み、大佐を貶めようとする。表情の読み取りや肖像画に人格を描きこむことは小説として興味が尽きない。

しかしながら、顔の表情に扁桃体が反応することは見出されているが、表情を読み取る時、記憶や文脈にどのように影響されるのかは推測の域を出ず、まだまだ表情の読み取りに関する自然科学的な理解は緒についたばかりである。ラマチャンドラン（Ramachandran）(21) は、情動を伴う表情を解明する一つの糸口になるかもしれない、カプグラ症候群（Capgras delusion）という極めて変わった症例を報告している。これは自分の身近な人だけを認識できないだけでなく、その人を身近な人のそっくりさんだと思ってしまう不思議な症状である。この患者は三一歳の男性で、学校に通っている時に自動車事故で九死に一生を得た。頭をフロントガラスに強打し、三週間昏睡状態が続いたが、奇跡的に意識を回復し、リハビリを経て歩いたり話したりできるようになった。記憶障害もなく、外見はすっかり正常に戻った。しかし、事故前の知り合いはどんな人でも認識できるのにも拘らず、両親が偽物だという妄想をもっていた。

正常な場合、顔や物は側頭葉の特定の領域で認識され、顔を認識する領域からの情報は扁桃体に送られ、扁桃体は特定の顔に対する情動的意味を識別する。通常、親の顔を見ると親しみを感じるが、両親が離婚しているような家庭環境では違った情動を喚起するだろう。同様に、職場の同僚の顔も人間関係を反映して様々な情動をもたらすだろう。

ラマチャンドランは、カプグラ症候群の患者は顔を認識する領域と情動の関与する領域の連絡がないと仮説を立て、これを調べた。健常な場合、怖い顔や性的魅力のある顔を見ると、その情報が顔を認知する領域から扁桃体に送られて情動が喚起される。この扁桃体の興奮は分界条を介して視床下部に達する（図10-2参照）。視床下部は自律神経系の最高中枢であり、ここから心臓、骨格筋、脳の様々な部位に特定の顔に対して適切な行動をとるように情報が送られる。その行動が闘争か、逃走か、性行動かにかかわらず、呼吸循環系が促進され、身体中の組織に酸素を供給する。同時に発汗が起こり、骨格筋に溜まった熱を発散し（温熱性発汗）、手掌を湿らせて木の枝や武器をつかみやすくする（精神性発汗）。人は親を見ると、本人は自覚がないが、わずかな精神性発汗を生じる。

ラマチャンドランは彼の患者と健康な大学生六名に、両親や祖母の写真に知らない人の写真を混ぜて順に見せ、精神性発汗を調べた。その結果、大学生は自分の両親の写真に反応して精神性発汗を生じたが、患者の精神性発汗は一貫して観察されなかった。したがって、カプグラ症候群の患者は両親に対して情動反応を示さないことが証明された。

次に、ラマチャンドランはカプグラ症候群の患者が顔を認知しているかどうかを確かめた。そのために、患者の知らない人のスナップ写真を二枚一組で一六組見せた。各組は同一人物のやや異なる写真か、別人の写真かのどちらかであり、患者に二枚の写真の人物は同一かどうか尋ねた。その結果、一六組のうち一四組を正解し、顔の識別ができることを確かめた。

これらの結果から、カプグラ症候群の患者は顔を識別できるが、顔に対する情動反応を示さなかったと判明した。それは一見事故による情動系の損傷のためによると考えられた。しかし、この患者は何ヶ月にもなる診断中に通常の人間の感情をみせていたので、ラマチャンドランは顔認識の領域と扁桃体との線維連絡が選択的に損なわれ、顔認識と情動を結びつける能力が失われていると結論した。そして、この症候群では視覚系は正常であり、目の前の両親を視覚的に認識できるが、それに伴う情動反応が起こらないから、合理的な解は「そっくりさん」となると考察された。つまり、人の顔は人間関係を反映した情動を伴わなければ、視覚的に識別できても誰かわからないことになる。このことは我々に知情意の中の情動の位置づけに変更を突きつけるものである。

第12章

子どもの言葉の発達と教育

赤ちゃんは語学の天才だ。赤ちゃんは言葉やしぐさを見聞きするだけで母語の文法を身につける。同様に、耳が聴こえない赤ちゃんは手話を見ることによって手話の文法を身につけ、手話言語による思考を発達させる。

本章では健常な乳幼児や聾の乳幼児の言葉の発達を脳の働きと対応しながら追跡し、言葉の教育のあるべき姿を探ってみたい。

言語学習の敏感期とは？

言葉の発達過程はかなり詳しく調べられているが、言葉の発達に対応した脳の発達についての知見は断片的にしか得られていない。

二～六歳の時期と六～一〇歳の時期にみられる行動は大きく異なり、その最たるものは言葉である。言葉を作る要素である音素、語彙、文法は二歳頃までに習得され始める。この時期は言葉を聞くだけで学習できるほどの強力な習得能力があり、二歳になるとほとんどの子どもは話し始めるようになる。六歳で、母語の音声体系、文法、言葉の意味についての知識はほぼ完全なものになる。言語学的には、六歳児の会話は一六歳の少年の会話と同じくらい洗練されている。したがって、このような言語発達に基づいて、多くの国で六、七歳頃に学校教育が始まると思われる。

どんな言語でも聞いたり話したりすることでしか学習できないが、すべての言語には共通の様々なルールが存在する。さらに、ヒトはほかの音より人間の発話音声を好む傾向があり、赤ちゃんは自然と発話の聞こえる方を向くし、ほとんどの赤ちゃんは言葉が飛び交う環境で育つと、話すことを難なく習得する。おそらく、音声言語の学習はすでに胎内で始まっている。聴覚器である内耳の蝸牛の有毛細胞から起こり、橋と延髄の境界部から脳を出る聴覚神経は胎児の段階ですでに髄鞘化され（図9

-3参照）、胎児は胎外の音が聞こえるようになっている。新生児は両親の母語の会話と別の言語の会話を区別できるが、これはおそらく出生前の母親の発話に基づき聞き分けていると思われる。生後わずか数日でも、aの音を聞いた赤ちゃんはこの音を発音するように口を開けるし、eを聞くと違った形の口を開ける。このように、自分の口がどのように見えるかが分からないうちから、聞いた音を出す口の形を真似るようにプログラムされているようにみえる。

眠っている生後三ヶ月の赤ちゃんに発話を聞かせ、その脳をスキャンすると、三ヶ月の赤ちゃんは母語の発話を聞いている時、成人と同じ脳部位である左半球の感覚性（聴覚性）言語野が活動している。これは生後三ヶ月から言語処理がすでに始まっていることを示している。ヒトは非常に小さい頃から言語を学習し、理解しようとしているのだ。

母語を学習する際、その言語を作る音をカテゴリーに分けることが必要である。言語を作るこの音を音素と呼ぶ。新生児はあらゆる発話音声を区別することができる。新生児は成人よりそれぞれの単語のわずかに違う音に敏感である。このことは新生児が成人よりヒト以外の動物の顔に敏感なことに似ている。顔の区別の敏感さが赤ちゃんのいる環境で出会う顔によって決まるように、音の区別の敏感さは生後一年までに聞く音によって決まってくる。一歳になる頃には、聞いたことのない音は区別できる能力を失われてしまう。したがって、このような音の弁別能力の敏感期は一歳くらいまでだ。日本人がRとLの音を区別できないというのは有名であるが、日本人の赤ちゃんでも生後一〇ヶ月くらいまではRとLの音を区別できる。日本語にはRとLの音に厳密な区別がないので、日本語が話される環境で育つ赤ちゃんはこの二種類の音に接する機会がなく、一歳までに、この二つの音を区別できなくなる。対照的に、米国で育った赤ちゃんはこの二つの音を聞く機会に恵まれ、この違いを聞き取るのが上手になる。

カナダの赤ちゃん、子ども、成人を対象にdaとbaの区別をしてもらうと、どの実験参加者もdaとbaの違いがわかった。しかし、ヒンディー語で使われているdaとbaに類似した二つの音の区別をしてもらうと、赤ちゃんは区別できたが、子どもと成人は区別できなかった。さらに、研究を進めると、生後八ヶ月と一〇ヶ月の間に、音の違いを聞き分けるかどうかの境界があることもわかった。

しかし、音の区別の敏感期を過ぎた成人の話者が母語と異なる言語の音を聞いた時の脳の電気活動を測定すると、本人が音の違いに全く気づいていなくても、脳では音の物理的な違いを感知している。このように、脳は意識下でわずかな違いを聞き取ることができるが、使用頻度によってそれを意識にのぼらせるかどうかを処理しているのである。(1)

耳が聞こえない赤ちゃんも手で喃語を話す

赤ちゃんがはっきりと聞き取れる単語を口にする前に、意味のない音（喃語）を出し始める。七ヶ月頃から「バーバーバー」とか「ダーダーダー」というような声や、舌打ちのような音、のどをゴロゴロ鳴らすような音を出す。このような音の全てが後になって母語の一部になるわけではないが、喃語には時々赤ちゃんの周りで使われて言語の音も含まれている。したがって、喃語はある言語の音の出し方を学習するために有効であると考えられている。

従来、喃語は音声言語の産出に特有のものであり、音声言語の制御の基礎であるがゆえに、声道の解剖学的構造と脳の発達によって決まるといわれていた。一方、耳が聞こえない赤ちゃんは自分の手で喃語を話していることが見出されている。一〇〜一四ヶ月の聾の赤ちゃんと健常な赤ちゃんが日常の環境にいるところをビデオで記録すると、聾の赤ちゃんは彼ら彼女らの両親が使用している手話を構成する手の動きを作っており、手で喃語を話していることが判明した。したがって、喃語はどのような言語にとっても言語学習に固有な現象であり、喃語は赤ちゃんが見たり、聞いたりした言語の構造を表現する手段にどう対応づけるのかを模索しているサインと考えられている。

赤ちゃんは一歳頃になると、単なる音から単語へと発するものを変え始める。赤ちゃんは他の人が使っている単語を基に単語と物を対応させ始める。一歳半から二歳くらいまでの間に、ほとんどの赤ちゃんが大体二〇～五〇個の基本的な単語を獲得するが、この頃から新しい単語を学習する速さが急激に加速される。そして五歳くらいまでに、ほとんどの子どもは二〇〇〇語以上の語彙を獲得する。このような新しい単語を習得する速さは就学時まで持続する。さらに、新しい単語を習得する能力はその後も発揮され、その速さは生涯あまり変わらないという研究者もいる。(1)

敏感期は文法学習にあるが語彙学習にない

子どもは語彙が増えるにつれて、単語の並べ方に関する文法の基本を理解し始める。子どもは教えられなくても、文法の基本である複数形や時制を習得し始める。たとえば、英語圏の二歳の子どもはmiceやwentが言えるようになっても、たまにはmousesとかgoedということもある。つまり、子どもは大人の会話から聞こえてくる単語をまねている時もあれば、彼ら彼女ら自身が無意識のうちに抽出した言語の規則を当てはめている時もある。

チョムスキー（Chomsky）(2)は人の赤ちゃんには生得的に言語学習装置が組み込まれていると提唱している。ピンカー（Pinker）はチョムスキーの言語に関する主要な考えを次の二つに要約している。

第一に、人間の発する文はほとんど全て、単語を全く新しい順に並べたものである。したがって、脳の中には有限の単語リストから無限個の文を作り出すプログラムのようなものがあるに違いない。このプログラムを、従来の文を作り出す「文法」と区別するために、「心的文法」と呼んでいる。第二に、子どもは指導を受けなくても、この種の複雑な文法を短期間に身につけ、はじめて出会う新しい文の構造を一貫したやり方で理解するようになる。したがって、子どもは生来あらゆる言語に共通する文法の青写真ともいうべきものを備えているに違いない。これを「普遍文法」と呼び、子どもは両親の発話から統語構造パターンを抽出する方法を知るようだ。

この考えに基づき、ピンカーは、子どもが規則的複数形の単語と不規則的複数形の単語から合成語を作る方法を調べた。三～五歳の子どもに monster that eats mice を表す単語をたずねると、九〇％の子どもは mouse-eater と答えるべきところを mice-eater と答えた。しかし、同じ子どもに monster that eats rats を表す単語をたずねると、rats-eater と答えた子どもはわずかに二％であり、ほとんどの子どもは rat-eater と答えた。子どもが、教えられなくても、彼らの両親が使う複数形の規則変化と不規則変化を聞くだけで、文法の規則を推定できることは驚くべきことである。ピンカーはこの驚異的な能力を、子どもの生得的な文法システムが言語に触れた途端に発達し始めた証拠だと解釈している。

このような文法を学習する能力には個人差があり、正しい文を解読したり、作り出したりするための生得的な能力が欠けている子どももいる。そうした特異的言語障害は、他の認知機能には問題がないが、会話や文章の理解をゆっくりと学習し、成人になっても若干問題が残る。

一方、親の方も子どもの言語習得を無意識のうちにサポートしている。たとえば、赤ちゃんが学習しやすい言葉を使うことは、言語の発達の促進になる。マザーリーズ（motherese）やペラレンティーズ（parentese）とは大人が赤ちゃんに話しかける時の、普段より高い音、遅い速度、大きな抑揚、長く伸ばした母音を使う声がけのことを指す。「マザーリーズ」という言葉は一九六六年米国の文化人類学者ファーガソン（Ferguson）[3]によって初めて用いられた。それはあらゆる国で耳にできるものであり、短い単純な文章と長い母音を使うことで子どもが使う言語の構造や音を学習しやすくしている。女性がペットに話しかける時と赤ちゃんに話しかける時を比べると、マザーリーズの話し方が違う。どちらの時も、大人に話しかける時より高い音を使って、感情を込めて話しかける。しかし、赤ちゃんに話しかける時だけは、母音を長く発音し、赤ちゃんが後に発音することになる、発話の特徴的なところに注意を向きやすくし、よいお手本となっている。[1]

一方、文法と語彙の意味は脳内の異なる神経系で処理されている。このことは、dog, cycle, cake のような名詞を読む時に活動する脳部位と、into, of, from のような前置詞を読む時に活動する部位を比べるとわかる。脳波を用いて観察すると、意味を処理する時は脳の両半球が活動するが、文法を処理する時は左半球だけが活動する。さらに、この観察は文法学習には敏感期があるが、語彙の学習には敏感期がないことを報告している。語彙を学習する年齢がいくつになっても、語彙を学習するために使われるシステムは変わらず、両半球の後部である。対照的に、脳が文法を処理する部位はその言語に初めて触れた年齢によって異なる。一〜三歳で英語を母語、または第二言語として学習した人は、英語の文法を処理する時に脳の左半球が働くが、後年になって英語を第二言語として学習した人は、左半球だけでなく、右半球の同じ部位も働く。英語に初めて触れた時期が遅いほど、両半球が強く活動する(1)。

このように、文法は早く学習するほど、容易に速く習得できる。言語を処理する時に両半球の活動がみられる人は文法に関する成績があまりよくなく、両半球が活動することで、難しい学習方法がとられていることを意味している。同様のことは、手話を習わなければならない、聾の子どもにも当てはまる。手話を習うことで話し言葉の学習が難しくなることを避けるために、手話を習わせないことがある。しかし、手話にも独特な文法があるため、早いうちに手話を習わなければ、手話を習得する機会を逸してしまう。

文字を読む時には左脳が活動する

本項の主題に入る前に、教科書的な大脳皮質の言語中枢の知識をまとめておこう(4)。言語中枢は運動性言語野（ブローカ野）、感覚性言語野（ウェルニッケ野）、角回・縁上回からなり、二つの言語野を弓状束という連合線維の束がつないでいる（図12―1）。

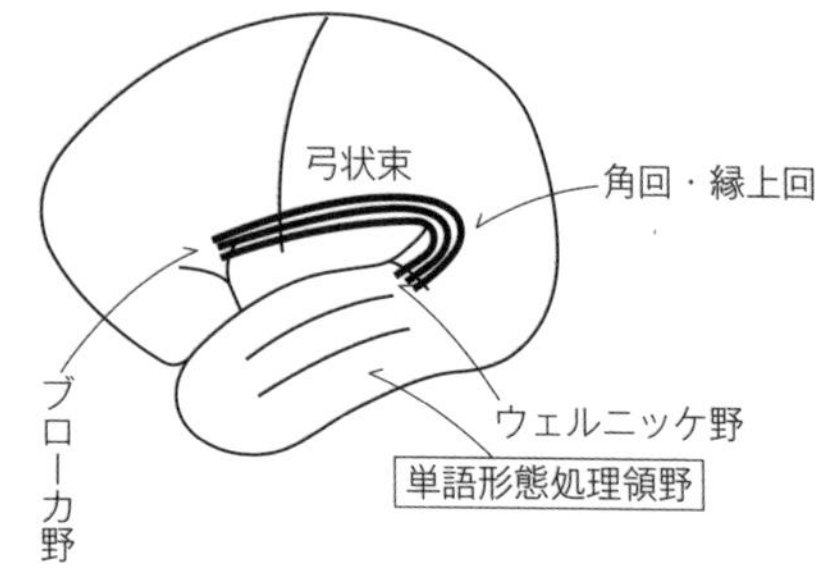

図12―1●大脳皮質の言語野

一八六一年、フランスのブローカ（Broca）は左半球の前頭葉の梗塞によって発話の障害が起こることを初めて報告した。ブローカの患者は死後二四時間後に剖検が行われ、左の下前頭回に脳梗塞が見られ、この領域の破壊により、聞いた言葉は理解できるが発話に障害があることが分かった。そして、この領域は運動性言語野またはブローカ野と呼ばれる。一方、一八七四年、ドイツの精神医ウェルニッケ（Wernike）のところに回されてきた患者は、錯乱状態とみなされていたが、話の一部は理にかなっており、礼儀正しい態度から錯乱ではないと診断された。また、この患者は聞いた言葉が理解できないことも明らかになった。この患者の損傷部位は左の上側頭回にあり、この領域の損傷が聞いた言葉を理解できなくしたと考えられた。この領域が感覚性言語野またはウェルニッケ野である。

さらに、左の頭頂葉にある角回と縁上回も独立した言語中枢であり、二つの重要な働きがある。一つは運動性言語野と感覚性言語野をつなぐ役割である。もう一つは文字などの視覚情報を受け取る役割である。角回は後方の視覚前野からの情報を前方の感覚性言語野へ送り出す。弓状束は二つの言語野を連絡し、この連絡路が損傷すると、発話は流暢で理解力も良いのに復唱できなくなる。また、発話の内容は正確さを失い、音韻性錯語、錯読、錯書などの症状を示す。

子どもが単語の読み方を学習するにつれての脳内の変化を追跡した縦断的研究はない。しかし、fMRIを用いて、六歳から二二歳までの読む能力の異なる実験参加者の脳内変化を、文章を読む課題に対して横断的に追跡した研究がある。その結果、六歳児でも文字を読む時には左半球の言語中枢に活動がみられること、またこの中枢の活動は年齢が上がるにつれて強くなり、各年齢層では読む能力が高い人ほど強く活動することが明らかになった。対照的に、左半球の活動が強くなるに伴って、右半球の活動は弱くなっていた。したがって、長期間にわたって読むことを学習すると、脳活動の中心が右半球から左半球へ切り替わっていくことがわかる。文字が読めるようになるにつれて、文字の視覚的特徴の処理に関与している右半球はその役割が低下し、読むために特化した左半球の言語中枢は強く活動する。読む能力がようやくつき始めた子どもにとっては、音と文字の対応づけの学習が重要であり、おそらく左側頭葉の角回と単語形態処理領野（図12-1）の相互作用がその役割を担っている[1]。

バイリンガルによる脳内変化とは？

二つの言葉が話せる人の脳はどうなっているか、これはだれしも興味あるところである。イタリア語と英語が話せるバイリンガルとイタリア語だけが話せるモノリンガルの脳が、MRI画像データを三次元に自動統計処理する手法を用いて比較された[5]。その結果、バイリンガルでは左の下頭頂葉の灰白質の密度が高かった。この領域は言語音声のワーキングメモリー、語彙学習、多様な情報源からの情報統合など、言語に関する重要な機能に関わり、第二言語の語彙を習得すると、その灰白質の体積が増加した。さらに、この効果は早いうちに学習した方が大きいことも明らかになった。五歳になるまでに二つ目のヨーロッパ言語を学び始めた人はもっと大きくなってから学んだ人より体積の増加が大きかった。この変化の程度は、第二言語の習得に長けた人の方が習得に苦労した人より大きかった。

その後の研究により、第二言語の習得に伴う灰白質の変化に加え、神経細胞の軸索が通る白質の構造変化も報告された。脳構造は短期間の言語学習でも変化し、三ヶ月の集中的な語学研修に参加した大学生や軍の通訳は参加しなかった人より脳の変化が大きかった。しかし、言語学習に伴う脳の解剖学的変化は可逆的である。成人の日本語話者が六週間の英語研修を受けると、脳イメージングでは言語野の灰白質の密度が対照群に比べて上昇した。しかし、一年後に再スキャンすると、英語学習を続けていた人はさらに灰白質密度が上昇していたが、習得をやめた人は研修前の密度に戻った。(5) バイリンガルは一つの言語からもう一つの言語へ切り替えたり、正しい言語を選んだりするなど、推論、課題の切り替え、問題解決などの実行機能（第11章参照）を駆使し、脳を活性化するだろう。したがって、晩年になってからの外国語学習は脳の老化を遅らせる効果があるかもしれない。(5)

難読症を改善する

他のことはできるのに、文字を読むことだけはかなり練習しても不得意な子どもがいる。これは難読症と呼ばれ、人口の五％を占めると推定されている。現在では、難読症は遺伝子に起因し、脳にその基礎があることがわかっている。難読症の子どもには言葉の記憶に障害がある場合があり、単語の意味の理解はできるが、新しい単語の記憶が苦手な事例がある。

教師や研究者の中には難読症の子どもが抱える問題を読みの問題に限定せず、複合的な障害とみなす傾向もある。つまり、難読症を伴う子どもは注意欠陥の傾向が強く、視覚に問題があり、文字の形を混同したり、聞き取りに問題があったりする。さらに、動作のコントロールに問題があり、鉛筆を正しく持てず、直線を描けない子どももいる。こうした問題は相互に関連し、読みの学習障害を引き起こしているという考えもある。

しかし、難読症は複合的な学習障害ではなく、あくまで読字に限定した症状であり、難読症を伴う子どもが視覚障害、聴覚障害、運動障害を併せもっているだけだと考えられている。[1] こうした障害を伴わない難読症もあるし、感覚障害や運動障害のある難読症と、こうした障害を伴わない難読症の読みの能力に差異はみられない。したがって、感覚障害や運動障害を伴う難読症もあるが、それは難読症に他の障害がつけ加えられただけであり、読む能力の障害の根本的な原因ではない。

成人でも子どもでも難読症を伴う人は発話の処理に問題をもっており、難読症のない場合にはこのような障害は滅多にみられない。難読症の例では読み書きを正確に学習できるが、ゆっくりとしか発話できず、発話音声を操作する課題も不得意である。

教師が学習意欲のある子に効率的な教授法を提供すると、難読症の子どもでもかなり難読症を改善できる。しかし、読み方は依然としてゆっくりであり、努力を要し、綴りを間違いやすい。また、新しい単語の記憶も改善されないままであり、補償的な学習はできても、基本的な問題は残ってしまう。

アルファベットによる読み方の学習は単語の音声を処理し、その音声の意味を学習する過程が含まれ、この過程を音韻体系と呼ぶ。難読症の子どもの音韻体系に関する研究によると、難読症の人には言語の音声の処理と分類が難しく、このような音韻体系の障害は脳の発達障害と考えられている。就学前の読み書きができない頃でも、発話の発達に遅延がみられることで、難読症とわかることもある。

難読症の子どもはものの名前を覚えるのが遅く、すでに三～四歳で単語の記憶力が弱い。(1)

ゲシュヴィント（Geschwind）は左半球の言語野が右半球のそれより大きいことを発見した。(6) その後、彼は脳卒中を経験した患者が読み書きの障害を引き起こす原因を研究すると共に、脳に損傷がないのに生涯にわたって難読症に悩んでいた人についても研究した。その結果、難読症の人たちの言語野に左右差は見出されなかった。このような解剖学的な違いが発見された後、難読症を伴う人の脳は発生途上にある神経細胞群が本来あるべき場所にないことも見出された。さらに、難読症の脳イメージング研究は運動性言語野、縁上回、感覚性言語野をつなぐ線維（弓状束）が集まっている白質が薄いことを見出している。おそらく、難読症を伴う人の脳は三つの言語中枢の間の結合が弱いと考えられる。

イタリア、フランス、英国で実施した大規模な調査は、難読症者の左半球にある読みと発話の処理システムの活動が弱いことを見出している。図12-2は文章を読んでいる時の活動領域を示しており、上段には健常者の活動、中段には難読症者の活動、下段には両者の差分を示した。その結果、難読症者の単語形態処理領野（図12-1参照）の活動が弱いことが判明した。また、絵に描かれたものの名前を言う時でも、難読症者のこの領域の活動は弱い。英語とフランス語は綴りと発音の一致度が低いが、イタリア語はその一致度が高い。そのため、英語とフランス語では単語形態処理領野が重要であり、英語とフランス語の難読症者はイタリア語の難読症者より読み方を習うのに苦労する。

難読症の改善プログラムには一つ一つの文字と音を対応づけたものが多いが、このように音声を文

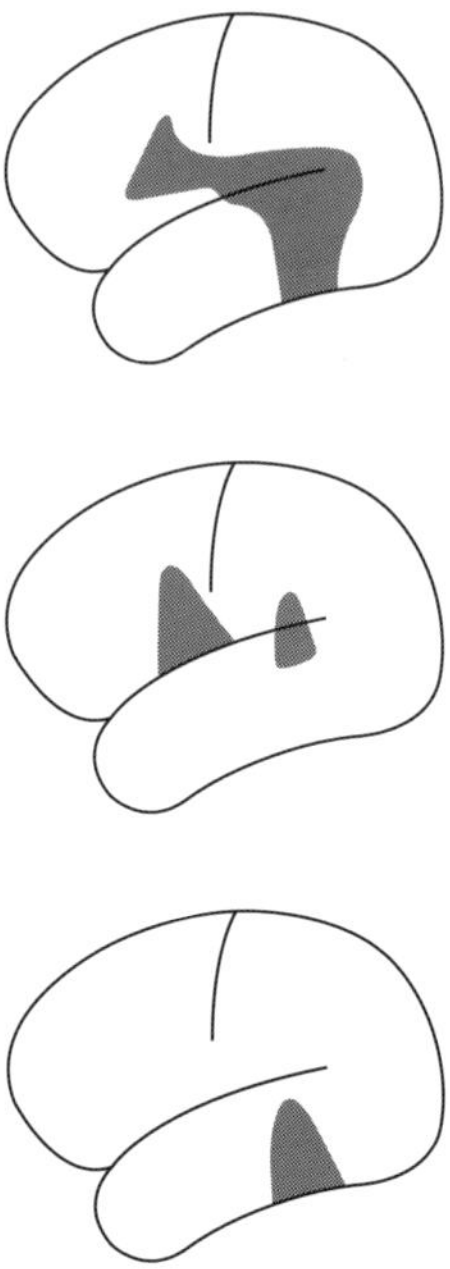

図 12-2 ●難読症者と健常者が文章を読んでいる時の脳活動領域（文献(1)をもとに作成）

字と関連づけ、文章の音読を系統立てて練習させる方法が効果的である。難読症が改善されれば、その障害は見た目にはわからなくなる。

脳イメージングによる観察では、従来の難読症の改善プログラムで脳に変化があるかどうかが調べられた。実験参加者の一組目は健常者、二組目は難読症がわずかに改善した人、三組目は難読症が大きく改善した人である。その結果、大きく改善した参加者は単語形態処理領野の弱い活動が観察されたが、あまり改善しなかった参加者は読むシステムより記憶システムの方が活発に活動した。したがって、大きく改善した参加者は弱いながらも読むシステムが活動し、難読症患者の脳にも可塑性があることが示された。

さらに難読症の成人を二群に分け、片方の群だけに読む技能を改善するプログラムを課した。このプログラムは単語の要素と発音の関係を明記して教え、一日三時間ずつ八週間続けられた。このプログラムによる練習の結果、難読症者は読む技能が劇的に改善された。脳スキャンの結果、練習を受けて難読症が改善された参加者は右半球の頭頂葉の活動が読書中に活発であることがわかった。練習を受けた群は左の頭頂葉の働きの弱さを補うために、右頭頂葉を働かせ、見たものと音声を統合していたと思われる。(1)

耳が聞こえない子の母語——手話

手話は身振りなのか言語なのか。一見すると、手話は身振りの延長線上にあるようにみられがちであるが、実は手話は自然言語だ。手話は会話の手段として自然に出来上がった言語であり、人工言語のコンピュータ言語とも異なる。自然言語である日本手話は耳が聞こえない人でも聞こえる人でも、母語として習得できる。

① 耳が聞こえない子のバイリンガルとは——手話と口話

一九六〇年、米国のストーキー（Stokoe）はアメリカ手話が音声言語と同様に複雑な言語体系をもっていることを明らかにした。その後、手話の習得に関する研究や、脳科学の研究が進み、現在では手話が自然言語であることが確立され、自然言語の中に音声言語（vocal language）と手話言語（sign language）があると考えられている。音声言語は発話の時に口頭を使うのに対して、手話では手はもちろん、顔の表情、頭の動き、姿勢の変化などを用いて様々な語彙と文法を表現する。

手話は音声言語が使えない人の会話手段として自然発生的にできたものであり、その国の音声言語と関係なく発達した。手話は身振りのようなものだから世界中で通じると間違われがちだが、音声言語と同様に、手話言語も多様な形で世界中に存在している。たとえば、アメリカ手話とイギリス手話は、どちらも英語圏で用いられている手話言語であるが、全く異なっている。

手話の発生を遡ると、手話言語の前段階として生まれた、ホームサインがある。ホームサインとは、聾児が手話言語の入力がなくて手話を習得できない時に、意思伝達の手段として使う限られた身振り手振りのシステムである。この段階では言語のような複雑なシステムは存在しない。たとえば、米国の聾児が作ったホームサインは、中国やニカラグアの聾児が作ったものに似ており、他動詞の場合には「りんご、食べる」のように目的語─動詞の語順になり、自動詞の場合には「私、走る」のように主語─動詞の語順になる。このような語順は彼ら彼女らが手による会話によって、ある種の認知システムを形成していることを垣間見せている。さらに、ホームサインを使う共同体が増えていくと、語彙も豊富になり、文法体系も複雑になり、手話言語が確立されていく。フランスでは一七六〇年に設立された聾学校がフランスでの手話言語の確立に貢献したと言われている。ホームサインから手話言語への発達が研究された事例としてニカラグア手話がある。一九七〇年代にニカラグアで革命政権が樹立された後、本格的な聾教育が行われ、その変遷を言語学や心理学の研究者が克明に追跡した[7]。

日本でも欧米でも、新生児の一〇〇〇人に一人の割合で重度の聴覚障害をもった子が生まれる。その九割は聴者の両親のもとに生まれ、一割が聾者の両親のもとに生まれる。親子全員が聾者の家庭の聾児は、生まれた時から両親の手話を見ているので、手話が母語になる。このような言語環境で育った聾者をネイティブ・サイナーと呼ぶ。日本手話を母語とする聾者は我国に約六万人いるが、ネイティブ・サイナーはそのうちのごくわずかである[8]。親子全員が聾者の家庭と聞けば、乏しい言語環境のように短絡的に想像してしまうが、母語の習得に関しては単純明快であり、両親が使う手話を母語として習得すればよいのだ。

一方、聴者の両親のもとで生まれた聾児は両親から手話を学べないので、特別な支援を必要とする。しかし、聴者の両親が我子に音声言語の習得を望むことに加え、日本の聾学校では、現在でも依然として、読唇、発話、書き言葉を中心とした「口話法」による教育が大部分を占めており、手話言語を中心とした教育は少数派である（たとえば二〇〇八年東京都品川区に開設された私立聾学校の明晴学園では、手話言語が中心となっている[8]）。口話教育を受けると、聞こえないのに聞かされ続ける多くの聾児は口話教育から落ちこぼれ、言語と思考を発達できなくなる。口話法の間違いは単純であり、聾児は耳からの十分な音声入力がないので、言語に関する情報処理を発達できず、その結果として出力としての発話も十分でなくなるのである。幼児期に十分な入力がないまま母語を習得できない聾児は、母語の獲得の臨界期を過ぎてしまい、一生流暢に使える言語をもたない場合が多くみられる。口話も手話も身につかないことをダブル・リミットと呼ぶ。要するに、聾児にいくら音声言語を習得させようとしても困難さがつきまとうから、最初から手話を与えればよいのだ。白井[7]をはじめ、多くの言語学者は聾児が最初母語として手話を獲得し、その後に第二言語として音声言語を習得するようにしてバイリンガルになるべきだと指摘している。

ダブル・リミットを伴う聾児は十分な思考力が発達せず、情緒面でも問題を抱え、生活能力や社会性も発達しなくなる。そして、聾児はどんなに教育しても九歳以上の知的学力が習得できないという「九歳の壁」が指摘されて久しい（第9章参照）。しかし、白井らが指摘するように、聾児が最初から手話を学び、第二言語として音声言語を習えば、「九歳の壁」は容易に乗り越えられる。

もちろん、音声言語を習得できるのに越したことはないので、障害の度合いに応じて補聴器や人工内耳を用いて音声言語を習得する努力を惜しむものではない。しかし、音声言語と並行して手話言語も習得すべきであり、音声言語の習得に失敗しても、少なくとも一つの母語が保証される。幼児の言語能力は想像以上であり、手話言語を習得しているから音声言語の習得ができないわけでない。一方、音声言語を習得した後に、一〇歳頃後天的に耳が聞こえなくなった子どもは、思春期を過ぎてから手話を習得しても、ネイティブまで達しないながらも、それに近い手話能力を第二言語として習得できる。これは、すでに母語を一つ習得していると第二言語の習得が容易になることを示している。カミンズ（Cummins）の二言語基底共有説（または二言語相互依存説）によると、二つ目の言語を習得するということは、新たな言語体系を全て習得するのではなく、一つ目の言語の資源が共通しているので、二つ目の言語の習得は容易であるとされている。

さらに、手話教育を混乱させている要因として、日本手話以外に日本語対応手話があることが考えられる。日本語対応手話は日本語を視覚的に表した言語であり、不自然な言語であるために母語として習得しにくい。日本語対応手話は、主として手話を母語としない人の間で第二言語として習得され、日本語と日本手話との接触の結果、その形を単純化している。したがって、日本手話を規範的な言語とし、日本語対応手話は言語接触の結果生まれた方言のようなものとして捉えるのも現実的かもしれない[7]。

② 手話も左脳を使う

手話に関する脳研究は緒についたばかりであるが、手話の情報処理は基本的に音声言語と変わらないと考えられている。音声言語は聴覚を通して脳に入るのに対して、手話は視覚を通して脳に入るので、感覚情報の処理は異なるが、普遍言語としての処理は共通であるようだ。

簡単な実験から、手話も音声言語と同様に左脳を基本的に使うが、身振りでは左右差がないことが見出されている。一つの条件では、実験参加者が単語を口頭で繰り返しながら、片方の人差し指でキーをできるだけ速くタップし続けた。もう一つの条件では、参加者が一方の手で手話か身振りのまねをしながら、他方の手の人差し指でキーをタップし続けた。英語（音声言語）とアメリカ手話のバイリンガルの参加者は、単語を復唱する時と手話をまねする時の両方で、右手のキー・タップの方が左手のキー・タップよりも遅れた。この結果は、発話、手話、右手の運動指令共に左脳で処理されるので、発話と右手の運動、または手話と右手の運動の両方が干渉して右手のキー・タップが遅れたと解釈できる。一方、聾者とアメリカ手話を知らない健聴者の一方の手に身振りのまねを課すと、右手と左手のキー・タップは左右差がなかった。この結果から、右手と左手の運動指令はそれぞれ左脳と右脳であるが、身振りのまねの情報処理に左右差がないので、右左のキー・タップに差がなかったと考えられた。

一方、別のアメリカ手話の脳研究では、左脳の損傷で音声言語と同様に手話失語が起こることが明らかとなっている。また、脳外科の手術中に、運動性言語野（ブローカ野）を電気刺激すると、指でサインを作れなくなった。縁上回を刺激して馬の絵を見せると、牛のサインで応答するといった意味の誤りを生じた。これらの結果は手話が左脳で処理されていることを示唆している。[9]

それに対して、fMRIによる観察では、ネイティブ・サイナーが手話を見る時に左脳の言語野だけでなく、右脳でも活動が高まることが報告された。[9] これは手話失語の知見と矛盾するため、激しい論争が起った。しかし、酒井ら[10]は聾者、コーダ（CODA：Children of Deaf Adults　日本手話と日本語のバイリンガル）、健聴者の三群を対象とし、文章理解における脳活動をｆＭＲＩによって比較し、日本手話の場合も日本語と同様に左脳の言語野が活性化することを発見した。この発見の意義は脳活動から日本手話が人間の自然言語の一つであることを見出したことだ。実験参加者は右利きの成人三三名であり、その内訳は日本手話を母語とする聾者九名、コーダ一二名、日本語のみを母語とする健聴者一二名である。会話理解の課題を行っている時と、文中の非単語を探す課題を行っている時の脳活動をｆＭＲＩによって比較した。その結果、日本手話と日本語では会話を理解するために同じ脳の場所が活性化し、左脳優位の活動が聾者、コーダ、健聴者の間に共通して観察された。したがって、手話と音声の言語様式に拘らず、高次の言語処理が左脳に局在し、日本手話が音声言語と同等な神経基盤をもつことが脳イメージングから実証された。このことは、聾者が手話を母語として獲得する必要性が世界的にほとんど認識されていないことに反省を促すものである。

子どもの第二言語学習

二〇二〇年から小学校で英語の学習が導入され、三、四年生は「外国語活動」という授業が始まり、

五、六年生は「外国語」という教科が始まった。小学校からの英語の導入には賛否両論があり、ここで本書のスタンスに触れていきたい。元をたどれば、小学校での英語学習の導入は「人間の発達と教育」からの発想ではなく、産業界や財界からの要求であり、海外で商売するための実用的な英語が求められた結果だ。それに伴って、中高の英語学習も実用的な英会話を促進する方向へ変換し、中高の国語の教科書から漱石や鴎外が消えつつあるのと同様に、高校の英語の教科書からはモーム（W.S. Maugham）らが締め出されていくだろう。

一方、英語は公用語ではないが、漢字、平仮名、カタカナ、ローマ字から成る日本語やハングル文字の韓国語と異なり、二六文字のアルファベットから成る便利な言葉、すなわち「便宜」語として重宝である。英語が実用的な道具であることを考えると、論文を英語で書く場合、海外への発信に足る論文内容であるかどうかが問われる。同様に、英会話を習得する場合、学習者が海外で論議する内容をもっているかどうかが問われる。つまり、道具を身に付けることより発信・論議する内容を獲得することが先ではないのかという考え方を示したい。

さらに進化生物学の生存戦略からみると、大多数の動物は幼少期を短縮し、生殖機能を早めて次世代に遺伝子を残す「種の保存」を優先した戦略をとる。対照的に、ヒトは幼少期が長く、個体そのものが生き延びる「個体の維持と発達」を重視した戦略をとる。それに伴って、多くの動物の親子関係は短く疎であるのに対し、ヒトは長く密な親子関係を保つ。その結果、多くの動物は短い学習期間と小さな学習容量だが、ヒトは長い学習期間と大きな学習容量をもち、親に守られながら多くのことを学ぶ。このようなヒトの生存戦略から考えると、発達には臨界期や敏感期があり、早期教育が適切なケースもあるが、本書は早期教育に慎重なスタンスをとる。小学校の英語教育はその時期に習得すべき他の学習内容を犠牲にしてまで導入する意義があるか疑問である。たとえば、大多数の小学生は昔から算数の文章題が苦手だ。このことは数理的な思考力の問題よりもむしろ文章読解力の問題であり、このような国語の学力が小学校段階では全ての教科を牽引していると考えられ、英語よりも国語を重視すべきとの見方は根強い。このような、十分な論議を経ずに既に始まってしまった小学校英語の弊害を再考するために、本項では第二言語学習の実証的な研究を紹介する。

① 第二言語の文法学習は早いほど身につく

二種類の言語を話す家庭で育った赤ちゃんは一種類の言語しか話さない家庭で育った子どもより言語の発達が少しだけ遅くなる。しかし、このような子どもたちは大きくなって第二言語を習い始めた子どもたちより、構文がよく理解でき、両方の言語の発音も上手だ。バイリンガルの研究では、文法とアクセントは小さい頃に学ぶ方がよく習得できるが、意味と語彙はそうではない。

脳イメージングによると、母語は何語であっても左半球の言語中枢で処理される。母語と第二言語の中枢が同じ場所なのかどうかを観察すると、生まれた時から二つの言語に接していれば、その二つの言語の中枢は一致するが、第二言語に接する時期が後になればなるほど、その中枢の位置が少しずつずれる。

多くの日本の親は、何歳ぐらいから英語を学習するのが一番効果的かに関心をもっている。これに関して、ジョーンソンとニューポート(Johnson & Newport)[11]は完全なバイリンガルになるには三〜七歳までの間に、第二言語に接し始めることが必須であると報告している。彼らの実験参加者は英語を第二言語としている中国系と韓国系の米国人である。中国語と韓国語は英語と全く異なる言語系に属すため、中国系と韓国系の米国人が選ばれた。参加者は全員五年以上米国に在住しており、英語の使用に不自由はないが、米国に渡ってきた時の年齢によって、三〜七歳、八〜一〇歳、一一〜一五歳、一七〜三九歳の四グループに分けた。四グループの四六人の参加者は様々な英語文法のテストを課せられた。参加者は全員日常的に英語の読み書きをしているので、テストは英語を母国語としているネイティブ・スピーカーでも間違えるような問題を含んでいる。その結果(図12-3)、三〜七歳までに米国に来た人はネイティブと同じ成績であったが、八歳以上であると、渡米年齢が高くなるにしたがって得点が低下した。したがって、バイリンガルになるためには、遅くても七歳までに第二言語を始めることが必要条件になる。

台湾の学生を対象にした調査は中学入学前に英語を始めた方が英語音素(race と lace)の聞き取りに優れていると報告している。同様に、九州大学の学生を対象にした調査も、中学入学前に英語を始めた方が英語音素の聞き取りに優れていると報告している。一方、三歳から一二歳の間に英語学習を始めた子どもの調査では、学習を始めるのが早ければ早いほど、文法のテスト成績は高かったが、音素識別能力と開始年齢との相関はなかった。おそらく、一二歳までに英語学習を始めさえすれば、どのくらい早く始めるかによって差はつかなかったと考えられる。一二歳より前に始めれば、子どもの聴覚は敏感だから、英語音素の識別ができたと解釈できる。しかし、文法の理解はどのくらい早く始めたかに依存していると考えられる。この調査はインプットの量と言語学習適性の高低を統計的に処理し、公平に比較できるようにしている。第二言語学習の研究にはインプットの量と言語学習適性をコントロールすることが重要であるので、この調査は信頼性が高い。しかし、台湾と九州大学の調査対象は難関大学の学生であり、外国語学習に成功したサンプルと思われる。したがって、学力レベルの異なったサンプルによってさらに調査されるべきである。

スペインの調査は外国語学習に与える年齢要因の影響を調べ、若い学習者の方が有利なわけではなく、年齢よりインプットの量が影響していると報告している。英語教育の

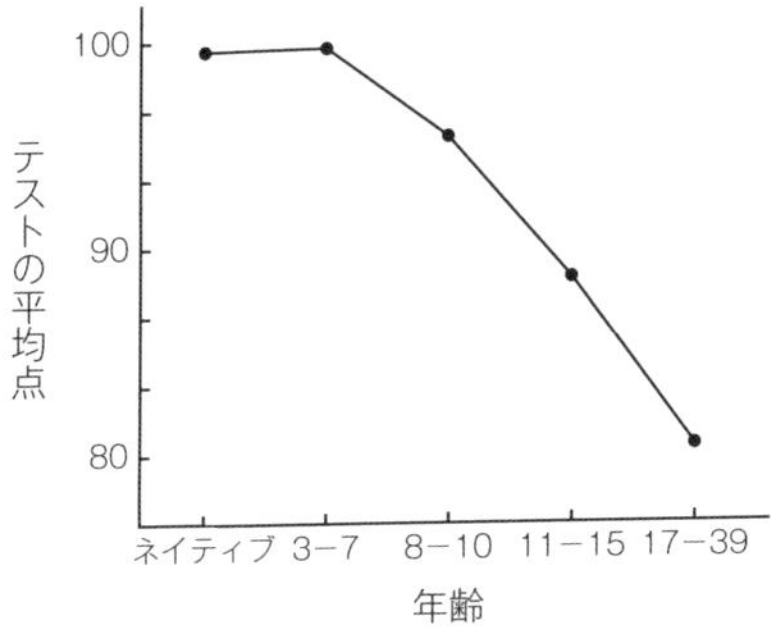

図 12-3 ●第二言語の文法獲得の敏感期（文献(11)より作成）

うち、音素識別能力や文法理解は早ければ早いほど効果が高いと言われても、それぞれの時期にどの程度のインプット量が保証されているかが要点である。他にも年齢要因があまり関与していないという研究もある。たとえば、日本の中学一年生と中学三年生では小学校から始めたグループがテストで優れていたが、高二では差がなくなった。英国のフランス語学習の調査は、聴覚能力のみ、早期学習の優位性を見出した。この結果を再調査すると、早く始めた子と遅く始めた子を一緒に教えると差がなくなるが、別々に教えると、早く始めた子が一六歳の時点で聴解・読解能力で優位という結果が得られた。この結果は我国でもよくみられる現象である。韓国では早期英語教育を開始した結果、それ以前より英語力が上がっているという報告もあり、日本でも今後検証されるべきだろう[12]。

従来、バイリンガルは認知的に悪影響があると考えられていた。たとえば、人は言語を用いて考えるのだから、バイリンガルだとどちらの言語で考えるのか曖昧になり、深い思考ができないのではないかという俗説があった。特に、日本ではこのような俗説からの影響が強く、モノリンガル主義が根強かった。しかし、最近ではバイリンガル児の方が認知的に多くの側面で優れており、バイリンガルの高齢者は認知症になりにくいと言われている。

さらに二〇一九年の米国の調査は、経済的な貧困や社会階層が学業成績に及ぼす影響がバイリンガルによって緩和されると報告している。この調査は、幼稚園と小学一年生合わせて一万八二〇〇人の人口統計データと知能評価を解析した。バイリンガルの利点に関する調査としてはこれまでで最も大規模であり、他の調査より多様な社会経済的地位をカバーした。その結果、従来通り、社会経済的地位の低い世帯の子どものほうが認知テストの得点が低かったが、このグループの中で、自宅で第二言語を話している家庭の子は単一言語の家庭の子に比べて得点が高かった。複数の言語を話すことが注意力の制御などの知的技能や複数の課題を切り替えて処理する能力を高めていると考えられ、バイリンガルの利点を裏づける結果と言えるだろう。しかし、この研究はバイリンガルの調査参加者が各言語をいつ学んだのか、どのくらいの頻度で話したのかという詳細を含んでいない。この情報なしに、バイリンガルが認知能力に与える影響を論じることは難しい。また、疫学研究では米国生まれの市民より移民の方が健康であるという「健康移民効果」があり、この効果が認知能力に影響したという指摘もある。(13)

② 外国語学習適性とは？

外国語を習うのに得意、不得意があるらしいことは経験的にわかるが、どのような人が外国語を習うのに有利なのだろうか。外国語学習の個人差に関して多くの研究が蓄積された結果、次のような学習者は外国語の学習に成功すると考えられている。(1)若い。(2)母語が学習対象言語に似ている。(3)外国語学習適性が高い。(4)動機づけが強い。(5)学習法が効果的である。この中で教師が関われることは4と5であり、教師は学習者の動機づけを高め、有効な学習方法を工夫しなければならない。

次に、外国語学習適性は何か考えてみたい。この分野の研究者が外国語学習適性を調べる時に使われうものは、適性テストで測定された能力である。適性テストで一番有名なものは、米国の国務省の職員の中の誰に外国語を勉強させるかを決めるために開発された最新言語適性テスト（MLAT）である。テストの開発途上で抽出された三つの能力は、（1）言語分析能力（言語の文法や規則を理解する能力）、（2）音声認識能力（音声を聞き取り、保持する能力）、（3）記憶力（暗記する能力）である。

様々な適性研究の結果をまとめると、（1）IQと適性はかなり重複するが、言語学習特有の適性がある。（2）思春期を過ぎてからの外国語学習の成功者は、記憶力がよく、記憶に頼る傾向がある。（3）適性と学習法を一致させると有効である。3は英語科教育として重要であり、一つの研究によると、言語分析能力の高い群と記憶力の高い群に学習者を分け、それぞれの半分は文法中心のクラス、半分は暗記中心のクラスに分けて教えた結果、記憶力の強い学習者は暗記中心のクラスの方が成績がよく、言語分析能力の高い学習者は文法中心のクラスの方が成績がよかった。このような学習の適性に応じた授業は一斉授業では困難であるが、様々な適性をもった学習者が効果的な学習ができるように、教師は工夫しなければならない。

そもそも適性テストは差別的な色合いがあり、「できる」子と「できない」子の選別につながる。ここでは適性テストの扱い方の留意点を指摘しておきたい。もともと外国語学習の適性は「あるかないか」ではなく、相対的に高いか低いかである。さらに、適性テストの代表であるMLATは、早く上達するかどうかを予測するために作られたテストであり、長期間続ける場合には当てはまらない。外国語に非常に堪能な人でも、学習初期には平凡であった例も多く報告されており、適性の高低は習得が速いか遅いかを予測するものだと留意しておくことが重要である。[12]

③ 小学校英語で大切なものは何か？

第二言語学習研究では、子どもは自然に外国語を身につける能力が成人より高いといわれている。インプットを自然に処理し、顕在的ではなく、潜在的に外国語を習得する能力が成人より優れているのだ。また、十分なインプットなしにアウトプットを強制することの弊害も指摘されているので、小学校ではインプットモデルに基づいた教え方をするのが最も適していると言えるだろう。具体的には、白井[12]はアッシャー（Asher）の全身反応教授法と、ライトバウン（Lightbown）らの自主的読書教育を推薦している。この二つの方法は十分な効果が立証されており、小学校の発達段階に適していると言われている。日本の小学生低学年を対象にした調査は、初期の英語学習ではインプット中心が有効であると指摘している。

全身反応教授法は教師が主に命令文による指示を出し、学習者がその命令に合わせて動くものだ。このことは言葉の理解が動作の遂行によって促進されることを利用している。本書では、読み書きの根底には系列動作があり（第5章参照）、運動経験は言語理解を促進することをすでにみてきた（トピック02参照）。動作を表現している言語の理解は左運動前野腹側部の経験依存的な活動によって促進される。さらに、命令文を聞くということは動詞中心の言語活動が続くので、英語を聞いて、次にどのような言語的要素が来るかを予測する能力が身につき、文の構造理解を促進する。しかし、名詞中心の活動だと、単語は覚えても、英語の構造に慣れないまま進んで行く可能性が高い。

自主的読書教育は簡単な英語の読み物をたくさん用意し、その録音テープを聞きながら個人で自由に読んでいくという学習活動だ。最初は絵本など、言語の情報なしで理解できる教材から始まり、徐々に言語に頼る部分の多いものを増やしていくという方法をとる。このように小学校英語は入力を重視し、言葉と動作のつながりを強調しながら進めていきたい。

文学教材は他者理解を促す

二〇二二年の現在、学習指導要領や大学入試が変化し、高校の国語科教育では教材としての文学作品の取り扱いが大きく揺らいでいる。教科書から漱石、鴎外が消えようとしている。漱石と鴎外は江戸時代までの日本の古典と明治以降の西洋の文芸が個人の中に融合され、近代の日本の書き言葉を作った存在だ。それにも拘らず、漱石と鷗外の作品が国語科教育から軽視されようとしている。ここでは高校の国語科教育と英語科教育の違いと類似性の観点から、あるべき高校の国語科と英語科の姿を模索したい。

「読み書き算盤」と言われるように学校教育の初めの一歩として「読み書き」が位置し、国語科も英語科もそれを担っていることに違いはない。両者の違いは会話能力の有無だ。国語科では就学時に母語の会話がかなりできる上に「読み書き」を学ぶのに対して、英語科では「読み書き」と会話の学習が同時進行する。したがって、国語科におけるコミュニケーション能力は「読み書き」能力を高めながらコミュニケーションの内容を充実させなければならない。

戦後の高校の国語科は教材としての文学作品を「鑑賞」から「読解」へと変化させてきた。[14] しかし、ここに来て教材読解の比重を減らし、コミュニケーション能力の育成に傾斜している。コミュニケーション能力の育成に反対する人はいないが、高校の国語科の重点が文学教材の読解からコミュニケーションの育成へ移行することを疑問視する近代文学や国語科教育の研究者は多い。たとえば、日本近代文学研究者の紅野謙介は、人生で最も多感で、悩みや劣等感を抱いた高校生に教室で一体何を語らせようというのかと疑問視し、語るためにはその内容が必要だと指摘する。先人の優れた文章の読解を通して異質な他者への理解を深め、社会の成り立ちについて考えることが高校の国語科にとって最も重要だ、と紅野は主張している。[15] これにぴったりの教材が中島敦の『山月記』[16]であった。

第11章で述べたように、中高生の時期は未来志向性と内省を担う前頭前野の神経回路が再編され、自分と社会との立ち位置が模索されている。特に、生き方の手がかりをつかもうとしている高校生の時期には、異質な他者への理解を深め、社会の成り立ちについて考える教材に出会うことは最も重要なことだ。人間理解と社会認識の前提となる文章読解の学習を担う国語科と英語科の任は重い。優れた文章を読解する能力と、それを発信する能力は糾《あざな》える縄の如き関係であり、両者の能力を切り離し、情報化社会だからといってコミュニケーション能力を短絡的に偏重するのは危険なことだ。現代は情報化社会というよりも、むしろデジタル化社会と表現した方が適切であり、対面による意見交換の場が極端に減少し、様々な他者の心情や立場をシミュレートすることが希薄になっているからこそ、国語科の文学教材によってその想像力を養うことが求められる。

このことは高校の英語科教育にも当てはまる。英語科では中高を通して「読み書き」と会話の学習が同時進行するが、ここへ来て会話に重点を置くようになっている。しかし、英語科教育でも挨拶や買い物の時に使う会話ではなく、ある程度込み入った論議をしようとすると書く能力が前提となり、書くことと読むことは相補的な関係だ。その観点から戦後の英語科教育によく用いられたモームの作品をみると、彼は第一次大戦後に経済的に成長しつつある米国の大都市と原始的なタヒチ島を対比させながら、大都市であくせく働くことに嫌悪する会社人間をしばしば作品（『月と六ペンス』(17)や『エドワード・バーナードの転落』(18)）に登場させ、一つの生き方が大都市からみた時と辺境の地からみた時に真逆にみえることを提起した。このように、文学作品によって生き方に様々な光を当てることは、高校生の脳に生き方に関する神経回路を何通りも形作ることを促す。

こう考えてくると、国語科と英語科だけでなく、社会科も理科も協働して人間理解と社会認識に向かう中等教育の理想像が浮かんでくる。たとえば、鴨長明は『方丈記』[19]の冒頭で人と世の中の転変を「ゆく河の流れは絶えずして、もとの水にあらず」と看破した。生物学もこのような転変を生命現象の中に見出し、動的平衡[20]と呼んだ。動的平衡とは皮膚や内臓組織だけでなく、骨や体脂肪も新生され、生命が絶えず自らを壊しつつ、常に作り変え、危うい一回性のバランスの上に立っていることだ。ここでこうして古文で主張されていることと生物学の知識とを対応させたように、我々は人間と社会を重層的、多面的に理解したい。これは学際的な思考であり、第3章で述べたunlearnにも軌を一にするものだ。

あとがき

前書『タイミングの科学』に引き続き本書『脳はどのように学ぶのか』を書き上げてみて、執筆中には意識しなかったが、本書が総論で、前書が各論の形になっていることに気づいた。両者は三年半前から同時並行で書き始め、前書には「運動の制御と学習」に関する内容を、本書には「人間の発達と教育」に関する内容を振り分けた。両者の共通点は運動学習、認知学習、動作と認知の一元論に焦点を当てたことであり、その一元論に対応する神経回路は大脳―小脳系を想定した。「学習」は心理学では新しい知識や技能が後天的に習得され、長続きする変化と考えられているが、神経科学では脳自身が発する出力とその結果生じる入力を関係づけ、内部モデルを作ることが強調されている。この内部モデルに基づき、動作予測が自他共に可能になり、教師は子どもたちの生活実態をシミュレートできるようになるからだ。

本書を執筆する動機は半世紀前に遡る。当時、教員養成学部で運動生理学を講じる基礎医学出身の生理学者の中には、体力医学に飽きたらず、脳の働きから人間の発達と教育を論じようとする研究者がわずかながら存在し、そうした二人の恩師から著者は影響を受けた。その頃、運動生理学を牽引していた猪飼道夫が『教育生理学』（第一法規出版、一九六八年）を出版し、生理学から教育を考えようと試みられたが、衣鉢を継ぐ者がほとんどいなかった。

生理学全般から教育を扱うのはあまりにも広くなり過ぎるので、本書は脳の働きから教育を論じることに絞った。「脳の働きから」をタイトルに変換することにかなり苦慮し、そのまま、「脳の働きからみた人間の発達と教育」とするか、それとも「教育脳科学」か「教育神経科学」にするか。専門的には神経科学の方が脳科学より適切だが、専門外の人は神経というと痛みや繊維のイメージをもつから、脳科学の方がよいのか。最近では神経科学を冠した手軽な啓蒙書も出版されているから神経科学も使えるかと思い悩んだ末、未だ市民権を得ていない新しいジャンル「教育神経科学」への挑戦であることと、学びと教えの場で悩む読者の日常の手がかりとしてもらうために、「ヒント」という語を盛り込んで「教育×神経科学からのヒント」という副題とした。これはすなわち、「教育神経科学のすすめ」という主旨でもあるのだ。

著者と神経科学との出会いは学部卒業後間もない頃に出版された伊藤正男・島津浩編『現代の神経科学3　高次脳機能と中枢プログラミング』（産業図書、一九七六年）だ。これは旧文部省の特定研究をまとめた、神経科学と題した本邦初の叢書の第一回配本であり、その後の神経科学の隆盛の引き金となった。神経科学は神経解剖学と神経生理学を中心に心理学やロボット工学など周辺領域を含む学際的な分野だ。同様に、認知科学も認知心理学を中心に周辺領域を包摂した学際的な分野であり、認知神経科学という分野があることからも神経科学の親戚と言える。今世紀に入ってから、知名度の高い海外の認知神経科学者による教育に言及した著書が出版され、その発達観や学習観に関する記述は傾聴に値するが、それぞれの国の教育政策の違いも相まって、教育に関する記述に不満が残り、それが本書を執筆する直接の動機になった。

本書の立ち位置を教育経済学および教育社会学と比較しながら考えてみよう。近年躍進著しい教育経済学は、教育への公的財政支出の効果や効率性をエビデンスに基づいて分析している（たとえば、松塚ゆかり『概説教育経済学』日本評論社、二〇二二年）。しかし、多くの教育経済学者は経済学的な関心を中心に据え、人間の発達を踏まえた「よい教育とは何か」という教育原理を必ずしも配慮せず、その分析が「人間の発達と教育」から外れることもある。大多数の教育経済学者が自身を経済学者であり教育学者ではないと思い、彼女ら彼らが多くの場合経済学部所属であることもその背景にあるのだろう。対照的に、多くの教育社会学者は教育学部に所属し、社会学者であると同時に教育学者だと自認している。教育社会学は教育格差の再生産を発見した。教育格差の拡大は一般的に悪いことと考えられているが、それを論証することはそう簡単ではなく、教育社会学が教育学にその論証を突きつけている。このように、教育学は社会学や経済学からエビデンスに基づく成果をつきつけられ、たじろぎながらも、「人間の発達と教育」の観点から教育経済学や教育社会学に反転攻勢すべき現状にある（苫野一徳『学問としての教育学』日本評論社、二〇二二年）。こうみてくると、教育神経科学は教育に向かう姿勢が教育社会学に似ており、教育学と神経科学の両方に足を踏ん張っている。

さらに本書の教育に対するスタンスを具体的にみておきたい。第一に、教育神経科学は教育学や発達心理学の発達観や学習観に神経科学の知見を対応させ、それに生物学的根拠を与えて強化し拡張する。たとえば、直接経験の教育学的意義は認められているが、本書は直接経験を能動的動作に置き換え、能動的動作と受動的動作における神経回路の違いから、幼児や児童にとって直接経験が認識を促進するという教育原理に生物学的根拠を与えた。

第二に、教育神経科学は既存の教育学の中で扱われていないが、神経科学で見出された脳の働きを人間の能力として教育学の中に新たに位置づけることを目指す。前世紀末から今世紀にかけて、子どもだけでなく大人も経験や学習によって神経系が変化する知見が多く発見された。たとえば、歩行や走行のような周期的な身体活動が海馬ニューロンの新生を促進し、その新生が六〇歳を過ぎても観察されることは生涯教育に神経科学的根拠を与えるものだ。

第三に、脳の働きから教育を考えると、大脳皮質に関わる知育に注目しがちであるが、脊髄、脳幹、大脳という順にそれらの働きを積み上げ、それらが小脳と大脳基底核によって調節されていることに配慮したい。つまり、系統発生的に古い脳から新しい脳へ順に個体発生を促進していくことが教育の基本であり、脳の発達は幼児期から大脳皮質の働きに関わる「読み書き算盤」の早期教育に駆り立てることを戒めている。

以上のような教育神経科学の知見が、教育学および教育にかかわるすべての人にとって、日々のヒントとなることを願っている。

最後に、前書『タイミングの科学』に引き続き、編集部の永野祥子さん、嘉山範子さん、鈴木哲也編集長、理事会の方々に御支援と的確なコメントをいただき、感謝いたします。また、著者の意向を汲んだアトラクティブな装画にも感謝いたします。

二〇二二年秋
朝の冷気と窓際のキンモクセイの薫りに秋を感じながら
著者

能は大きく伸びるのか？，講談社
⑿ 白井恭弘（2012）英語教師のための第二言語習得論入門，大修館書店
⒀ Hartanto, A. et al.（2019）Bilingualism narrows socioeconomic disparities in executive functions and self-regulatory behaviors during early childhood : evidence from the early childhood longitudinal study. Child Dev 90 : 1215-1235
⒁ 幸田国広（2021）国語教育は文学をどう扱ってきたのか，大修館書店
⒂ 紅野謙介（2020）国語教育　混迷する改革，筑摩書房
⒃ 中島敦（1942/1994）山月記・李陵，岩波書店
⒄ Maugham, W.S.（1919，土屋訳，2008）月と六ペンス，光文社
⒅ Maugham, W.S.（1921，行方訳，2008）エドワード・バーナードの転落，モーム短篇選（上），岩波書店，pp. 5-70
⒆ 鴨長明（1212/2018）方丈記，光文社
⒇ 福岡伸一（2007）生物と無生物のあいだ，講談社

Springer Nature
(15) Winston, J.S. et al.（2002）Automatic and intention brain responses during evaluation of trustworthiness of faces. Nat Neurosci 5 : 277-283
(16) Phelps, E.A. et al.（2000）Performance on indirect measures of race evolution predicts amygdala activation. J Cogn Neurosci 12 : 729-738
(17) Phelps, E.A. et al.（2003）Intact performance on an indirect measure of race bias following amygdala damage. Neuropsychologia 41 : 203-208
(18) Cunningham W. A. et al.（2004）Separable neural components in the processing of black and white faces. Psychol Sci 15 : 806-813
(19) LeDuox, J.（2002，森，谷垣訳，2004）シナプスが人格をつくる：脳細胞から自己の総体へ，みすず書房
(20) James, H.（1888，行方訳，2017）嘘つき，ヘンリー・ジェイムス傑作選，講談社，pp. 195-284
(21) Ramachandran, V.S., Blakeslee, S.（1998）Phantoms in the brain : probing the mysteries of the human mind. William Morrow

第12章

(1) Blakemore, S.-J., Frith, U.（2005）The learning brain : lessons for education. Blackwell Publishing
(2) Pinker, S.（1994，椋田訳，1995）言語を生みだす本能，上・下，日本放送出版協会
(3) Ferguson, C.A.（1966）Assumptions about nasals : a sample study in phonological universals. In Greenberg, J.（ed.）Universals of language. Second ed., MIT Press. pp. 53-60
(4) 三上章充（2009）言語野，小澤・福田編，標準生理学，第７版，医学書院，pp. 471-472
(5) Constandi, M.（2016）Neuroplasticity. MIT Press
(6) Geschwind, N., Levitsky, W.（1968）Human brain : left-right asymmetries in temporal speech region. Science 161 : 186-187
(7) 白井恭弘（2013）ことばの力学：応用言語学への招待，岩波書店
(8) 斉藤道雄（2016）手話を生きる：少数言語が多数派日本語と出会うところで，みすず書房
(9) 酒井邦嘉（2002）言語の脳科学：脳はどのようにことばを生みだすか，中央公論新社
(10) Sakai, K.L. et al.（2005）Sign and speech : amodal commonality in left hemisphere dominance for comprehension of sentences. Brain 128 : 1407-1417
(11) 榊原洋一（2004）子どもの脳の発達　臨界期・敏感期：早期教育で知

⒃ 中澤渉（2018）日本の公教育：学力・コスト・民主主義，中央公論新社
⒄ ブレイディみかこ（2019）ぼくはイエローでホワイトで，ちょっとブルー，新潮社
⒅ Constandi, M.（2016）Neuroplasticity. MIT Press
⒆ 西谷修（2020）私たちはどんな世界を生きているか，講談社
⒇ 朝日新聞（2021，9/22）「絶望死」増えゆく米国（A. Deatonへのインタビュー）
(21) 村田沙耶香（2016）コンビニ人間，文藝春秋
(22) 斎藤幸平（2021）ドイツで得た「コモン」の発想，日本経済新聞（12/11）
(23) 宇沢弘文（2000）社会的共通資本，岩波書店
(24) 岩田正美（2021）生活保護解体論：セーフティネットを編みなおす，岩波書店

第11章

⑴ Chaplin, C.（1964, 中野訳, 1981）チャップリン自伝：若き日々，上・中・下，新潮社
⑵ 明和政子（2019）ヒトの発達の謎を解く：胎児期から人類の未来まで，筑摩書房
⑶ Barrett, K.E. et al.（2010）Ganong's Review of medical physiology. McGraw Hill
⑷ Linden, D.J.（2015，岩坂訳，2016）触れることの科学：なぜ感じるのかどう感じるのか，河出書房新社
⑸ Constandi, M.（2016）Neuroplasticity. MIT Press
⑹ 友田明美（2017）子どもの脳を傷つける親たち，日本放送出版協会
⑺ Mayer, E.（2016，高橋訳，2018）腸と脳：体内の会話はいかにあなたの気分や選択や健康を左右するか，紀伊國屋書店
⑻ Brodal, P.（2016）The central nervous system. Fifth ed., Oxford University Press
⑼ 夏目漱石（1906/1987）草枕，夏目漱石全集3，筑摩書房
⑽ 神谷美恵子（1966）生きがいについて，みすず書房
⑾ Damasio, A.R.（1994，田中訳，2010）デカルトの誤り：情動，理性，人間の脳，筑摩書房
⑿ 信原幸弘（2017）情動の哲学入門：価値・道徳・生きる意味，勁草書房
⒀ LeDoux, J.E., Damasio, A.R.（2013）Emotion and feelings. In Kandel, E. et al.（eds）Principles of neural science. McGraw Hill, pp.1079-1094
⒁ Inui, N.（2018）Interpersonal coordination : a social neuroscience approach.

sensorimotor network in the typically developing human brain : a functional and diffusion MRI study. Brain Struct Funct 224 : 1359-1375

(10) Eriksson, P.S. et al.（1998）Neurogenesis in the adult human hippocampus. Nat Med 4 : 1313-1317

(11) van Praag, H. et al.（1999a）Running enhances neurogenesis, learning, and long-term potentiation in mice. Proc Natl Acad Sci 96 : 13427-13431

(12) van Praag, H. et al.（1999b）Running increases cell proliferation and neurogenesis in adult mouse dentate gyrus. Nat Neurosci 2 : 266-270

(13) 久恒辰博（2010）なぜ，歩くと脳は老いにくいのか，PHP

(14) Ericksson, K.I., Kramer, A.F.（2009）Aerobic exercise effects on cognitive and neural plasticity in order adults. Br J Sports Med 43 : 22-24

(15) Raichlen, R.A., Alexander, G.E.（2020）Why your brain needs exercise. Sci Am 322 : 1, 26-31

第10章

(1) 島崎敏樹（1974）生きるとは何か，岩波書店

(2) Luria, A.R.（1973，鹿島訳，1978）神経心理学の基礎：脳のはたらき，医学書院

(3) LeDuox, J.（2002，森，谷垣訳，2004）シナプスが人格をつくる：脳細胞から自己の総体へ，みすず書房

(4) 船橋新太郎（2005）前頭葉の謎を解く，京都大学学術出版会

(5) Huttenlocker, P.R., Dabholkar, A.S.（1997）Regional differences in synaptogenesis in human cerebral cortex. J Comp Neurol 387 : 167-178

(6) Blakemore, S.-J., Frith, U.（2005）The learning brain : lessons for education. Blackwell Publishing

(7) Jensen, F.（2015，野中訳，2015）10代の脳：反抗期と思春期の子どもにどう対処するか，文藝春秋

(8) 朝日新聞（2022，1/21）「生き方，一つじゃない」子どもに伝えて

(9) 朝日新聞（2021，3/2）小中学校で精神疾患を教えて

(10) 貞広斎子（2022，2/1）学校システムの再構築：公教育費に傾斜配分導入を，日本経済新聞

(11) 朝日新聞（2021，12/22）「心の病」休職，公立校なお5千人超

(12) 朝日新聞（2021，11/29）教員足りぬ「未配置」実態は

(13) 日本経済新聞（2022，2/1）公立校，教員不足2500人超

(14) 週刊東洋経済（2022，7/23，第7064号）特集：学校が崩れる

(15) 苅谷剛彦（1995）大衆教育社会のゆくえ：学歴主義と平等神話の戦後史，中央公論社

⒀ Diamond, M.C.（1988，井上，河野訳，1990）環境が脳を変える，どうぶつ社
⒁ Sanes, J.R., Jessell, T.M.（2013）Experience and the refinement of synaptic connections. In Kandel, E. et al.（eds）Principles of neural science. McGraw Hill, pp.1257-1283
⒂ Nerlson, C.A. et al.（2014）Romania's abandoned children, Harvard University Press
⒃ Dehaene, S.（2021）How we learn : the new science of education and the brain. Penguin Books
⒄ Windsor, J. et al.（2011）Effect of foster care on young chlidren's language learning. Child Dev 84 : 1040-1046
⒅ Vygotsky, L.S.（1934，柴田訳，2001）思考と言語（新訳版），新読書社
⒆ Bruner, J.S.（1960，鈴木ほか訳，1963）教育の過程，岩波書店
⒇ Watanabe, D. et al.（2007）The effect of early musical training on adult motor performance : evidence for a sensitive period in motor learning. Exp Brain Res 176 : 332-340
(21) Habib, M., Besson, M.（2009）What do music training and musical experience teach us about brain plasticity? Music Percept 26 : 279-285
(22) Blanksby, B.A. et al.（1995）Children's readiness for learning front craw swimming. Aust J Sci Med Sport 27 : 34-37

第9章

⑴ Constandi, M.（2016）Neuroplasticity. MIT Press
⑵ Huttenlocker, P.R., Dabholkar, A.S.（1997）Regional differences in synaptogenesis in human cerebral cortex. J Comp Neurol 387 : 167-178
⑶ Blakemore, S.-J., Frith, U.（2005）The learning brain : lessons for education. Blackwell Publishing
⑷ 大隅典子（2017）脳の誕生：発生・発達・進化の謎を解く，筑摩書店
⑸ Barrett, K.E. et al.（2010）Ganong's Review of medical physiology. McGraw Hill
⑹ 多和田葉子（2014）献灯使，講談社
⑺ 加藤直樹（1987）少年期の壁をこえる：九，十歳の節を大切に，新日本出版社
⑻ Yakovlev, P.I., LeCours, A.-R.（1967）The myelogenetic cycles of regional maturation of the brain. In Minkowski, A.（ed）Regional development of the brain in early life. Blackwell, pp. 3-70
⑼ Amemiya, K. et al.（2019）Local-to-distant development of the cerebrocerebellar

⑵ 正木健雄（1979）子どもの体力，大月書店
⑶ Mascetti, G.G.（2019，千葉訳，2019）片目を開けて眠る動物たち：半球睡眠，日経サイエンス 49（10）：84-89
⑷ 櫻井武（2017）睡眠の科学：なぜ眠るのか なぜ目覚めるのか，改訂新版，講談社
⑸ 津本忠治（1986）脳と発達：環境と脳の可塑性，朝倉書店
⑹ Moruzzi, G., Magoun, H.W.（1949）Brain stem reticular formation and activation of the EEG. Electroencephalog Clin Neurophysiol 1 : 455-473
⑺ 鳥居鎮夫（1987）夢を見る脳：脳生理学からのアプローチ，中央公論社
⑻ Dehaene, S.（2021）How we learn : the new science of education and the brain. Penguin Books
⑼ Jensen, F.（2015，野中訳，2015）10代の脳：反抗期と思春期の子どもにどう対処するか，文藝春秋
⑽ 堀忠雄（2000）快適睡眠のすすめ，岩波書店

第8章

⑴ Anderson, D.I. et al.（2012）Critical periods, sensitive periods, and readiness for motor skill learning. In Hodges, N.J. & Williams, A.M.（eds.）Skill acquisition in sport : research, theory and practice. Second ed., Routledge, pp. 211-228
⑵ Constandi, M.（2016）Neuroplasticity. MIT Press
⑶ Bower, T.（1977）The perceptual world of the child. Harvard University Press
⑷ 小島比呂志編（2014）脳とニューロンの生理学：情報伝達・発生・意識，丸善出版
⑸ 津本忠治（1986）脳と発達：環境と脳の可塑性，朝倉書店
⑹ 鈴木忠（2021）チャイルド・アートの発達心理学：子どもの絵のへんてこさには意味がある，新曜社
⑺ Morris, D.（1962，小野訳，1975）美術の生物学：類人猿の画かき行動，法政大学出版局
⑻ Gibson, J.J.（1979）The ecological approach to visual perception. Lawrence Erlbaum Associates
⑼ 森元良太，田中泉史（2016）生物学の哲学入門，勁草書房
⑽ 更科功（2019）若い読者に贈る美しい生物学講義：感動する生命のはなし，ダイヤモンド社
⑾ 明和政子（2019）ヒトの発達の謎を解く：胎児期から人類の未来まで，筑摩書房
⑿ 森田甫三郎（1988）遊び，現代教育学事典，労働旬報社

(23) Blakemore, S.-J., Frith, U.（2005）The learning brain : lessons for education. Blackwell Publishing
(24) 森田真生（2015）数学する身体，新潮社
(25) Cross, E.S., Calvo-Merino, B.（2016）The impact of action expertise on shared representations. In Obhi, S.S., Cross. E.S.（eds）Shared representations, Cambridge University Press, pp. 541-562
(26) Gallese, V., Lakoff, G.（2005）The brain's concept : the role of the sensory-motor system in conceptual knowledge. Cogn Neuropsychol 22 : 455-479
(27) Gallagher, S.（2000）Philosophical conceptions of the self : implications for cognitive science. Trends Cogn Sci : 4, 14-21
(28) Kontra, C. et al.（2012）Embodied cognition : from the playing field to the classroom. In Hodges, N.J., Williams, A.M.（eds）Skilled acquisition in sport. Second ed., Routledge, pp. 323-336

第6章

(1) Wiener, N.（1961，池原ほか訳，1962）サイバネティックス：動物と機械における制御と通信，第２版，岩波書店
(2) 石牟礼道子（1969）苦海浄土：わが水俣病，講談社
(3) Fitts, P.M., Posner, M.I.（1967）Human performance. Brooks/Cole
(4) Sasaki, K., Gemba, H.（1982）Development and change of cortical field potentials during learning processes of visually initiated hand movements in the monkey. Exp Brian Res, 48 : 429-437
(5) 乾信之（2022）タイミングの科学：脳は動作をどうコントロールするか，京都大学学術出版会
(6) Bernstein, N.A.（1967）The coordination and regulation of movements. Pergamon Press
(7) Schmidt, R.A.（1991）Motor learning and performance : form principles to practice. Human Kinetics
(8) Annet, J.（1969，増山，市村訳，1974）フィードバックと人間行動：結果の知識と誘因と強化が学習とパフォーマンスに及ぼす効果，岩崎学術出版社
(9) Dunlosky, J. et al.（2013）Improving students' learning with effective learning techniques : promising directions from cognitive and educational psychology. Psychol Sci 14(1) : 4-58

第7章

(1) 小川太郎（1952）日本の子ども，金子書房

諏訪・堀（編）一人称研究のすすめ：知能研究の新しい潮流，近代科学社
(4) von Weizsacker, V.（1950，木村・浜中訳，1975）ゲシュタルトクライス：知覚と運動の一元論，みすず書房
(5) Rizzolatti, G., Craighero, L.（2004）The mirror-neuron system. Annu Rev Neurosci 27 : 169-192
(6) 港千尋（2001）第三の眼：デジタル時代の想像力，廣済堂出版
(7) 萬年甫（1991）脳の探求者ラモニ・カハール：スペインの輝ける星，中央公論社
(8) Chan-Palay, V.（1977）Cerebellar dentate nucleus. Springer
(9) 岩村吉晃（2001）タッチ，医学書院
(10) 乾信之（2016）巧みさを発達させる幼小体育，渓水社
(11) Walk, R.D., Gibson, E.J.（1961）A comparative and analytical study of visual depth perception. Psychol Monogr 75, No. 15
(12) Campos, J. J. et al.（1970）Cardiac responses on the cliff in prelocomotor human infants. Science 170 : 196-197
(13) Ishikawa, T. et al.（2008）Wayfinding with a GPS based mobile navigation system : a comparison with maps and direct experience. J Environ Psychol 28 : 74-82
(14) Gandevia, S.C. et al.（2006）Motor commands contribute to human position sense. J Physiol 571 : 703-710
(15) 伊藤正男（1984）小脳研究の最前線，臨床神経科学，2（1），22-27
(16) Penfield, W. and Welch, K.（1951）The supplementary motor area of the cerebral cortex : a clinical and experimental study. Arch Neurol Psychiatry 66 : 289-317
(17) Roland, P.E. et al.（1980）Supplementary motor area and other cortical area in organization of voluntary movements in man. J Neurophysiol 43 : 118-136
(18) 丹治順（2009）脳と運動：アクションを実行させる脳，第2版，共立出版
(19) 長崎浩（1997）からだの自由と不自由：身体運動学の展望，中央公論社
(20) 乾信之（2022）タイミングの科学：脳は動作をどうコントロールするか，京都大学学術出版会
(21) 佐々木正人，渡辺章（1983）「空書」行動の出現と機能：表象の運動感覚的な成分について，教育心理学研究，31, 4, 273-282
(22) 佐々木正人（1984）「空書」行動の発達：その出現年齢と機能の分化，教育心理学研究，32, 1, 34-43

Kandel, E. et al.（eds）Principles of neural science. McGraw Hill, pp.743-767
⑼ 月本洋（2010）心の発生：認知発達の神経科学的理論，ナカニシヤ出版
⑽ Winstein, C.J., Schmidt, R.A.（1990）Reduced frequency of knowledge of results enhances motor skill learning. J Exp Psychol : Learn Mem Cogn 16 : 677-691
⑾ Dehaene, S.（2021）How we learn : the new science of education and the brain. Penguin Books
⑿ 大江健三郎（2012）定義集，朝日新聞社
⒀ Healy, C.C.（1993）Discovery courses are great in theory, but…. In Schwartz, J.L. et al.（eds）The geometric supposer : what is it a case of? Routledge, pp. 85-104
⒁ 齋藤美保（2021）キリンの保育園：タンザニアでみつめた彼らの仔育て，京都大学学術出版会
⒂ 生田久美子（1987）「わざ」から知る，東京大学出版会
⒃ 新藤兼人（1976）ある映画監督：溝口健二と日本映画，岩波書店

第4章

⑴ Dehaene, S.（2021）How we learn : the new science of education and the brain. Penguin Books
⑵ 伊藤正男（1991）脳と行動（改訂版），放送大学教育振興会
⑶ Posner, M.I.（1978）Chronometric explorations of mind. Oxford University press
⑷ Gazzaniga, M.S. et al.（2014）Cognitive neuroscience : the biology of the mind. 4th ed., W.W. Norton & Company
⑸ Klingberg, T.（2007，苧阪訳，2011）オーバーフローする脳：ワーキングメモリの限界への挑戦，新曜社
⑹ 船橋新太郎（2005）前頭葉の謎を解く，京都大学学術出版会
⑺ Hoffman, E.（2009，早川監訳，2020）時間，みすず書房
⑻ 鳥居鎮夫（1987）夢を見る脳：脳生理学からのアプローチ，中央公論社
⑼ Wulf, G.（2007）Attention and motor skill learning. Human Kinetics

第5章

⑴ Miller, G.A.（1956）The magical number seven, plus or minus two : some limits on our capacity of processing information. Psychol Rev 63 : 81-97
⑵ Chase, W.G., Simon, H.A.（1973）Perception in chess. Cogn Psychol 4 : 55-81
⑶ 伊藤毅志，松原仁（2015）突き抜ける人の思考：羽生善治の将棋観，

⑿ Iriki, A. et al.（1996）Coding of modified body schema during tool use by macaque postcentral neurons. Neuroreport 7: 2325-2330

第2章

(1) Sherrington, C.S.（1940）Man on his nature. Cambridge University Press
(2) Pavlov, I.P.（1927，川村訳，1975）大脳半球の働きについて：条件反射学，上・下，岩波書店
(3) Hebb, D.O.（1949，鹿取ほか訳，2011）行動の機構：脳メカニズムから心理学へ，上・下，岩波書店
(4) Davies, J.A.（2014，橘訳，2018）人体はこうしてつくられる：ひとつの細胞から始まったわたしたち，紀伊國屋書店
(5) LeDuox, J.（2002，森，谷垣訳，2004）シナプスが人格をつくる：脳細胞から自己の総体へ，みすず書房
(6) Jones, E.G., Powell, T.P.S.（1970）An anatomical study of converging sensory pathways within the cerebral cortex of the monkey. Brain 93 : 738-820
(7) 小島比呂志編（2014）脳とニューロンの生理学：情報伝達・発生・意識，丸善出版
(8) Ito, M.（1984）The cerebellum and neural control. Raven Press
(9) 伊藤正男（1989）大脳と小脳，生体の科学，40（2）：82-89
⑽ 小川洋子（2003）博士の愛した数式，新潮社
⑾ 久保田競（1982）手と脳：脳の働きを高める手，紀伊國屋書店
⑿ 望月寛子（2008）手続き記憶の神経基盤，Brain and Nerve 60(7) : 825-832

第3章

(1) Polanyi, M.（1966，佐藤訳，1980）暗黙知の次元：言語から非言語へ，紀伊國屋書店
(2) 乾信之（2022）タイミングの科学：脳は動作をどうコントロールするか，京都大学学術出版会
(3) Ryle, G.（1949）The concept of mind. Hutchinson
(4) Ito, M.（1970）Neurophysiological aspects of the cerebellar motor control system. Internat J Neurol 7 : 162-176
(5) Vygotsky, L.S.（1934，柴田訳，2001）思考と言語（新訳版），新読書社
(6) 佐伯胖（1984）わかり方の根源，小学館
(7) 大田堯（1979）人間が発達するとはどういうことか，岩波講座：子どもの発達と教育 3　発達と教育の基礎理論，岩波書店
(8) Wolpert, D.M. et al.（2013）The organization and planning of movement. In

引用文献

はじめに

⑴ 日本経済新聞（2022, 3/31）東京学芸大学，辻調理師専門学校と連携：敷地に誘致へ

⑵ 苫野一徳（2019）「学校」をつくり直す，河出書房新社

⑶ Blakemore, S-J., Frith, U.（2005）The learning brain : lessons for education. Blackwell Publishing

⑷ Bransford, J.D. et al.（eds）（2000）How people learn : brain, mind, experience, and school. National Academy Press

⑸ Dehaene, S.（2021）How we learn : the new science of education and the brain. Penguin Books

第1章

⑴ Maguire, E.A. et al.（2000）Navigation-related structural change in the hippocampi of taxi drivers. Proc Natl Acad Sci 97 : 4398-4403

⑵ Papez, J.W.（1937）A proposed mechanism of emotion. Arch Neurol Psychiatry 38 : 725-743

⑶ 乾信之（2016）巧みさを発達させる幼小体育，渓水社

⑷ Blakemore, S-J., Frith, U.（2005）The learning brain : lessons for education. Blackwell Publishing

⑸ Constandi, M.（2016）Neuroplasticity. MIT Press

⑹ Draganski, B., et al.（2004）Changes in grey matter induced by training. Nature 427 : 311-312

⑺ Sadato, N. et al.（1996）Activation of the primary visual cortex by Braille reading in blind subjects. Nature 380 : 526-528

⑻ 小島比呂志編（2014）脳とニューロンの生理学：情報伝達・発生・意識，丸善出版

⑼ Inui, N. et al.（2011）Dynamic changes in the perceived posture of the hand during ischaemic anaesthesia of the arm. J Physiol 589 : 5775-5784

⑽ Inui, N. et al.（2012）Systematic changes in the perceived posture of the wrist and elbow during formation of phantom hand and arm. Exp Brain Res 218 : 487-492

⑾ Masumoto, J., Inui, N.（2015）Visual and proprioceptive adaptation of arm position in a virtual environment. J Mot Behav 47 : 483-489

場所細胞　166
発達の最近接領域　55
引きこもり　242
非正規教員　250
表象（情報の）　39
敏感期　179, 183
貧困　253
　新自由主義　256
　生活保護制度　258
　小さな政府／大きな政府　256
不登校　i, 242
普遍文法　295
ブロック練習／ランダム練習　149
文法学習　296
文脈干渉効果　149
ヘッブの法則　27
扁桃体　234, 283
母語　209
補足運動野　118

【ま行】
マウンティング　243
マザーリーズ　296
学び　49
見越し反応　136
ミラーニューロン・システム　103, 128
未来志向性　230
眼と手の協調運動　120
メラトニン　172
モノアミン作動性システム　160

【や行】
有酸素運動　225
有髄神経線維／無髄神経線維　30, 33
ゆとり教育　iii

【ら行】
リズム　120
臨界期　179, 183
ルフィニ終末　19
レディネス　202
レム睡眠／ノンレム睡眠　156, 163

【わ行】
ワーキングメモリー　61, 230
わざ言語　71

【アルファベット】
ADHD →注意欠如多動性障害　90
C 触覚繊維　265
GABA　31
knowing how / knowing that　52
TOTE　142
unlearn / unteach　63

自己主体感（運動主体感） 129
自己所有感（身体所有感） 129
思春期の前倒し 274
自然言語 305
シミュレーション 51
弱視 183
習熟度別指導 iii
収束ゾーン 39
縦断的研究／横断的研究 11
集中授業／分散授業 146
自由度 137
狩猟採集 226
手話 305
　日本手話 305
　日本語対応手話 309
使用依存性変化 12
条件反射 27
上行性脳幹網様体賦活系 79, 159
情動 278
情動記憶 60
職業選択 241
神経伝達物質／神経調節物質 36
身体イメージ 18, 124
身体化された認知 129
進路選択 241
髄鞘化 33, 217
睡眠中枢 158
睡眠負債 161
数直線 125-126
スキャモンの発育曲線 211
ストループテスト 232
絶対音感 209
全習法／分習法 69-70
前庭動眼反射 114-115
前頭前野 230
　前頭前野の成熟 211, 235, 239
前頭前野—扁桃体系 276
相対的タイミング 139-141

【た行】
代償作用 13
大脳—小脳系 122, 219
体部位局在性 8
タイミング 120
体力づくり 53-54
単語形態処理領野 299
単相性睡眠／多相性睡眠 157-158
団地化／コンビニ化／ケータイ化
　242
知情意 277
チャンク 102
注意 76
　感覚刺激に駆動された注意 76
　選択的注意 76
　目的指向的注意 76
注意欠如多動性障害（ADHD） 90
長期増強／長期抑制 42-43
長時間労働（教員の） 247
直接経験／間接経験 106-107
陳述記憶／非陳述記憶 60-61
できる／分かる 50
テスト 144
手続き記憶 60
統合失調症 242
頭足画 185
頭頂連合野 124
島皮質 264

【な行】
内省 230
内部モデル 52
喃語 293
難読症 301
二言語基底共有説 309
ニューロンの新生 220
認知学習 50
認知記憶 59
ネイティブ・サイナー 307
ネグレクト（育児放棄） 270
脳由来神経栄養因子 224

【は行】
パーペッツの回路 5
バイリンガル 300, 313-314

索引

【あ行】
アイデンティティ　241
アクティブ・タッチ　110
アクティブ・ラーニング　iii
遊び　196
アタッチメント理論　260-261
アデノシン　162
一斉授業　i, 246
一定練習／変動練習　150-151
一般化された運動プログラム（汎化運動プログラム）　140
意味記憶　60
インターナル・フォーカス／エクスターナル・フォーカス　98
運動学習　50, 64, 133
運動感覚　104-105
運動記憶　45, 59
運動性言語野／感覚性言語野　298
運動前野　118
運動プログラム　60, 135
運動野　8, 118
エコーチェンバー効果　111
エピジェネティック／エピジェネティックス　193-194
エピソード記憶　60
遠心コピー　112
オキシトシン　269
奥行知覚　109
落ちこぼれ／吹きこぼれ　ii-iii
オレキシン　162

【か行】
外求心性情報／再求心性情報　112-113
海馬　4-5, 222
開放スキル／閉鎖スキル　98
学習　26
学習集団　iii, 65
学習段階　50
覚醒水準　78
可塑性（シナプスの）　26
活動電位　29-30
刈り込み（ニューロンの）　208
観察語／生成語　69
感情　278
機能的磁気共鳴断層撮影法（fMRI）　4
技能の内面化　52
虐待　270
九歳の壁　215, 308
キュービズム　190
教育財源　251
教員の未配置　248
筋紡錘　19
空書　121
グルタミン酸　30-31
経験　49
系統主義的教育／生活教育　106-107
系列動作　118
結果の知識　139
幻肢　15
原発事故　213
語彙学習　294
好奇心　93
コーダ（CODA）　311
こころ　230
固有感覚　19
コリン作動性システム　160

【さ行】
サイバネティックス　132
三歳神話　209
視覚的写実性／知的写実性　189

乾　信之（いぬい　のぶゆき）

鳴門教育大学名誉教授。Associate Editor of Perceptual and Motor Skills（SAGE Publishing, USA）。1953年徳島県鳴門市生まれ。横浜国立大学教育学部、広島大学教育学研究科（教育学修士）、岐阜大学医学研究科（医学博士）で学んだ後、岐阜大学助手、愛知県立大学助教授、鳴門教育大学教授、オーストラリア神経科学研究所客員シニア・フェローを経て現在に至る。
専門：知覚－運動制御論、教育神経科学
【主な著書】
タイミングの科学：脳は動作をどうコントロールするか（2022）京都大学学術出版会、Interpersonal coordination: a social neuroscience approach（2018）Springer, Systematic changes in body image following formation of phantom limbs（2016）Springer（以上単著）

学術選書

脳はどのように学ぶのか
――教育×神経科学からのヒント
学術選書 109

2023年5月5日　初版第1刷発行

著　　者…………乾　信之
発 行 人…………足立 芳宏
発 行 所…………京都大学学術出版会
京都市左京区吉田近衛町69
京都大学吉田南構内（〒606-8315）
電話（075）761-6182
FAX（075）761-6190
振替 01000-8-64677
URL http://www.kyoto-up.or.jp

印刷・製本…………㈱太洋社
装　　幀…………上野かおる

ISBN 978-4-8140-0459-1
定価はカバーに表示してあります

学術選書［既刊一覧］

＊サブシリーズ「心の宇宙」→ 心

002 子どもの脳を育てる栄養学　中川八郎・葛西奈津子
003 前頭葉の謎を解く　船橋新太郎　心 1
013 心理臨床学のコア　山中康裕　心 3
022 動物たちのゆたかな心　藤田和生　心 4
028 心を発見する心の発達　板倉昭二　心 5
030 脳の情報表現を見る　櫻井芳雄　心 6
034 脳科学のテーブル　日本神経回路学会監修／外山敬介・甘利俊一・篠本滋編
053 心理療法論　伊藤良子　心 7
075 懐疑主義　松枝啓至
076 埋もれた都の防災学　都市と地盤災害の２０００年　釜井俊孝
078 文化資本論入門　池上 惇
085 生老死の進化　生物の「寿命」はなぜ生まれたか　高木由臣
086 ?◉!　哲学の話　朴 一功
087 今からはじめる哲学入門　戸田剛文 編
089 何のための脳？　AI時代の行動選択と神経科学　平野丈夫
090 宅地の防災学　都市と斜面の近現代　釜井俊孝
092 股倉からみる『ハムレット』　シェイクスピアと日本人　芦津かおり
093 学習社会の創造　働きつつ学び貧困を克服する経済を　池上 惇
094 歌う外科医、介護と出逢う　肝移植から高齢者ケアへ　阿曽沼克弘
095 中国農漁村の歴史を歩く　太田 出
096 生命の惑星　ビッグバンから人類までの地球の進化㊤　C・H・ラングミューアーほか著　宗林由樹 訳
097 生命の惑星　ビッグバンから人類までの地球の進化㊦　C・H・ラングミューアーほか著　宗林由樹 訳
098 「型」の再考　科学から総合学へ　大庭良介
099 色を分ける　色で分ける　日髙杏子
100 ベースボールと日本占領　谷川建司
101 タイミングの科学　脳は動作をどうコントロールするか　乾 信之
102 乾燥地林　知られざる実態と砂漠化の危機　吉川 賢
103 異端思想から近代的自由へ　大津真作
104 日本書紀の鳥　山岸 哲・宮澤豊穂
105 池上四郎の都市計画　大阪市の経験を未来に　池上 惇
106 弁論の世紀　古代ギリシアのもう一つの戦場　木曽明子
107 ホメロスと色彩　西塔由貴子
108 女帝と道化のロシア　坂内徳明
109 脳はどのように学ぶのか　教育×神経科学からのヒント　乾 信之